临床药物学研究

刘翠玲 ◎ 著

吉林科学技术出版社

图书在版编目（CIP）数据

临床药物学研究 / 刘翠玲著. -- 长春 :吉林科学
技术出版社, 2019.5
ISBN 978-7-5578-5592-5

Ⅰ. ①临… Ⅱ. ①刘… Ⅲ. ①临床药学–研究 Ⅳ.
①R97

中国版本图书馆CIP数据核字(2019)第113615号

临床药物学研究
LINCHUANG YAOWUXUE YANJIU

出 版 人　李　梁
责任编辑　李　征　李红梅
书籍装帧　山东道克图文快印有限公司
封面设计　山东道克图文快印有限公司
开　　本　787mm×1092mm　1/16
字　　数　322千字
印　　张　13.75
印　　数　3000册
版　　次　2019年5月第1版
印　　次　2020年6月第2次印刷

出　　版　吉林科学技术出版社
发　　行　吉林科学技术出版社
地　　址　长春市福祉大路5788号出版集团A座
邮　　编　130000
发行部电话/传真　0431-81629529　81629530　81629531
　　　　　　　　　　81629532　81629533　81629534
储运部电话　0431-86059116
编辑部电话　0431-81629508
网　　址　http://www.jlstp.net
印　　刷　北京市兴怀印刷厂

书　　号　ISBN 978-7-5578-5592-5
定　　价　98.00元

前　言

社会的发展和现代科学技术的进步为医学和药学的发展提供了广阔空间。医学与药学的迅速发展，也对临床医师和药师实施合理的药物治疗提出了更高的要求。药物治疗学是近年来迅速发展的学科，该学科的发展对促进临床合理用药、提高药物治疗水平具有重要作用。

本书在内容上，系统而简明地介绍了药物治疗的基本理论和应用问题，内容新颖，反映了现代药物治疗的进展。总论篇主要包括药物相互作用、药物流行病学与药品不良反应监测、药物处方与药品分类管理、药物经济学临床应用等。临床治疗篇按疾病系统介绍药物治疗学的主要内容。内容结合国内外相关领域进展，立足于我国药物治疗学的实际情况，注重思想性、先进性、启发性和适用性，可供临床医师参考使用，也可做为药学专业学生的参考工具书。由于编者的学识和水平有限，书中难免存在不足之处，恳请各位同道、同学、临床药师和读者批评指正。

编者

目　　录

第一篇　总论

第二篇　临床药物治疗

第一篇　总论

第一章　药物相互作用

药物相互作用(drug interaction)是指两种或两种以上药物同时或先后应用时,由于药物之间的相互影响而引起的药物疗效改变或产生不良反应。临床上经常同时利用多种药物来治疗某种疾病,或采用联合用药来提高药物疗效或减少药物的某些副作用。例如,氢氯噻嗪与各类降压药物配伍治疗高血压时,既可以加强各药疗效,减少用药剂量,又能对抗某些降压药引起的水钠潴留的副作用。但是,各种药物单独作用于人体可产生各自的药理效应,当多种药物联合应用时,由于它们的相互作用,可使药效加强或副作用减轻,也可使药效减弱或出现毒副作用,甚至出现严重的不良反应,危害用药者生命。因此,必须重视药物相互作用问题,避免联合用药中不良反应的产生。

药物相互作用的方式很多,一般主要发生在体内,少数发生在体外。因此药物相互作用主要有 3 种作用方式:①药动学方面药物相互作用。②药效学方面药物相互作用。③体外药物相互作用。

第一节　药动学方面药物相互作用

药动学方面药物相互作用是指一种药物使另一种药物在体内发生药代动力学的改变,因此改变了药物的血浆浓度。药物的药代动力学过程包括药物的吸收、分布、代谢和排泄等过程,每个环节都有可能发生药物相互作用,从而影响药物的作用强度。这种改变可以根据每个药物药动学特点或血浆药物浓度的监测或通过对患者的临床体征加以预测。

一、影响药物的吸收

1.胃肠 pH 值的影响

大多数药物是在胃肠道以被动扩散的方式通过胃肠道黏膜被吸收的,药物的脂溶性是决定被动扩散的重要因素。非解离形式的药物脂溶性较大,因此,脂溶性大、解离度小的药物易扩散吸收。pH 值对药物的解离程度有重要影响:酸性药物在酸性环境的解离度低,不解离的药物占多数,因而脂溶性较大,容易扩散吸收;反之,酸性药物在碱性环境的解离度高,因而脂溶性较低,扩散吸收减少。例如,水杨酸类药物在酸性环境吸收较好,如果同时服用碳酸氢钠将减少水杨酸类药物的吸收。胃内 pH 值升高可使在碱性环境中溶解性差的喹诺酮类药物吸收减少,也可能使一些缓控释制剂受到破坏导致药物溶出增多。如氢氧化铝与其他肠溶片同时服用时,可能使肠溶衣加快溶解,对胃和十二指肠产生刺激作用。

2.离子的作用

某些药物在胃肠道内可与金属离子(如钙、镁、铁、铝、铋)化合物形成难溶的络合物。例如,口服四环素、土霉素或多西环素时,如果同时服用硫酸亚铁,会使上述抗生素的血药浓度明显低于单用抗生素组。很多中成药中含有重金属或金属离子,当与某些具有还原性的西药配伍使用时,有可能产生难溶的络合物,造成药物吸收减少。如四环素类抗生素与中药石膏、滑石、明矾、赤石脂等合用时,能与其中的钙、镁、铝等离子发生螯合反应,形成金属络合物,从而降低四环素的胃肠道吸收。因此,口服四环素类药物时不宜与含铁、钙、镁、铝等离子的药物同时服用,以免降低此类药物的疗效。

降血脂药物考来烯胺是一种阴离子交换树脂,对酸性分子有很强的亲和力,容易与阿司匹林、保泰松、地高辛、华法林、甲状腺素等结合成为难溶的复合物,影响这些药物的吸收。

3.胃肠运动的影响

由于大多数药物是在小肠上部吸收,因此能改变胃排空和肠蠕动的药物会明显改变其他药物在胃肠道的吸收。例如抗胆碱药物丙胺太林能延缓胃排空,当它与对乙酰氨基酚合用时能减慢对乙酰氨基酚的吸收;而甲氧氯普胺(胃复安)可加快胃排空使对乙酰氨基酚吸收加快。

4.肠吸收功能的影响

新霉素、对氨基水杨酸和环磷酰胺等药物能损害肠黏膜的吸收功能,引起药物吸收不良。新霉素与地高辛合用时,地高辛的吸收减少。对氨基水杨酸与利福平合用时,能使利福平的血药浓度降低一半。一些广谱抗生素能抑制胃肠道正常菌群,引起维生素 K 合成减少,从而加强口服抗凝药的作用。

二、影响药物的分布

1.竞争血浆蛋白结合部位

药物被吸收入血后,有一部分与血浆蛋白发生可逆性结合,另一部分为游离型。只有游离型药物才能起作用。由于药物的血浆蛋白结合率各不相同,药物间相互竞争血浆蛋白结合部位可改变药物的游离型比例,因此影响药效或发生不良反应。这种现象在药物与血浆蛋白结合率高的药物更应给予重视。

阿司匹林、吲哚美辛、保泰松、氯贝丁酯、水合氯醛及磺胺药都有蛋白置换作用,能增加某些药物的游离型比例。例如,阿司匹林能加大氨甲蝶呤的肝脏毒性;服用血浆蛋白结合率为99%的双香豆素后,再服用结合率为98%的保泰松,可使血中游离的双香豆素浓度成倍增加,其抗凝作用增强而导致渗血甚至出血不止;磺胺药能使甲苯磺丁脲的作用增强,引起低血糖。另外,血浆蛋白低的患者药物结合容量减少,在应用常用剂量时其游离型药物比例升高,有可能发生药物不良反应。

2.影响药物的组织分布

某些药物能够影响组织的血流量,因此改变同时应用的其他药物的组织分布。例如,去甲肾上腺素与利多卡因同时应用时,去甲肾上腺素能减少肝脏血流量,减少了利多卡因在肝脏的分布量,减少了该药的代谢,使血中的利多卡因浓度增高;反之,异丙肾上腺素能增加肝脏的血流量,使利多卡因的血药浓度降低。

三、影响药物的代谢

1.酶诱导

大部分药物主要在肝脏被肝微粒体酶(肝药酶)催化而代谢,使脂溶性药物转化为极性较高的水溶性代谢物,再经肾脏排出体外。一些药物能够增加肝微粒体酶的合成,称为酶诱导。有酶诱导作用的药物能够通过这种方式加速另一种药物的代谢,使其他药物的作用减弱。例如,口服抗凝血药双香豆素期间服用苯巴比妥,苯巴比妥使血中双香豆素的浓度下降,抗凝作用减弱。因此,这类药物合用时必须加大剂量才能维持其疗效。服用泼尼松已经控制哮喘的患者,在加服苯巴比妥后,哮喘发作次数增加,可能是苯巴比妥增加泼尼松的代谢,降低其浓度使疗效降低引起的。癫痫患儿长期服用苯巴比妥与苯妥英钠易出现佝偻病,因为两药均有酶诱导作用,能加快维生素 D 的代谢,影响钙的吸收,因此应补充维生素 D。

特殊情况下,药物被代谢转化为毒性代谢物。例如,异烟肼产生肝脏毒性代谢物,若与卡马西平合用时,卡马西平的酶诱导作用能加重异烟肼的肝脏毒性。

2.酶抑制

肝脏微粒体酶的活性能被某些药物抑制,称为酶抑制。一种药物可以通过抑制肝药酶的活性而降低另一种药物的代谢速率,使其活性延长或加强。临床上由于肝药酶的抑制而引起的药物相互作用比较常见,后果也很严重。氯霉素、西咪替丁、三环类抗抑郁药、异烟肼、吩噻嗪类药物、保泰松、胺碘酮、红霉素、甲硝唑、哌甲酯、奎尼丁等药物均有酶抑制作用。例如,口服甲苯磺丁脲的患者在同时服氯霉素后可能发生低血糖休克;氯霉素与双香豆素合用能明显加强双香豆素的抗凝作用,原因是氯霉素抑制肝药酶,使双香豆素的半衰期延长 2～4 倍。西咪替丁抑制肝药酶氧化代谢途径,能加强经由这一途径而代谢的药物的作用(如卡马西平、苯妥英钠、茶碱、华法林及地西泮等)。氨茶碱主要由肝脏代谢,异烟肼能抑制肝药酶活性,二者同时应用时会使茶碱在体内代谢减慢,长期合用会使茶碱血药浓度升高,甚至出现中毒症状。

四、影响药物的排泄

除了吸入性麻醉药以外,大多数药物主要由肾脏排出体外。药物在肾脏中的转运过程包括:肾小球滤过、肾小管分泌和肾小管重吸收。肾小管重吸收可分为被动重吸收和主动重吸收,但主要是被动重吸收。不能被肾小管再吸收的药物由尿中排出体外。药物在肾脏排泄时的相互作用主要通过改变尿液的酸碱度和干扰肾小管分泌,影响药物的排泄。

1.改变尿液的酸碱度

大多数药物为有机弱电解质,其在肾小管滤液中的解离型与非解离型同时存在,非解离型脂溶性较大,故易被肾小管重吸收,尿中排泄较少;解离型脂溶性小,不易被肾小管重吸收,尿中排泄较多。药物的解离程度决定着它的脂溶性,因此药物的酸碱性以及肾小管滤液的酸碱性是影响药物从尿中排泄的主要因素。当肾小球滤液为酸性时,酸性药物大部分不能解离而呈脂溶性状态,易被肾小管重吸收,尿中排泄减少;碱性药物则与上述情况相反。例如,碳酸氢钠通过碱化尿液促进水杨酸类药物的排泄,可用于水杨酸类药物中毒时的解救。

2.干扰药物从肾小管分泌

肾小管分泌是一种主动转运的过程,需要通过肾小管的转运载体。参与肾小管药物分泌的载体主要有两类,即酸性药物载体和碱性药物载体。两种酸性药物或两种碱性药物同时应用时,可发生互相竞争载体,出现竞争抑制,使其中一种药物的肾小管分泌减少,有可能增强其疗效或发生中毒反应。例如,丙磺舒与青霉素均为酸性药物,两者同时应用会出现竞争抑制。青霉素主要以原型从肾脏排出,其中 90% 通过肾小球滤过到肾小管腔,若同时应用丙磺舒,后者竞争性占据酸性转运体,阻止青霉素从肾小管分泌,因此延缓了青霉素的排泄,使青霉素的作用更持久。又如,阿司匹林妨碍氨甲蝶呤的排泄,使后者毒性加强;双香豆素和保泰松均能抑制氯磺丙脲的排泄,加强后者的降糖作用;强效利尿药呋塞米(呋塞米)和依他尼酸(依他尼酸)均能妨碍尿酸的排泄,造成尿酸在体内堆积而引起痛风。阿司匹林妨碍氨甲蝶呤的排泄,使后者的毒性加大;双香豆素和保泰松都能抑制氯磺丙脲的排泄,使后者的降糖效应加强。

第二节 药效学方面药物相互作用

药效学方面的药物相互作用是指合用的药物作用于同一靶位,一种药物增强或减弱另一种药物的药理效应,而对药物的血药浓度无明显改变。药物可通过对靶位的影响,作用于同一生理系统或生化代谢途径,产生药理效应的协同作用或拮抗作用。根据对治疗的影响,可将药物相互作用分为有益的相互作用和不良的相互作用。联合用药时若得到治疗作用适度增强或副作用减轻的效果,则此种相互作用是有益的。例如,多巴脱羧酶抑制剂(卡比多巴或苄丝肼)可抑制左旋多巴在外周的脱羧。两者合用可增加药物进入中枢而提高疗效,并减少外周部位的不良反应。甲氧苄啶(TMP)使磺胺药增效。阿托品和吗啡联用,可减轻后者所引起的平滑肌痉挛而加强镇痛作用等。

一、药物效应的协同作用

药物效应的协同作用包括相加作用、增强作用和增敏作用。相加作用是指两药合用时的作用等于单用时的作用之和。增强作用是指两药合用时的作用大于单用时的作用之和。增敏作用是指一药可使组织或受体对另一药的敏感性增强。

药理效应相同或相似的药物联合应用时可能发生协同作用,药物的主要药理作用及副作用均可相加。例如 M 胆碱受体阻断药阿托品、东莨菪碱等与抗帕金森病药、抗组胺药、三环类抗抑郁药合用时,可以产生抗胆碱作用增强,表现为中毒性精神病、麻痹性肠梗阻等。降血压药物与抗心绞痛药物合用时可能导致直立性低血压。补钾药与留钾利尿药合用时可能导致高钾血症。

药物作用于同一系统、器官、细胞或酶是引起协同作用的主要原因。例如,乙醇对中枢神经系统具有广泛的抑制作用,当与巴比妥类药物、阿片类药物、镇静药、抗抑郁药合用时可引起昏睡。哌替啶的镇静作用可以消除患者手术前的紧张状态、减少麻醉药用量,若与氯丙嗪和异丙嗪组成冬眠合剂,当静脉注射速度较快时,可发生严重的呼吸与循环抑制。非甾体类消炎药能加强华法林的抗凝血功能,诱发胃出血。

药物也可以改变受体的敏感性,如长期服用胍乙啶后使。肾上腺素受体敏感性增高,使去甲肾上腺素的升压作用大大加强,即为增敏作用。

二、药物效应的拮抗作用

药物效应的拮抗作用包括相减作用、抵消作用和脱敏作用。相减作用是指两药合用时的作用小于单用时的作用。抵消作用是指两药合用时的作用完全消失。脱敏作用是指一药可使组织或受体对另一药的敏感性降低。

药物可在靶位上通过直接竞争特殊受体或转运体产生拮抗作用。如:阿托品拮抗乙酰胆碱与受体结合;酚妥拉明拮抗肾上腺素对受体的作用;咖啡因能降低催眠药的催眠作用。三环类抗抑郁药通过阻滞可乐定的摄取,妨碍可乐定的降压作用。胍乙啶及同类抗高血压药均能被肾上腺素能神经末梢上的胺泵摄取,从而阻滞递质的释放使血压下降;氯丙嗪、氟哌利多、拟交感胺和三环抗抑郁药均能抑制神经末梢上的胺泵,阻止胍乙啶及同类物的摄取,使之不能发挥降压作用,引起血压升高。

第三节 体外药物相互作用

一、药物配伍禁忌

体外药物相互作用主要是指药物进入人体之前,药物之间、药物与溶剂或赋形剂之间发生的物理或化学反应,造成药物性质或药效发生改变。向静脉输液中加入药物是临床上最常见的给药途径。临床上常将一些药物合并给予,如在输液中添加多种注射药物。此时,除发生药物相互作用外,还可能发生物理配伍禁忌和化学配伍禁忌。当多种药物被一起加到输液中时,药物之间有可能发生相互作用,其结果可能造成一种或几种药物沉淀。例如,酸性的药物盐酸氯丙嗪注射液与碱性的药物异戊巴比妥钠注射液混合时,能造成两药或其一发生沉淀反应。20%磺胺嘧啶钠注射液(pH 值为 9.5～11)与 10%葡萄糖注射液(pH 值为 3.5～5.5)混合后,由于溶液 pH 值的明显改变(pH 值小于 9.0),可使磺胺嘧啶结晶析出,这种结晶从静脉进入微血管能造成栓塞。有些药物的溶解度较小,制成注射剂时需要加特殊的增溶剂,当这种药物的注射剂加到任何一种静脉输液中时,由于增溶剂浓度被稀释而会出现药物结晶析出。例如,氢化可的松注射剂是 50%乙醇溶液,当与其他水溶性注射液混合时,由于乙醇浓度稀释,溶解度下降而发生沉淀。注射用头孢曲松钠静脉输液时加入红霉素、间羟胺、去甲肾上腺素、氯丙嗪、维生素 B 族、维生素 C 时会出现浑浊,应单独给药。因此,在静脉输液中加入药物时,必须重视药物相互作用可能产生的沉淀反应,特别是有些沉淀不明显,不易被发现,注入血管时会引起微血栓。

体外药物相互作用时还可能发生一种药物使另一种药物失效的现象,因此产生药物疗效下降。例如,肾上腺素和去甲肾上腺素在碱性溶液中被氧化而失效;青霉素的钾盐和钠盐的水溶液不稳定,易被酸、碱、醇、重金属离子及氧化剂等分解,抗菌活性迅速下降;各种氨基酸营养液中都不得加入任何药物,因为某些对酸性不稳定的药物在这种营养液中容易降解。在葡萄糖溶液中不能加入下列药物:氨茶碱、氢化可的松、卡那霉素、磺胺药及华法林。任氏注射液中不能加入促皮质素、间羟胺、去甲肾上腺素、两性霉素 B 及四环素类抗生素。

二、药物与赋形剂相互作用

药物在制成各种剂型时需要加入赋形剂,因此药物还可能与固体剂型中的赋形剂发生相互作用,使药物的生物利用度发生变化,从而影响药效。即使同一品种和同一剂量的药物在不同赋形剂的情况下,生物利用度也可能不同。例如,在 20 世纪 60 年代,澳大利亚发现服用苯妥英钠片治疗癫痫的部分患者出现了共济失调、复视和精神障碍等苯妥英钠中毒的症状。后来查明原因,药厂改变了赋形剂,用乳糖代替了硫酸钙。硫酸钙能与苯妥英钠形成不溶性钙盐,使苯妥英钠吸收减少,后改用的乳糖不与苯妥英钠发生反应,造成药物吸收增加,引起苯妥英钠中毒。

第四节　药物相互作用引起的严重不良反应

一、心血管系统的不良反应

1.高血压危象

单胺氧化酶抑制剂(帕吉林、呋喃唑酮)与拟肾上腺素药(麻黄碱、苯丙胺、间羟胺等)、三环类抗抑郁药(丙米嗪、地昔帕明)、乙醇、甲基多巴、利舍平、胍乙啶等合用时会引起血压明显升高、高热和惊厥。这是由于三环类抗抑郁药能抑制去甲肾上腺素的再摄取,单胺氧化酶抑制剂可减少去甲肾上腺素的灭活,使去甲肾上腺素浓度增高所致。

2.严重低血压反应

氯丙嗪与β受体阻断药(普萘洛尔)、利尿药(氢氯噻嗪、呋塞米)、肾上腺素合用时,可以明显增强氯丙嗪的降压作用,可能引起严重的低血压。

3.心律失常

强心苷与排钾性利尿药、糖皮质激素合用时,因为后两者均可使血钾降低,可引起严重的心律失常。β受体阻断药不宜与维拉帕米合用,因为二者均有抑制心脏的作用,能引起心动过缓、房室传导阻滞、心力衰竭甚至心脏停搏。茶碱不宜与西咪替丁、红霉素、四环素等合用,否则易引起血中茶碱浓度过高而发生心脏毒性。利尿药呋塞米、依他尼酸均能引起钾离子丢失,低钾能增加强心苷的心脏毒性。因此,这类利尿药与强心苷合用时易引起强心苷中毒,必须注意补钾。

二、血液系统的不良反应

1.出血

香豆素类抗凝药不宜与阿司匹林、磺胺类、呋塞米、水合氯醛、氯贝丁酯、保泰松、西咪替丁、氯霉素、甲硝唑、奎尼丁、甲状腺素、苯乙双胍、水杨酸类、氯丙嗪、布洛芬等合用,否则易引起出血。

阿司匹林不宜与水杨酸类、布洛芬、吲哚美辛、氯丙嗪、抗凝药、苯海拉明、银杏制剂等合用,否则易引起出血;阿司匹林与肾上腺皮质激素合用时,不但能竞争性与白蛋白结合,又有药效学协同作用,更易诱发溃疡及出血。

肝素不宜与水杨酸类、双嘧达莫合用,因后两者能抑制血小板聚集,合用时会加大抗凝作用,易引起出血。

2.骨髓抑制

氨甲蝶呤不宜与非甾体类消炎药合用,因为非甾体类消炎药抑制前列腺素 E_2,造成肾血流量减少,肾滤过的氨甲蝶呤减少;氨甲蝶呤不宜与水杨酸类、磺胺类、呋塞米合用,因后者的血浆蛋白结合率高,容易导致血中游离型氨甲蝶呤的浓度升高,对骨髓抑制作用明显增强,可引起全血细胞减少。

三、呼吸系统的不良反应

氨基糖苷类抗生素(庆大霉素、卡那霉素、阿米卡星、新霉素、链霉素和妥布霉素)不宜与全身麻醉药、肌松药、镁盐合用,因为氨基糖苷类抗生素可以产生神经肌肉接头传导阻滞,注射时对呼吸肌的作用更明显,与后者合用时可产生协同作用,引起呼吸机麻痹。

利多卡因可加强琥珀胆碱的骨骼肌松弛作用,合用时可引起呼吸肌麻痹。多黏菌素 E、林可霉素和克林霉素都具有神经肌肉传导阻滞作用,能抑制运动神经末梢释放乙酰胆碱,当与肌松药合用时可引起肌无力和呼吸肌麻痹。

中枢镇痛药与全身麻醉药、乙醇、三环类抗抑郁药、镇静催眠药合用时可增强麻醉及镇痛效果,但同时也可能引起严重的呼吸中枢抑制。

四、低血糖反应

口服降糖药甲苯磺丁脲不应与长效磺胺类、水杨酸类、呋塞米、保泰松等合用,这些药物的血浆蛋白结合率高,能置换与血浆蛋白结合的甲苯磺丁脲,使血中游离的甲苯磺丁脲浓度升高,引起低血糖反应。氯霉素、保泰松能明显抑制肝微粒体酶对甲苯磺丁脲的代谢,使甲苯磺丁脲的血药浓度提高,引起低血糖反应。普萘洛尔、胍乙啶都能加强降糖药的作用,与降糖药合用时会出现低血糖反应。

五、听力损害

呋塞米、依他尼酸不应与氨基糖苷类抗生素合用。听觉灵敏性与内耳淋巴液中钾、钠离子的浓度有关,因呋塞米、依他尼酸能导致内耳的电解质失衡引起听觉灵敏性下降,再加上氨基糖苷类抗生素本身对耳蜗有毒性,合用后耳聋的发生率明显增加,尿毒症患者更易发生。而且,氨基糖苷类抗生素不宜与抗组胺类药物(如苯海拉明)合用,因为抗组胺类药物可以掩盖这类抗生素的耳毒性,使之不易被及时察觉。

六、肾损害

氨基糖苷类抗生素不应与两性霉素、头孢菌素、万古霉素、呋塞米、依他尼酸合用,因为上述药物均有肾毒性,合用时能明显加强氨基糖苷类抗生素的肾毒性,甚至导致肾衰竭。

第二章 药物流行病学与药品不良反应监测

第一节 药物流行病学概述

药物流行病学是临床药理学与流行病学两个学科相互渗透、延伸而发展起来的一门新的学科,也是流行病学的一个分支。与临床药理学相比,药物流行病学更侧重药物在人群中的应用效应和安全性,尤其是药品不良反应。药物流行病学研究的最终目标是给药事管理部门、医疗机构以及药品生产和销售企业的决策提供依据,使药物的开发、生产、经营、管理及使用更趋合理。

一、药物流行病学的定义

国际上关于药物流行病学的定义比较有代表性的有两个,一个是"药物流行病学是应用流行病学的知识、方法和推理研究药物在人群中的效应(疗效和不良反应)及其利用"(Porta 和 HartZema,1987);另一个是"药物流行病学是研究人群中与药物有关的事件的分布及其决定因素,以进行有效的药物治疗"(Last,1988)。

我国专家将药物流行病学定义为:运用流行病学的原理和方法,研究人群中药物的利用及其效应的应用科学(1995 年)。实际上,药物流行病学就是研究药物在大量的人群中的应用及效果,为安全、有效、经济地进行药物治疗提供依据。

二、药物流行病学的主要任务

药物流行病学的主要任务是研究、实施监测以及防止药品不良反应,使药品不良反应监测在深度和广度上获得发展和提高,其具体任务包含以下 5 个方面:

(一)药物上市前临床试验的设计和上市后药物有效性再评价

我国新药上市前的临床试验分为Ⅰ、Ⅱ、Ⅲ、Ⅳ 4 个时期,其中Ⅲ、Ⅳ期临床试验需要用药物流行病学的方法来设计试验、分析试验资料、控制混杂因素、解释可能的副作用等,以提高临床试验质量。而药品上市后的药物流行病学研究可以补充上市前临床研究中未能获得的新信息,使药品应用更经济、更安全。

(二)上市后对药品不良反应或非预期作用的监测

由于药品上市前的临床试验存在样本量不可能太大、观察时间也不可能很长的局限性,一些罕见、偶发和迟发的不良反应,以及发生在某些特殊人群的不良反应很难被发现。药品上市后,通过规范化与实用化的不良反应监测,尤其是计算机的应用与用药人群数据库的建立,可观察到不良反应或非预期作用。

(三)国家基本药物遴选

基本药物是医疗、预防、康复、保健、计划生育中必需的、疗效确切、安全可靠、适合国情、在使用中首先选用的药物。1981 年,世界卫生组织设立了基本药物行动委员会,并于 1977 年出版了《基本药物目录》。我国于 1981 年、1996 年和 2009 年 3 次遴选并出版了《国家基本药物目录》。我国基本药物的遴选遵循"防治必需、安全有效、价格合理、使用方便、中西药并重、基本保障、临床首选和基层能够配备"的原则。基本药物目录的遴选和动态调整工作也是建立在药物流行病学对药物使用情况等方面调查和分析的基础上。

(四)药物利用情况的调查研究

药物利用研究的重点是药物利用所引起的医疗、社会和经济后果以及各种药物和非药物因素对药物利用的影响,包括用药质量研究、处方者用药决策因素研究、药物利用趋势研究等。例如通过对若干国家某类药物(如降糖药、精神药和降压药)的利用趋势研究,显示出药物利用在国家间的差别。

(五)药物经济学研究

药物经济学是将经济学基本原理、方法和分析技术运用于临床治疗过程,并以药物流行病学的人群观点为指导,从全社会角度开展研究,最大限度地合理利用现有医药卫生资源的综合性应用科学。应用费用—效果分析、费用—效用分析、费用—效益分析或最低限度费用分析的药物经济学方法,通过对直接费用、间接费用和难确定费用的评估来评价药物在人群中的应用情况。

近年来在药物的选用原则上,除高效和安全外,治疗药费问题作为指导临床治疗决策和合理用药的一个方面也不可忽视。有文献报道,通过调查外科围术期预防性抗菌药物的应用情况,进行积极有效的药物经济学研究。

三、药物流行病学研究方法

药物流行病学的研究方法重在人群中的调查分析,其方法主要包括描述性研究、分析性研究及实验性研究 3 个方面。

(一)描述性研究

描述性研究属观察性研究之一,是药物流行病学研究的基础步骤。通过描述与药物有关的事件在人群、时间和地区的频率分布特征及变动趋势,获得有价值的信息和资料,为开展分析性研究提供线索,同时也可对病因(包括不良反应的原因)提供线索或建立病因假设,为早期采取措施提供依据。

1.病例报告

是临床上详细地介绍某种罕见病的单个病例或少数病例,借此引起医学界对新出现的或不常见疾病、疾病不常见的表现或药物不良反应的关注。病例报告是识别一种疾病或暴露于某种因素或药物的不良反应的第一个线索,也是监测罕见事件的唯一手段,因此病例报告在发现这些可疑的 ADR 中具有重要的作用。但病例报告没有对照组,不能进行因果关系的确定。

2.生态学研究

又称相关性研究,它是以人群组为基本单位收集和分析资料,从而进行暴露因素(如服用某种药品或接触某因子)与疾病(包括不良反应)关系的研究。在生态学研究中,一种是生态比较研究,即比较不同人群中的发病率(或 ADR 发生率)或死亡率的差别,了解这些人群中某些因素的发生率与疾病的发病率或死亡率,对比观察是否一致,从而为探索病因找到线索。另一种是生态趋势研究,即连续观察一个或多个人群中平均暴露水平的改变(例如暴露增加或降低)和某疾病的发病率、死亡率变化的关系。

3.现况调查

也称横断面调查,是研究在特定时间与特定范围人群中的药物与相关事件的关系。通过现况调查可以了解与药物有关的事件的分布特征,为进一步的病因研究提供线索,为制定合理的药物使用策略和进行效果评估提供依据。药物上市后的安全性研究、药物利用研究、药物不良反应研究和药政管理研究等常需应用现况调查方法来进行。

横断面研究的特点是不设对照组,依靠事件(疾病或药品不良反应)发生频率与样本量大的优势,提示某种可能性,为进一步研究打下基础。例如,要求处方者报告1个月内所见病例的详细病情及所用药物,以求同时发现用药与出现病情的关系并获得"发生率"数据。若样本太少,此种研究的意义将受到明显削弱;若样本大,如成千例用药者都在用药期间发生某种效应(如血尿),则提示此药有导致血尿的可能,为深入调研提供了线索。

(二)分析性研究

分析性研究就是针对药物不良反应假设的病因或影响因素进一步在选择人群中探索其发生药物不良反应的可能性和确实性加以验证。主要方法有以下两种:

1.病例对照研究(case-control study)

是将病例组和对照组用药进行比较,根据所产生的效应差异而得出客观结论的一种研究方法,其在时间上是回顾性的,又称回顾性研究。该法优点是设计严密,样本不大也可得出正确结论。美国波士顿Vincent纪念医院妇产科医师Herbst通过8个病例与32个对照病例的对照研究,发现母亲在妊娠早期服用己烯雌酚使在她们子宫中的女儿以后发生阴道腺癌的危险性增加。

病例对照研究又分为群组病例对照研究和匹配病例对照研究。

(1)群组病例对照研究在设计要求的病例和对照人群中,分别随机抽取一定量的调查对象,作为病例组和对照组,尽可能使病例组和对照组在主要因素方面是可比的,如病例组中男女各半,60岁以上占1/4,则对照组也一样。群组病例对照研究是以病例组和对照组的群体为单位进行比较,这种病例对照研究有探索性研究的作用,适用于广泛地筛选可能的危险因素,以备进一步验证。

(2)匹配病例对照研究在病例对照匹配的研究中,可以是单个匹配也可以是多个匹配,由于某些原因,使得有些对照未能达到固定配比的要求,为充分应用调查资料,可采用不定数量的配比资料分析。如果病例罕见,而对照较易选择,为提高分析效率可采用一个病例匹配多个对照,即1∶M匹配。

2.队列研究(cohort study)

又称为定群研究,是将样本分成药物暴露组与非暴露组,通过对两组患者跟踪随访进行对比观察,以判断药物与不良反应之间的关联。如沙利度胺(反应停)与短肢畸形、左旋咪唑与脑炎综合征等的关联就是通过定群研究确证的。队列研究是在知道结局之前确定药物暴露组与非暴露组。与病例对照研究相比,其优点是减少了偏倚的发生,还可以计算出与药物相关事件的发生率。队列研究可以是前瞻性的,也可以是回顾性的。

(1)前瞻性队列研究与所研究的不良事件是同步的,每个组群经一致化、特征化分类,一直跟踪,测定预定事件或结果。其最大的优点是病例是经过选择的,在了解疾病的结果或不良事件发生前期特征已确定(如药物暴露,依从性等),研究者可以预先决定收集什么资料,并在各群之间比较反应发生率,并比较群组间的差异,计算出相对度,即暴露组与非暴露组某事件发生率之比,如果比值>1,表示暴露组发生不良事件的危险性大于非暴露组。

(2)回顾性队列研究是根据历史记录收集发病率,如患有骨关节炎的有胃溃疡和无胃溃疡患者对使用某一特定的非甾体消炎药的对比。

(3)双向队列研究是根据暴露人群与非暴露人群分别的历史记录收集不良反应发生率,并继续随访进一步追踪其发病率。

(三)实验性研究

实验性研究是按照随机化分配的原则将研究人群分为实验组和对照组,实验组使用一种试验药物,对照组使用另一种已知效应的药物或安慰剂或空白对照,对比药物的临床疗效或不良反应。实验性研究是前瞻性研究,它包括临床试验和社区试验两种基本类型。

四、药物流行病学数据库的应用

药物流行病学研究就是以大量数据为基础的研究,其结果的可靠性取决于这些数据的质量以及处理技术和方法的科学性。建立大型数据库的方法在药物流行病学研究中极有潜力。目前国际上常用的数据库系统有:美国医药分析与调查计算机联网系统(Compass)和医药补助计划数据库(Medicaid),加拿大的 Saskatchewan 数据库以及由欧洲各国医学统计研究所(IMS)组织和策划的初级卫生服务数据库(Medibase)等。

(一)数据库系统

根据数据库记载内容的不同,药物流行病学研究的数据库分以下 4 种。

1.通过记录链接(record linkage)方法建立的大型自动记录数据库

国际上比较成熟的大型数据库和记录连接系统有:Puget Sound 团体健康合作组织数据库(Group Health Cooperative of Puget Sound)、南北加州 Kaiser Pesmante 数据库(Northern and Sotlthern California Kaiser:Pesmante)、Saskatchewan 卫生计划数据库(Saskatchewan Health Plan)、医疗补助收费库(Medi-caid b.11ing database)、医疗数据库(Medil3ase)。

2.收集潜在药源性疾病信息的数据库

如出生缺陷、恶性肿瘤、毒物中心的数据库。

3.记载用药史的数据库

如在荷兰由药房储存的患者用药史数据库。

4.药品不良反应数据库

乌普沙拉监测中心(uppsa Monitoring(;enter,UMC)采用跨国联机检索方式,该数据库负责向其成员国的药物不良反应监测中心和有关制药企业通报药物不良反应的警戒信号。

(二)我国药物流行病学数据库的局限性

1.目前缺乏大型的数据库

我国已有的数据库大多是出于记账和管理目的,并非专门为药物流行病学研究而建立,极少能够包括研究所需要的全部信息,因此不能解决与药物流行病学研究相关的所有问题。

2.信息的精确程度远远不够

与临床随机试验相比,药物流行病学在选择研究对象时很难按随机的原则设立对照组,因此存在偏差和不稳定性。比如,通过回顾性询问方法收集信息的研究,必须依赖患者的记忆水平,这些信息有很大的不确定性,需要全方位考虑防止偏性的有效措施。

第二节 药品不良反应和药源性疾病的定义和分类

任何药物对机体都有潜在的危害性,尽管药物在应用到人体前已经认真地进行了动物和人体试验,但其应用还是会引起不可预料和不能接受的反应。据世界卫生组织统计,各国住院患者发生药品不良反应(ADR)的比例为 $10\% \sim 20\%$,其中有 5% 的患者因为严重的 ADR 而死亡。药源性疾病是药物诱发而引起的疾病,国内外一些报道称因药源性疾病而住院的患者占全部住院患者的 $0.3\% \sim 5\%$。随着药物的广泛应用,药品不良反应和药源性疾病的发生率也在不断增加。认识、了解、重视药品不良反应和药源性疾病是减少其危害的基础。

一、药品不良反应与不良事件

(一)药品不良反应的定义

按照世界卫生组织国际药物监测合作中心的规定,药品不良反应(adverse drug reactions,简称 ADR)是指正常剂量的药物用于预防、诊断、治疗疾病或调节生理功能时出现的有害的和与用药目的无关的反应。该定义排除有意或意外过量用药及用药不当引起的反应。

我国《药品不良反应报告和监测管理办法》规定,ADR 是指合格药品在正常用法用量下出现的与用药目的无关的或意外的有害反应,包括副作用、不良反应、后遗效应、变态反应、继发反应、特异性遗传素质等,也包括新药或药品的新用途在临床试验中,其治疗剂量尚未确定时,所有有害而非所期望的、与药品应用有因果关系的反应。

ADR 与药品应用有因果关系,其构成的 4 个前提是:①合格药品。②在正常用法用量下出现。③必须与用药目的无关的或意外的反应。④必须是有害的反应。

(二)药品不良事件的定义

药品不良反应事件是指药品治疗过程中出现的不利临床事件,但该事件未必与药物有因果关系,它包括药品不良反应以及其他一切非预期药物作用导致的意外事件。

(三)药品不良反应和不良事件的区别

相对于药品不良反应(表 2-1),药品不良事件包含的范围更广,其后果更加严重。实践中引发药品不良事件的人为过失主要集中在药品质量和临床用药两方面,即由假劣药品引起的不良事件及药品使用过错引起的不良事件。

表 2-1　药品不良反应和不良事件的区别

区别	药品不良反应	药品不良事件
药品质量	合格药品	合格药品和(或)不合格药品
用法用量	正常	不强调
用药行为	排除了意向性和意外性过量用药与用药不当的行为	不排除意向性和意外性过量用药与用药不当的行为
因果关系	有因果关系	未必有因果关系
反应性质	有害且非期望的反应,不可避免	不利的临床事件,部分可避免
风险责任	不属医疗纠纷,不承担赔偿责任	由医方导致不良事件后果,属医疗纠纷并承担相应责任

二、药品不良反应的分类

药品不良反应有多种分类方法,区别药品不良反应的分类是治疗和防止不良反应发生的基础。

(一)根据 ADR 出现的快慢分类

1.急性不良反应

为给药后 60min 内观察到的反应,包括过敏性休克、哮喘、恶心和呕吐等。

2.亚急性不良反应

为给药后 1~24h 内出现的反应,包括皮疹、血清反应和胃肠紊乱等。

3.潜伏性不良反应

为给药 2 日或者 2 日以上开始出现的反应,包括皮疹、器官毒性和迟发型运动障碍等。

(二)根据 ADR 的严重程度分类

1.轻度不良反应

指轻微的反应或疾病,症状不发展,一般无须治疗。该类不良反应不会使原有疾病复杂化,引起反应的药物可以不必停用,特殊情况下也可能需要停用,但停用后不良反应症状立即消失。

2.中度不良反应

指不良反应症状明显,重要器官或系统功能有中度损害。需要治疗或住院或延迟出院超过 1 日。

3.重度不良反应

指重要器官或系统功能有严重损害(即使是一过性的),导致患者残疾、缩短或危及生命。该反应延续有大于 1 个月的。

(三)根据 ADR 与药物剂量有无关系分类

1.A 型不良反应

又称为剂量相关的不良反应(dose-related adverse reactions),是因为药理作用增强,或者是药物及其代谢产物引起的毒性作用所致,常和剂量有关。可以预测,发生率高而死亡率低。

如地西泮引起的瞌睡，抗血凝药所致出血等。

2.B型不良反应

又称剂量不相关的不良反应（non-dose-related adverse reactions），是与正常药理作用无关的异常反应。一般和剂量无关联，难于预测，发生率低而死亡率高。这类反应由患者的敏感性增高引起，通常表现为对药物反应发生质的变化，如氟烷引起的恶性高热，青霉素引起的过敏性休克等。

在药物不良反应中，副作用、毒性反应、过度效应属A型不良反应；首剂效应、撤药反应、继发反应等，由于与药理作用有关也属A型不良反应范畴；药物变态反应和特异质反应属B型不良反应。A型不良反应和B型不良反应二者的主要特点和区别见表2-2。

表2-2　与剂量相关的不良反应特点

区别	A型不良反应	B型不良反应
反应性质	定量	定性
可预见性	可	不可
发生率	高	低
死亡率	低	高
肝肾功能障碍	毒性增加（为药物消除的主要途径时）	不影响
预防	调整剂量	避免用药
治疗	调整剂量	停止用药
常见类型	副作用、毒性反应、撤药反应、继发反应	变态反应和特异质反应

（四）根据ADR性质分类

1.副作用

也称为副反应，是指药品按正常剂量服用后出现的与用药目的无关的其他药理作用，它只是药品不良反应中的一部分。一种药物常有多方面的作用，既有治疗作用也有非治疗作用。由于治疗目的不同，副作用和治疗作用可以在一定条件下转化。例如阿托品具有解除胃肠道肌肉组织痉挛作用，同时也具有扩大瞳孔的作用。在治疗胃肠道疼痛时，容易产生视物不清的副作用。而在手术前用于抑制腺体分泌和排尿时，上述副作用就转化为治疗作用。副作用通常为一过性的，随治疗作用的消失而消失，但是有时候也可引起后遗症。

2.毒性反应

也称为毒性作用，是指药物引起身体较重的功能紊乱或组织器官的病理变化，是由于患者的个体差异，病理状态或合用其他药物而引起敏感性增加而产生的反应，一般比较严重，它是可以预知和可以避免的。

毒性反应分为急性毒性反应和慢性毒性反应，急性毒性反应是指短期内过量用药而立即发生的毒性反应。慢性毒性反应是指长期用药在体内蓄积而逐渐发生的毒性反应。致癌、致畸胎、致突变"三致"反应也属于慢性毒性反应范畴。

下列情况容易引起毒性反应：①用药剂量过大、用药时间过长或机体对药物敏感性过高时。②使用药理作用较强,而治疗剂量与中毒剂量较为接近的药物。③肝肾功能不全者、老人、儿童易发生毒性反应。④少数人对药物的作用过于敏感,或者自身的肝、肾功能等不正常,在常规治疗剂量范围就能出现别人过量用药时才出现的症状。

3.后遗效应

也称为后遗作用,是指停药后仍残留在体内的低于最低有效治疗浓度的药物所引起的药物效应。药物的后遗效应可以是短暂的,如巴比妥类催眠药物在次晨引起的宿醉现象;也可以是较持久的,如氨基糖苷类抗生素引起的耳肾毒性。

4.特异性反应

也称为特异质反应,是指基因异常引起的药物不良反应,其对低剂量药物也有较高的敏感性,这些反应是遗传决定的。如葡萄糖-6-磷酸脱氢酶缺陷患者服用磺胺、伯氨喹时可引起溶血性反应,维生素 K 环氧化物还原酶变异患者对华法林的抗凝血作用耐受。

5.变态反应

又称为过敏反应,是药物治疗中由免疫系统介导的超敏反应,是致敏患者对某种药物的特殊反应,如青霉素过敏性休克。变态反应的特点:①仅发生于少数患者身上,不易预知。②一般不发生于首次用药,初次接触时需要诱导期。③停止给药,反应消失。④化学结构相似的药物易发生交叉或不完全交叉的过敏反应。⑤某些疾病可使药物对机体的致敏性增加。⑥和已知药物作用的性质无关,和剂量无线性关系。

6.停药反应

又称为撤药综合征,是指长期连续使用某种药物,由于机体对其产生了适应性,一旦停药或减量过快使机体调节功能紊乱,病情或症状反跳、回升,疾病加重等现象。许多具有调整机体功能作用的药物都可致停药反应,例如长期应用肾上腺皮质激素者,由于脑垂体前叶促皮质素的释放受抑制,骤然停药可表现皮质激素不足的反应;一些血管扩张药,如硝酸甘油、曲克芦丁的骤然停用,可造成反跳性血管收缩而致心绞痛发作。

长期应用可致停药反应的药物应采取逐渐减量的办法过渡直至完全停药,以免发生意外。

7.依赖性

是指反复地(周期性或连续性)用药所引起的人体心理上和(或)生理上对药物的依赖状态,为避免停药引起的不适,患者强烈要求继续服用药物的现象。可表现为心里依赖性(精神依赖性)和生理依赖性(躯体依赖性)。生理依赖性停药后产生戒断症状,心理依赖性断药后一般不出现躯体戒断症状。致生理依赖性的药物主要有阿片类和以巴比妥类为代表的镇静催眠药等,可卡因、苯丙胺类中枢兴奋药主要引起精神依赖性,但大剂量使用也会产生生理依赖性。少数药物如致幻剂只产生精神依赖性而无生理依赖性。

8."三致"作用(致畸、致癌、致突变)

致畸、致癌、致突变作用为药物引起的 3 种特殊性作用。20 世纪 60 年代由于妇女妊娠呕吐而服用沙利度胺(反应停)导致"海豹肢胎儿"是典型的药物致畸反应。某些药物如烷化剂本身有致癌作用,目前已确认有致突变作用的药物有抗癌烷化剂、咖啡因等。

(五)世界卫生组织将药品不良反应分为 A、B、C3 种类型

1.A 型不良反应

是由药物本身或其代谢物所致,是药物固有药理作用的增强和持续所导致。该类不良反应表现为可以预防、与常规药理作用有关、反应的发生与剂量有关、发生率高、死亡率低。这类 ADR 包括药物的副作用、毒性作用、后遗症、继发反应等。

2.B 类不良反应

是由于药物性质的变化或者用药者的特异体质引起的。该类不良反应表现为难以预测,且常规毒理学不能发现,与常规的药理作用无关,反应的发生与剂量无关,发生率低,死亡率高。对不同的个体来说剂量与不良反应的发生无关,对同一敏感个体来说药物的量与反应强度相关。这类不良反应可能是遗传药理学变异引起的,大多数具有遗传药理学基础的反应,一般在患者接触药物后才能发现,因而难以在首次用药时预防这类不良反应发生。这类 ADR 包括变态反应和特异质反应。

3.C 类不良反应

发生机制尚不十分明确。该类不良反应表现为背景发生率高、非特异性(指药物)、用药与反应发生没有明确的时间关系、潜伏期较长、重现性差、发生机制难以确定。包括某些基因突变致癌、致畸胎的不良反应等。

三、药源性疾病

药源性疾病(drug-induced disease,DID)又称药物诱发性疾病,是由药物诱发而出现的人体某个或几个组织器官功能性改变或器质性损害,并具有相应临床症状,是医源性疾病(iatrogenic disease)的最主要组成部分。

与药品不良反应相比,药源性疾病的特点是:①药源性疾病反应程度较重、持续时间较长。②药源性疾病既包括发生不良反应的条件,也包括由于超量、误服、错误应用以及不正常使用等情况而引起的疾病在内。③药物中毒可引起药源性疾病,继发反应和过敏反应等原因也可诱发药源性疾病,如氯霉素引起造血功能抑制可由毒性作用和过敏反应两种不同机制引起。

(一)药源性疾病的分类

目前还没有统一的分类法,临床上根据病因学、病理表现及量效关系来给药源性疾病分类。

1.根据病因学分类

(1)A 型药源性疾病:由药物本身或(和)其代谢物引起,是由药物的固有作用增强和持续发展而产生的。其特点是和剂量有关,这类疾病是能够预测的,其发生率较高但死亡率较低。例如,伊诺酮本身并不具有抗凝血作用,但它与抗凝血药物华法林合用可增强后者的抗凝血作用而出现 A 型不良反应。

(2)B 型药源性疾病:即与药物固有作用无关的异常反应,主要与人体的特异体质有关。其特点是与用药的剂量无关,并且难以预测,常规的毒理学筛选不能发现,其发生率较低但危害性很大,死亡率较高。药物引起的变态反应即属于此类。

2.根据病理表现分类

(1)功能性改变:组织结构不发生改变,病情轻微,一般不会导致严重后果。如抗胆碱和神经节阻断药可引起无力性肠梗阻,利舍平引起心动过缓等。

(2)器质性改变:与非药源性疾病无明显差别,也无特异性。因此,鉴别诊断不能单纯根据病理学,主要依靠药源性疾病诊断要点进行诊断。包括血管栓塞型(如血管造影剂引起的血管栓塞)、增生型(如苯妥英钠引起皮肤萎缩、皮肤变薄、表皮乳突消失)、炎症型(如各型药物性皮炎)、赘生型(如药物致癌变)、血管型(如药物变态反应发生的血管神经性水肿)等。

3.根据量效关系分类

(1)量效关系密切型(A型):由于药效学和药代动力学的差异而改变了药物应该发挥的药理作用,造成药源性疾病。如用胰岛素治疗糖尿病,有时产生低血糖症。

(2)量效关系不密切型(B型):有些药物引起的药源性疾病与用药剂量的关系不密切,与该药的药理特性无关,这些疾病有的是速发型,有的是迟发型。

(3)长期用药致病型:造成这种类型的药源性疾病与用药的时间、用药剂量或两者都有密切关系。慢性病症由于用药时间长,机体对药物的适应性形成了药源性疾病的基础,如身体对麻醉镇痛药的耐受性和依赖性。

(4)药后效应型:临床上用于治疗的药物,在应用多年后发现的由于其不良反应造成的疾病。如用放射性[131]I治疗甲亢,多年后发生了甲状腺功能低下。

(二)常见药源性疾病

药源性疾病除了发生在肝脏、肾脏、心脏、肺等重要脏器外,还可引起血液病、胃损伤、眼损害、耳损害、神经损害等。

1.药源性血液疾病

药物引起的血液病日益引起重视,其发生率约占药源性疾病的10%,占与药物相关死亡病例的40%。常见的有:再生障碍性贫血、药源性粒细胞缺乏症、药源性血小板减少、药源性溶血性贫血等。

2.药源性神经系统疾病

药物引起的神经系统病变较为常见,占药源性疾病的24.8%~26.8%。常见的有:药源性头痛、药源性锥体外系疾病、药源性脑血管疾病、药源性精神兴奋及癫痫、药源性前庭神经、耳蜗神经损害、药源性肌病、药源性周围神经损害等。

3.药源性心血管疾病

药物引起的心血管疾病是最常见的药源性疾病之一。常见的有:心律失常、心房纤颤、心力衰竭、高血压等。

4.药源性消化系统疾病

药物引起的消化系统疾病占所有药源性疾病的20%~40%,其发生率居药源性疾病的首位。常见的有:药源性急性胰腺炎、药源性顽固性呃逆、药源性消化道出血和溃疡。

5.药源性肝损害

肝脏有丰富的药酶系统,绝大多数药物在肝脏经过生物转化而清除,肝脏一方面具有解毒功能,能将有毒的物质代谢为无毒的物质;另一方面,也会使若干无毒的药物代谢成为有毒的代谢产物。药源性肝损害是造成肝功能异常的常见原因,约占药源性疾病的10%。常见的有:急性药源性肝损害、慢性药源性肝损害。

目前,国内报告易致肝损害的药物有 11 个类别 200 多种,包括青霉素类、头孢菌素类、磺胺类等抗菌药物、解热镇痛药、抗风湿药、抗麻风病药、抗肿瘤药、免疫抑制剂等。因此在使用有可能引起肝损害的药物时应密切监测肝功能,对药源性肝损害保持高度的警惕性。

6.药源性肾损害

肾是药物在体内清除的重要脏器,其血流旺盛,如通过肾的药物量相对较多,肾特别容易受到药物损害。常见的有:急性间质性肾炎、急性肾小管坏死、肾小球病变、慢性间质性肾炎等。

7.药源性变态反应

少数过敏体质的患者,对某些药物易产生变态反应,如药源性光敏反应、过敏性休克。

8.药源性水肿

是由于临床上应用某些药物引起体液平衡紊乱,造成体液潴留于组织间隙而出现的全身或局部肿胀,是临床上比较常见的药源性疾病。药源性水肿涉及的主要类型有全身性水肿和局部性水肿。药源性水肿多为自限性,其发生率尚无明确统计,多数停药数天后症状缓解,治愈后表现良好,极少有死亡病例。

第三节　药品不良反应因果关系评定依据及评定方法

药物不良反应因果关系的评价是药物不良反应监测中最关键和最困难的问题,大体上可分为微观评价和宏观评价。微观评价是指具体的某一不良事件与药物之间的因果关系的判断,即个案因果关系判断,而宏观评价是指通过运用流行病学的研究手段和方法来验证或驳斥某一不良事件与药物之间的因果关系的假说。因果关系评定从医学角度讲,是各种诊断方法的综合运用,回答"该患者的问题由该药引起的可能性有多大"。

因果关系评定与因果关系的流行病学方法的区别:流行病学涉及的是人群,着重的是联系的特异性和联系的程度,而因果关系评定主要是个例报告,根据有无其他诱发因素来推断"特异性"。

一、ADR 因果关系评定的主要依据

药品不良反应的发生是否与所用药品有关,如何评价两者之间的相关性,这是确定 ADR 的重要一环。

1.时间联系

确定不良反应发生前后用药的情况,是在用药前发生的,还是在用药时发生的,或是在用药后多长时间发生的。

2.既往报道和评述

如果有,则药物与不良反应间有可能存在因果关系;如果没有,则要进行更详细的研究,确定是否属于新发生的或新发现的不良反应,并寻找发生的可能原因及药理学基础,以便解释和确定两者之间的关系。

3.发生事件后撤药的结果

不良反应一旦发生,常停药并施以对症治疗,如果停药后不良反应症状得到缓解或根除,则可认为药物与不良反应间可能存在因果关系。

4.不良反应症状消除后再次用药出现的情况

如果出现相同的不良反应症状,且停药后再次得到缓解或根除,则可认为二者间确实存在因果关系;如果不再出现以前的症状,则看是否能用现代的医学理论解释清楚。如果能解释清楚,可以确定存在因果关系;如果不能解释清楚,则怀疑或否定存在因果关系。

5.是否存在其他原因或混杂因素

详细询问病史和复述病历,寻找是否存在影响或干扰这种因果关系的其他因素,如饮食、环境、实验室检验等因素。在对上述诸因素逐一确定后,综合评定 ADR 发生的因果关系,完成 ADR 报告。

二、ADR 因果关系的评定方法

药品不良反应因果关系评价,及其评价信号的可靠程度是 ADR 监测工作的重要内容。由于 ADR 反应表现千变万化,性质千差万别,目前还没有一项标准化的方法适用于所有的不良反应评价。世界上使用的 ADR 因果关系评价方法有 20 多种,常用的方法有:总体判断法、综合分析推理法、计分推算法、概率化方法。其中:Karch 和 Lasagna 评定方法被各种评价方法引为基本准则。

1.总体判断法

主要凭临床经验作判断的方法。其过程大致概括为:评估者试图考虑到所有引起药物不良反应的因素,并把这些因素排列起来,根据相对重要性大小进行权衡,最后得出有关药物引起该事件可能性大小的结论。这在 20 世纪 60 年代初至 70 年代是药物不良反应判断的唯一方法。

2.综合分析推理法

(1)Karch 和 Lasagna 评定方法该评定方法按因果关系的确定程度分为肯定、有可能、可能、条件、可疑 5 种。澳大利亚、瑞典、新西兰等国的评定方法,都是在此方法基础上发展的。

(2)世界卫生组织国际药品不良反应监测合作中心建议使用的方法根据药品和不良事件的关系分为肯定、很可能、可能、不可能、未评价、无法评价 6 个等级。目前我国使用的因果关系评价方法即属于此类。①肯定:用药及反应发生时间顺序合理;停药以后反应停止,或迅速减轻或好转(根据机体免疫状态某些 ADR 反应可出现在停药数日以后);再次使用,反应再现,并可能明显加重(即激发试验阳性);同时有文献资料佐证;并已排除原患疾病等其他混杂因素影响。②很可能:无重复用药史,余同"肯定",或虽然有合并用药,但基本可排除合并用药导致反应发生的可能性。③可能:用药与反应发生时间关系密切,同时有文献资料佐证;但引发 ADR 的药品不止一种,或原患疾病病情进展因素不能排除。④可能无关:ADR 与用药时间相关性不密切,反应表现与已知该药 ADR 不相吻合,原患疾病发展同样可能有类似的临床表现。⑤待评价:报表内容填写不齐全,等待补充后再评价,或因果关系难以定论,缺乏文献资料佐证。⑥无法评价:报表缺项太多,因果关系难以定论,资料又无法补充。

3.计分推算法

从法国的归因系统发展而来。本方法对时间顺序、是否已有类似反应资料等基本问题都予以打分,最后根据所计总分评定因果关系等级。按以下问题回答计分(表 2-3)。

表 2-3　计分推算法评定因果关系等级

项目	是	否	不知道	记分
该反应以前是否已有报告	+1	0	0	
本 ADR 是否在使用所疑药物后出现	+2	−1	0	
当所疑药物停用后使用特异的对抗剂之后不良反应是否改善	+1	0	0	
再次服用所疑药物,ADR 是否再出现	+2	−1	0	
是否有其他原因(药物之外)引起这种反应	−1	+2	0	
当给安慰剂这种反应是否能再出现	−1	+1	0	
是否测定过血(或其他体液)的药物浓度是已知的中毒浓度	+1	0	0	
当增大药物剂量,反应是否加重;当减少药物剂量,反应是否减轻	+1	0	0	
患者以前用过相同或类似的药物是否也有相似的反应	+1	0	0	
该不良反应是否有客观检查,予以确认	+1	0	0	

肯定有关:总分>9 分;很可能有关:总分 5~8 分;可能有关:总分 1~5 分;可疑:总分<0 分。

4.概率化方法

又称贝叶斯不良反应诊断法(Bayesian adverse reaction diagrlostic instrument,简称 Bayes)用于评定发生不良事件中可疑药物引起的概率相对于其他因素引起的概率的大小。Bayes 方法虽引人瞩目,但其计算复杂,所以至今很难在常规工作中被接受。

三、ADR 评价步骤和内容

ADR 评价需要全面综合考虑,一般分个例评价与集中评价。

1.个例评价

实际上是归因或关联度的评价,并不是真正意义上的评价,因为不能消除个例报告的不确定性,也不能定量测定其不确定性,而只是以半定量的方法对报告可靠程度的一种暂时性分类。个例评价即运用 ADR 评价准则,对每一份报表进行评价,内容包括:

(1)与药物警戒目的相关性未知的、严重的、新的、报告次数多的,或有科学价值或教育意义的 ADR。

(2)报告的质量数据是否完整,包括 ADR 表现过程、重点阳性体征、转归和有关临床检验结果等。

(3)可疑药品的信息包括生产厂家、批号、剂型、用法和用量及用药原因。

(4)不良反应分析由报告人如实记录并由报告单位核实。

(5)关联性评价根据不良反应分析 5 条标准做出"肯定、很可能、可能、不太可能、未评价或无法评价"的关联性评价。省级 ADR 评审中心对表审核后做出二次评价,国家 ADR 评审中心对其中严重病例报告进行再次审核并做出关联性评价。

2.集中评价

即收到一批同类报表数据后,经系统研究和分析后统一评价,可产生信号、采取措施等。数据集中后评价特点是评价时间上的滞后。ADR 的发现过程可分成三期:

(1)不良反应潜伏期也称信号出现期,从少数病例报告中发现疑问。

(2)信号增强期为数据加速积累的时期,即可在期刊、信息刊物中见到相应的报道。

(3)评价期大量信号产生后,需对该药品采取相应措施的时期,即不良反应可被确认/解释与定量,也可以说是信号检验期或随访期。只有在 ADR 报告过程的第三期(评价期),才能真正确定 ADR 的因果关系、发生率、危险度。由国家食品药品监督管理局组织进行深入研究,如进行药物流行病学调查,专题研究,最后做出结论并发布公告等。

第四节　药品不良反应监测方法和报告系统

迄今没有任何方法可以预测药品不良反应,只有在临床应用中达到一定数量的患者才能被发现。例如,拜斯亭(西立伐他汀)于 1997 年上市,1999 年进入中国市场,2001 年 8 月 8 日全球退市,期间全世界 80 多个国家有超过 600 万患者使用该药,全球共有 52 例因服用拜斯亭产生横纹肌溶解所致的死亡报告。药品不良反应监测是针对上市药品在使用过程中出现的安全性问题进行系统收集、检测和评价,为政府部门、制药企业、医务人员和社会公众提供及时、准确的科学信息,促进安全合理用药,避免或减少 ADR,尤其是严重药害事件的重复发生、发展和蔓延。近年来一些药品不良反应就是通过自发呈报或流行病学研究方法发现的。

一、药品不良反应监测方法

药品不良反应和药源性疾病常常因无法识别或临床治疗过程未能将发现的新症状、体征和变化与药品不良反应和药源性疾病联系起来而影响申报,因此建立科学的、规范的不良反应申报系统和方法对药物上市后监测是非常重要的。

1.自发呈报

(1)正式自发呈报是药品使用者、生产者、经营者和医务工作者在医疗实践中对药品引起的不良反应/不良事件自愿以书面形式报告给上级主管部门或药品不良反应监测机构。对于罕见药物不良反应的发现,自愿呈报是唯一可行的发现途径,也是发现任何新的、发生在特殊人群中的药物不良反应最经济的方式。自愿呈报系统的优点是监测覆盖面大、监测范围广、时间长、简单易行。缺点是存在资料偏差、少报漏报、报告内容不完整等问题。世界卫生组织国际药物监测合作中心的成员国大多采用这种方法,英国 MCA 的黄卡系统、美国 FDA 的 Medwatch 等均是自愿报告系统的成功实例。

(2)非正式自发呈报非正式自发呈报大多由医生发现可疑的 ADR 后向医药生产/经营企业或医药学期刊投稿。其主要特点是病例数量虽少,但因果关系比较肯定,信息内容比较全面。

2.法定报告

是政府部门从法律和法规上强制性要求制药企业和医务人员必须对其生产或使用的药品进行连续监测,并按规定报告。目前大多数国家对制药企业制定了强制性报告的要求,法国等欧美国家要求医务人员必须报告。

3.集中监测

是指在一定时间、一定范围内对某一区域、某一人群、某一药品或某一疾病发生的 ADR 及药物利用详细记录,以探讨 ADR 的发生规律。集中监测分为重点医院监测和重点药物监测系统,系统通过对资料的收集和整理,对药物不良反应全貌有所了解。

(1)重点医院监测:指定有条件的医院,报告不良反应和对药品不良反应进行系统监测研究。这种方法覆盖面虽然较小,但针对性强,准确性高,缺点是监测面窄、样本和信息量有限。著名的波士顿协作药物监测计划(BCDSP)就是采用这种监测方法。

(2)重点药物监测:主要是对一部分新药进行上市后的监测,以便及时发现一些未知或非预期的不良反应,并作为这类药物的早期预警系统。药品不良反应专家委员会根据药物是否为新型药物、相关药物是否有严重不良反应等决定哪些新药需要重点监测。

4.处方事件监测

是收集新上市药品的若干个处方,由处方医生填写问卷回答有关患者的一系列问题,包括任何新的诊断、任何原因的就医或住院、一种并发症意外加重(或改善)、任何可疑的药物反应或任何需要记入病历的主诉。这是首先在英国推行的一种制度,其目的是对新上市药品进行重点监测,以弥补自愿报告制度的不足,又称绿卡系统。处方事件监测系统的优点是:①非干预性,对医生处方无影响。②对所发生的 ADR 敏感,报告率较高。③基于人群资料,无外源性选择偏倚。④可确定 ADR 发生率。其主要缺点是治疗分配无系统性随机,且高度依赖于绿卡回收率。

5.队列研究

将人群按是否使用某药物分为暴露组与非暴露组,然后对两组人群都同样地追踪随访一定时期,观察在这一时期内两组药物不良事件的发生率,从而验证因果关系的假设。该方法的优点:①可收集到所有资料。②患者的随访可持续进行。③可评估相对和绝对危险度。④可以验证 ADR 因果关系的假设。缺点是:研究成本较高,难以收集大量病例。

6.病例对照研究

通过调查一组发生了某种药物不良事件的人群(病例)和一组未发生该药物不良事件的人群(对照),找出两组对先前的药物暴露的差异,然后比较两组暴露于该药物的百分比(暴露比),以验证该药物与这种药物不良事件间的因果关系。该方法的优点是能迅速进行,费用不高。缺点是:易出现资料的偏差,资料不全时,难以选择对照。

7.大型数据库和记录连接系统

是指借助于大型的记录数据库把各种信息联结起来,通过分析提示药物与疾病间和其他异常行为之间的关系,从而发现某些药物的不良反应。记录联结的优点是监测大量的人群,有可能发现不常用药物的不常见不良反应。可以计算不良反应发生率,能避免回忆和访视时的主观偏差,能发现延迟性不良反应。缺点是需要依赖其他已成熟的系统或专门建立系统,费用昂贵,也存在药物暴露定义不明确、医疗记录不全、存在混杂等因素。

8.记录应用

是在一定范围内通过记录研究使用药物的每个患者的所有相关资料,从而了解药物不良反应在不同人群(老年人、孕妇、儿童等)的发生情况,计算 ADR 发生率,寻找 ADR 的易发因素。根据研究的内容不同,记录应用规模可大可小。

迄今为止,自发呈报仍是上市药品安全性监测的最主要方法。虽然不同的 ADR 监测和研究方法各有其优势和不足,但可以在实际工作中根据具体情况结合使用。一般地说,A 型 ADR 可以通过自愿报告系统、处方事件监测、动物和临床试验等方法发现。B 型 ADR 可以通过自愿报告系统、处方事件监测、病例对照研究、诊断登记和链接数据库等方式得到信号。C 型 ADR 一般可以采用随访研究(大规模、长期,包括队列研究)、病例对照研究,大型数据和可记录连接系统。文献资料也是药品安全性信息的重要来源,据统计,目前全世界已有生物医学期刊 250 多种。近些年来,随着文献计量学的发展和新的分析方法的建立,使人们得以合并不同的研究资料并给出定量综合的结论。

二、药品不良反应报告系统

1.监测报告系统

我国药物不良反应监测报告系统由国家食品药品监督管理局主管。监测报告系统由国家药物不良反应监测中心和专家咨询委员会、省市级中心监测报告单位组成。药品不良反应报告表(分别有医疗机构和制药企业专用表)和报告软件,由国家食品药品监督管理局统一印刷和研制。

2.ADR 报告流程

我国药物不良反应监测报告实行逐级定期报告制度,严重或罕见的药物不良反应必须随时报告,必要时可以越级报告。国家 ADR 监测中心将有关报告定期上报世界卫生组织国际药物监测合作中心(要求各成员国每 3 个月以报告卡或磁盘方式向中心报告所收集到的不良反应)。世界卫生组织国际药物监测合作中心将报告汇总分类后定期向各成员国反馈不良反应信息资料。

3.不良反应报告范围

(1)我国规定上市 5 年以内的药品和列为国家重点监测的药品所引起的所有可疑不良反应。

(2)上市 5 年以上的药品,报告严重的、罕见或新的不良反应。严重的药物不良反应是指造成器官损害、致残、致畸、致癌、致死以及导致住院治疗或延长住院时间的反应。新的药品不良反应是指药品使用说明书或有关文献资料上未收载的不良反应。

4.报告时限

(1)5 年以内的药品(包括新药和进口药)必须每 3 个月报告一次该产品的所有 ADR 和 ADE,包括其药品说明书上已经注明的不良反应。

(2)严重或罕见的不良反应随时报告,必要时可以越级报告。具体报告时限在《药品不良反应监测管理办法》有中规定。

第五节　药品不良反应和药源性疾病的防治原则

如何以最小的药物不良反应风险来取得最佳的药物治疗效果,减少或避免药品不良反应和药源性疾病的发生是一项非常重要的系统工程,需要从药品研制、生产、流通、使用的每个环节都多方位、多层次地规范、监督和管理。

一、新药上市前严格审查

1.新药研制

必须遵循临床前药理实验与临床试验指导原则完成实验,提供完整的试验研究和临床观察资料。任何临床试验开始前,研究者应制定本次临床试验中关于不良事件的记录和严重不良事件报告的标准操作规程,并在试验各阶段,仔细观察与详细记录试验期间出现的不良事件,如果怀疑与药物有关,并且是严重威胁生命和功能的严重不良反应,必须迅速向相关管理部门报告。

2.新药审评

审评专家本着实事求是的原则对每个申报的资料进行全面、翔实、严格的审查,确保新药的安全性,杜绝假劣药和尚不成熟的药品上市或应用。

二、严格药品质量管理

1.加强药品生产企业管理

严格按照药品生产质量管理规范(GMP)要求管理生产过程的各个环节,严格药品生产工艺和提高质控标准,保证药品质量。杜绝生产和销售假劣药品。

2.加强药品经营企业管理

严格按照药品经营管理规范(GSP)要求管理药品流通和存储,保证药品在流通环节的质量。

三、合理使用药物

合理使用药物是保证药效,减轻不良反应和药源性疾病最重要的因素,它涉及医务工作者和患者本人。合理用药包括以下几个方面:

(1)详细了解患者的病史、药物过敏史和用药史。对易产生过敏反应的药物,可通过皮肤试验等方法来筛查有用药禁忌的患者。

(2)严格掌握药物的用法、剂量、适应证和禁忌证,根据患者的生理与病理学特点实行个体化给药。

(3)联合用药时应注意药物之间的相互作用,可用可不用的药物尽量不用;在必须联合用药时,要兼顾增加疗效与减少药品不良反应。

(4)用药过程中要严密观察患者反应,发现异常时应尽快查明原因,及时调整剂量或更换治疗药物。必要时通过治疗药物监测(TDM)等手段及时调整给药方案,指导合理用药。

(5)加强医务工作人员专业水平训练和职业道德教育,杜绝处方调配、发药和用药过程中的差错和事故,提高治疗准确性,避免差错引起的药品不良反应。

(6)提高用药依从性,不仅要向患者介绍药品的疗效,还应详细地解释有关药品不良反应和用药注意事项的信息,告诫出现药品不良反应先兆时的应对方法,从而增强患者对药品不良反应和药源性疾病的防范意识,提高用药的依从性。

(7)建立药物信息系统,利用信息网络、文献资料数据库、用药咨询软件等提供给医务工作者更多的安全用药信息,减少和避免诊疗差错。优良的药物信息系统至少应该包括合理选药、合理配伍、合理剂量、用药注意及药品价格等内容。

四、ADR 与 DID 治疗原则

一旦发现 ADR 与 DID,在治疗允许的前提下,首先停用一切药物,终止药物对机体的继续损害,采取治疗措施。药物不良反应多有自限性特点,停药后常无须特殊处理,症状可逐渐缓解。如果遇到严重的不良反应如过敏性休克、药源性肝损害等应采取对症治疗,以减轻不良反应造成的损害。如果药物中毒较为严重,可酌情采用拮抗剂治疗,或者采用透析支持疗法。

第六节　药物警戒

随着药品的广泛使用,越来越多的药品安全事件推动了人们对用药安全的认识。药物警戒由法国科学家 1974 年提出至今,其研究范围和模式已经发生了深刻的变化。与 ADR 监测相比,药物警戒关注的内容包括:ADR 监测、药物治疗错误、药物滥用、药物误用,以及假药和劣药应用所造成的伤害,它更多的重视以综合分析方法探讨因果关系,因此更容易被广大报告者接受。

一、药物警戒的定义

世界卫生组织(世界卫生组织)关于药物警戒的定义是:药物警戒是与发现、评价、理解和预防不良反应或其他任何可能与药物有关问题的科学研究与活动。根据世界卫生组织的指南性文件,药物警戒涉及的范围已经扩展到草药、传统药物和辅助用药、血液制品、生物制品、医疗器械以及疫苗等。

二、药物警戒与 ADR 监测的区别

1.监测对象不尽相同

药品不良反应监测的对象是质量合格的药品,而药物警戒涉及除质量合格药品之外的其他药品,如低于法定标准的药品,药物与化合物、药物及食物的相互作用等等。

2.工作内容不尽相同

药物警戒工作包括药品不良反应监测,用药失误,缺乏疗效的报告,未经核准的适应证,急、慢性中毒病例报告,药物相关死亡率的评价,药物滥用与误用等等。

3.工作本质不同

药品不良反应监测工作集中在药物不良信息的收集、分析与监测等方面,是一种相对被动的手段;而药物警戒则是积极主动地开展药物安全性相关的各项评价工作,对药品不良反应监

测具有引导作用。

三、药物警戒的主要工作内容

药物警戒的要求是有疑点就上报,不论药品的质量、用法、用量正常与否。药物警戒的主要工作内容包括:

(1)早期发现未知的 ADR 及药物间的相互作用。

(2)发现已知药品不良反应的增长趋势。

(3)确定药品的风险因素和探索不良反应发生机制。

(4)对药品风险/效益进行定量分析评价,并反馈相关信息,促进药品监督管理和指导临床用药。

(5)完善与药品相关的法律法规。

四、报告方式

1.自发呈报

是一种国际药物警戒核心数据生成系统,由医疗卫生专业人员(药品使用者)向其所在国家药物警戒中心或药品生产企业识别和报告可疑的药物不良反应,或者与药品相关的风险事件。该系统的一个主要缺点就是报告不全,不同国家之间以及关于不良反应的轻重程度上的数据差异也很大。自发呈报是世界药物警戒事业的至关重要的组成部分,并且已成为世界卫生组织数据库的核心。

2.强制报告

多数国家要求药品生产企业向国家有关当局提供他们从医疗保健供应商那儿得到的报告;有些国家从法律上强制医生自呈报告。

3.国际合作

药物警戒领域中,国际合作的主要基础是世界卫生组织国际药物监测计划(世界卫生组织 International Drug Monitoring Programine),对此有 80 多个成员国通过并形成系统,鼓励医药卫生专业人员记录和报告发生在他们患者中的药物不良反应。各成员国将他们的报告发送给世界卫生组织乌普萨拉监测中心(Uppsala Morlitoring Centre),经该中心处理和评估后输入世界卫生组织国际数据库。在经过详细的评价和专家的复核后才能把可能存在危险的警告通报给成员国。

目前,国外已经将药品不良反应监测拓展到药物警戒的范畴,我国在药品不良反应监测工作不断发展的基础上建立并完善了药物警戒体系。

第三章　药物处方与药品分类管理

第一节　处方与管理

一、处方与处方权

1.处方

处方是指由注册的执业医师和执业助理医师在诊疗活动中为患者开具的、由取得药学专业技术职务任职资格的药学专业技术人员审核、调配、核对,并作为患者用药凭证的医疗文书。处方包括医疗机构病区用药医嘱单。

医师应当根据医疗、预防、保健需要,按照诊疗规范、药品说明书中的药品适应证、药理作用、用法、用量、禁忌、不良反应和注意事项等开具处方。

开具医疗用毒性药品、放射性药品的处方应当严格遵守有关法律、法规和规章的规定。

2.处方权

经注册的执业医师在执业地点取得相应的处方权。经注册的执业助理医师在医疗机构开具的处方,应当经所在执业地点执业医师签名或加盖专用签章后方有效。经注册的执业助理医师在乡、民族乡、镇、村的医疗机构独立从事一般的执业活动,可以在注册的执业地点取得相应的处方权。医师应当在注册的医疗机构签名留样或者专用签章备案后,方可开具处方。

医疗机构应当按照有关规定,对本机构执业医师和药师进行麻醉药品和精神药品使用知识和规范化管理的培训。执业医师经考核合格后取得麻醉药品和第一类精神药品的处方权,药师经考核合格后取得麻醉药品和第一类精神药品调剂资格。医师取得麻醉药品和第一类精神药品处方权后,方可在本机构开具麻醉药品和第一类精神药品处方,但不得为自己开具该类药品处方。药师取得麻醉药品和第一类精神药品调剂资格后,方可在本机构调剂麻醉药品和第一类精神药品。

二、处方管理相关规定

(一)处方格式

处方由三部分组成:

(1)前记:包括医疗、预防、保健机构名称,处方编号,费别,患者姓名、性别、年龄,门诊或住院病历号,科别或病室和床位号,临床诊断,开具日期等,并可添列专科要求的项目。

(2)正文:以 Rp 或 R(拉丁文 Recipe"请取"的缩写)标示,分列药品名称、规格、数量、用法用量。

(3)后记:医师签名和/或加盖专用签章,药品金额以及审核、调配、核对、发药的药学专业技术人员签名。

（二）处方书写规则

（1）患者一般情况、临床诊断填写清晰、完整，并与病历记载相一致。

（2）每张处方限于一名患者的用药。

（3）字迹清楚，不得涂改；如需修改，应当在修改处签名并注明修改日期。

（4）医师开具处方应当使用经药品监督管理部门批准并公布的药品通用名称、新活性化合物的专利药品名称和复方制剂药品名称。

药品名称应当使用规范的中文名称书写，没有中文名称的可以使用规范的英文名称书写；医疗机构或者医师、药师不得自行编制药品缩写名称或者使用代号；书写药品名称、剂量、规格、用法、用量要准确规范，药品用法可用规范的中文、英文、拉丁文或者缩写体书写，但不得使用"遵医嘱""自用"等含糊不清字句。

（5）患者年龄应当填写实足年龄，新生儿、婴幼儿写日、月龄，必要时要注明体重。

（6）西药和中成药可以分别开具处方，也可以开具一张处方，中药饮片应当单独开具处方。

（7）开具西药、中成药处方，每一种药品应当另起一行，每张处方不得超过5种药品。

（8）中药饮片处方的书写，一般应当按照"君、臣、佐、使"的顺序排列；调剂、煎煮的特殊要求注明在药品右上方，并加括号，如布包、先煎、后下等；对饮片的产地、炮制有特殊要求的，应当在药品名称之前写明。

（9）药品用法用量应当按照药品说明书规定的常规用法用量使用，特殊情况需要超剂量使用时，应当注明原因并再次签名。

（10）除特殊情况外，应当注明临床诊断。

（11）开具处方后的空白处画一斜线以示处方完毕。

（12）处方医师的签名式样和专用签章应当与院内药学部门留样备查的式样相一致，不得任意改动，否则应当重新登记留样备案。

（13）药品剂量与数量用阿拉伯数字书写。剂量应当使用法定剂量单位：重量以克（g）、毫克（mg）、微克（μg）、纳克（ng）为单位；容量以升（L）、毫升（ml）为单位；国际单位（IU）、单位（U）；中药饮片以克（g）为单位。片剂、丸剂、胶囊剂、颗粒剂分别以片、丸、粒、袋为单位；溶液剂以支、瓶为单位；软膏及乳膏剂以支、盒为单位；注射剂以支、瓶为单位，应当注明含量；中药饮片以剂为单位。

三、处方点评

处方点评是根据相关法规、技术规范，对处方书写的规范性及药物临床使用的适宜性（用药适应证、药物选择、给药途径、用法用量、药物相互作用、配伍禁忌等）进行评价，发现存在或潜在的问题，制定并实施干预和改进措施，促进临床药物合理应用的过程。处方点评是医院持续医疗质量改进和药品临床应用管理的重要组成部分，是提高临床药物治疗学水平的重要手段。

（一）组织管理

医院处方点评工作在医院药物与治疗学委员会（组）和医疗质量管理委员会领导下，由医院医疗管理部门和药学部门共同组织实施。

医院应当根据本医院的性质、功能、任务、科室设置等情况，在药物与治疗学委员会（组）下建立由医院药学、临床医学、临床微生物学、医疗管理等多学科专家组成的处方点评专家组,为处方点评工作提供专业技术咨询。

（二）处方点评的实施

（1）医院药学部门应当会同医疗管理部门,根据医院诊疗科目、科室设置、技术水平、诊疗量等实际情况,确定具体抽样方法和抽样率,其中门急诊处方的抽样率不应少于总处方量的1‰,且每月点评处方绝对数不应少于100张;病房（区）医嘱单的抽样率（按出院病历数计）不应少于1‰,且每月点评出院病历绝对数不应少于30份。

（2）医院处方点评小组应当按照确定的处方抽样方法随机抽取处方,并按照《处方点评工作表》对门急诊处方进行点评;病房（区）用药医嘱的点评应当以患者住院病历为依据,实施综合点评,点评表格由医院根据本院实际情况自行制定。

（3）三级以上医院应当逐步建立健全专项处方点评制度。专项处方点评是医院根据药事管理和药物临床应用管理的现状和存在的问题,确定点评的范围和内容,对特定的药物或特定疾病的药物（如国家基本药物、血液制品、中药注射剂、肠外营养制剂、抗菌药物、辅助治疗药物、激素等临床使用及超说明书用药、肿瘤患者和围手术期用药等）使用情况进行的处方点评。

（三）处方点评的结果

处方点评结果分为合理处方和不合理处方。不合理处方包括不规范处方、用药不适宜处方及超常处方。

1.不规范处方

（1）处方的前记、正文、后记内容缺项,书写不规范或者字迹难以辨认;医师签名、签章不规范或者与签名、签章的留样不一致。

（2）药师未对处方进行适宜性审核（处方后记的审核、调配、核对、发药栏目无审核调配药师及核对发药药师签名,或者单人值班调剂未执行双签名规定）。

（3）新生儿、婴幼儿处方未写明日、月龄。

（4）西药、中成药与中药饮片未分别开具处方。

（5）未使用药品规范名称开具处方;药品的剂量、规格、数量、单位等书写不规范或不清楚;用法、用量使用"遵医嘱""自用"等含糊不清字句。

（6）处方修改未签名并注明修改日期,或药品超剂量使用未注明原因和再次签名。

（7）单张门急诊处方超过5种药品。

（8）无特殊情况下,门诊处方超过7日用量,急诊处方超过3日用量,慢性病、老年病或特殊情况下需要适当延长处方用量未注明理由。

（9）开具麻醉药品、精神药品、医疗用毒性药品、放射性药品等特殊管理药品处方未执行国家有关规定。

2.用药不适宜处方

（1）适应证不适宜。

（2）遴选的药品不适宜。

（3）药品剂型或给药途径不适宜。

（4）无正当理由不首选国家基本药物。

（5）用法、用量不适宜。

（6）联合用药不适宜。

（7）重复给药。

（8）有配伍禁忌或者不良相互作用。

（9）其他用药不适宜情况。

3.超常处方

（1）无适应证用药。

（2）无正当理由开具高价药。

（3）无正当理由超说明书用药。

（4）无正当理由为同一患者同时开具两种以上药理作用相同药物。

第二节　药品分类管理

药品分类管理是国际通行的药品管理办法，指根据药品的安全性、有效性原则，依其品种、规格、适应证、剂量及给药途径等的不同，将药品分为处方药和非处方药并做出相应的管理规定。其核心目的是有效地加强对处方药的监督管理，防止消费者因自我行为不当导致滥用药物而危及健康。另一方面，通过规范对非处方药的管理，引导消费者科学、合理地进行自我药疗。

一、药品分类管理制度

20世纪50～60年代，西方发达国家出于用药安全和对毒性、成瘾性药品的销售、使用进行管理和控制，将药品分为处方药和非处方药，并制定了相应的法规。随着这些国家对药品分类管理法规和监管的日趋完善，各国都认识到实行药品分类管理对人们用药的安全性和有效性具有十分重要的作用。世界卫生组织也向发展中国家推荐这一管理模式，并在1989年建议各国将这一管理制度作为药品立法议题。

1949年以来，我国虽然实行了麻醉药品、精神药品、医疗用毒性药品、放射性药品和戒毒药品的特殊管理，但在零售药店销售药品时，除对上述药品实行特殊限制外，其他药品基本上处于自由销售状态。这种状况必将带来消费群体的药品滥用，并危及人们的健康和生命。同时由于消费者用药不当导致产生机体耐受性或耐药性，使用药物剂量越来越大，造成药品资源浪费的同时，更严重的后果将直接影响我国的人口素质。

我国药品不良反应监测中心统计了近几年26家医院717份药品不良反应报告，结果表明：抗感染类（以抗生素为主）的药品不良反应构成比例最高，占发病总数41.28%；在引起不良反应的全部47种药品中，以目前已公布的《国家非处方药目录》划分，处方药为42种（占89.4%），非处方药为5种（占10.6%），处方药的不良反应远远高于非处方药。这些统计报告是医院用药中发现的不良反应，而且是在医药专业人员指导下使用的。可以设想，在没有医药专业人员监督指导下，消费者自行使用这些药品后果的严重性。随着人民物质、文化、生活水平的日益提高，人民群众的医疗保健观念将由"健康由国家负责"向"个人健康、自我负责"转变,消费者将注意力和消费转向对自我保健的投入。从加强药品监督管理的核心出发,为确保人们用药安全有效,建立并实施药品分类管理制度势在必行。

1997年1月《中共中央、国务院关于卫生改革与发展的决定》中提出"国家建立并完善处方药与非处方药分类管理制度"。党中央、国务院从我国社会、经济发展实际出发所做出的这项决定,是适应我国社会主义市场经济体制发展和深化改革,加快医药卫生事业健康发展,推动社会医疗保险制度的建立与完善,增强人们自我保健、自我药疗的意识的重大举措。1999年6月18日国家药品监督管理局以第十号局长令印发《处方药与非处方药分类管理办法》(试行),于2000年1月1日起施行。《处方药与非处方药分类管理条例》已列入国务院2006年立法计划。

鉴于我国药品生产经营企业状况和公众长期形成的传统就医购药现状,我国将采取"积极稳妥、分步实施、注重实效、不断完善"的方针推进药品分类管理各项工作。

二、处方药和非处方药

(一)处方药和非处方药的概念

1.处方药

必须凭执业医师或执业助理医师处方才可调配、购买和使用的药品。处方药英语称 prescription drug 或 ethical drug,主要包括:具有依赖性潜力或者易导致滥用的;因药物的毒性或者其他潜在风险,患者自行使用不安全的;用药方法有特殊要求,必须在医药卫生专业人员指导下使用的;注射剂、上市不满5年的由新活性成分组成的新药;其他不适合按非处方药管理的。

处方药分为特殊管理的处方药和一般管理的处方药。特殊管理的处方药包括麻醉药品、精神药品、放射性药品、医疗用毒性药品、列入兴奋剂目录和易制毒化学品目录的药品等。

2.非处方药

指由国务院药品监督管理部门公布的,不需要凭执业医师或执业助理医师处方,消费者可以自行判断、购买和使用的药品。非处方药应当符合下列条件:药品成分毒性低,无依赖性;适应证或者功能主治适于自我判断,病症不严重,疗效易于观察;用药方法无特殊要求,可以自我使用;具有良好的安全性记录。非处方药多用于治疗感冒、发热、头痛、咳嗽、过敏症(如鼻炎)以及关节、消化系统病症等。非处方药英语称 nonprescription drug,在国外又称之为"可在柜台上买到的药物"(over the counter),简称OTC,此已成为全球通用的俗称。

非处方药分甲、乙两类。甲类非处方药指应当在药师的指导下购买和使用的非处方药,专有标识图案为红色;乙类非处方药指可由消费者自行选择、购买和使用的非处方药,专有标识图案为绿色。

(二)处方药和非处方药的区别

处方药和非处方药的区别见表3-1。

表 3-1　处方药和非处方药的区别

	处方药	非处方药
疾病类型	疾病较重,需医生诊断	小伤小病或解除症状
疾病诊断者	医生	患者自我认识和辨别自我选择
取药凭据	医生处方	不需要医生处方
主要取药地点	医院药房、药店	药店(甲类)、超市(乙类)
剂量	较大	较小,剂量有限定
服药天数	长,医嘱指导	短,有限定
品牌保护方式	新药保护、专利保护期	品牌
宣传对象	医生	消费者
广告	不可上广告	批准后可上大众传媒或广告

处方药和非处方药不是药品本质的属性,而是管理上的界定。国务院药品监督管理部门发布并定期更新已批准上市的处方药与非处方药目录,根据非处方药目录组织制定并定期发布《非处方药规范》。《非处方药规范》主要包括处方、规格、适应证或者功能主治、用法用量、禁忌、注意事项、不良反应、药物相互作用等规定,以及对非处方药管理的相关要求。

（三）非处方药的遴选与审批

1.非处方药的遴选

(1)原则:应用安全、疗效确切、质量稳定、使用方便。

(2)依据:西药选自《中华人民共和国药典》《临床用药须知》《进口药品注册证号目录》等,共 5600 余个品种。中成药选自《中华人民共和国药典》一部,中药成方制剂 1～13 册等共3500 余个品种。

(3)注意:医疗用毒性药品、麻醉药品以及精神药品原则上不能作为非处方药。

2.非处方药的审批

申请注册的药品属于以下情形的,可同时申请为非处方药:

(1)已有国家药品标准的非处方药的生产或者进口。

(2)《非处方药规范》收载的品种改变剂型,但不改变适应证、给药剂量以及给药途径的药品。

(3)使用《非处方药规范》收载的非处方药活性成分组成的复方制剂。

符合国家非处方药有关规定的注册申请,SFDA 在批准生产或者进口的同时,将该药品确定为非处方药。不能按照非处方药申请注册的药品,经广泛临床应用后,方可申请转换为非处方药。

非处方药的说明书用语应科学、易懂,便于消费者自行判断、选择和使用该药品必须经SFDA 核准。非处方药的包装必须印有国家规定的非处方药专有标识(OTC)。经 SFDA 核准的非处方药,在使用中发现不适合继续作为非处方药的,SFDA 可将其转化为处方药。进入药品流通领域的非处方药,其相应的忠告语应由生产企业醒目地印制在药品包装或药品使用说明书上。具体内容为:请仔细阅读药品说明书并按说明使用或在药师指导下购买和使用。

(四)处方药与非处方药在医疗机构的使用

处方药必须凭执业医师或执业助理医师开具处方,药师审核、调配处方,方可购买和使用。

(1)医疗机构应当向患者提供符合要求的纸质处方,药房应当凭此处方给患者调配药品。

(2)患者可以持处方在就诊的医疗机构或者其他药店购买药品,医疗机构应当为患者持方外购药品提供便利条件。

(3)处方应当由医疗机构按要求统一印制,并须注明医疗机构名称和联系电话。

(4)医疗机构印制处方,应当符合卫计委 2007 年 5 月 1 日起施行的《处方管理办法》的有关规定。

(5)医师应当在执业范围内,根据诊疗需要,按照诊疗规范和药品说明书的要求开具处方。

(6)医师开具处方,应当符合国务院卫生行政部门的有关规定。

医疗机构根据需要可决定或推荐使用非处方药。医师和药师等医药卫生从业人员应当遵守药品分类管理要求,保障患者安全、合理用药。

实行处方药与非处方药分类管理,其核心目的就是有效地加强对处方药的监督管理,防止消费者因自我行为不当导致滥用药物而危及健康。另一方面,通过规范对非处方药的管理,引导消费者科学、合理地进行自我保健。概括起来说,重大意义有以下 3 个:①有利于保障人民用药安全有效。药品是特殊的商品,它有一个合理使用问题,否则不仅浪费药品资源,还会给消费者带来许多不良反应,甚至危及生命,有的还会产生机体耐药性或耐受性而导致以后治疗的困难。②有利于医药卫生事业健康发展,推动医药卫生制度改革,增强人们自我保健、自我药疗意识,促进我国“人人享有初级卫生保健”目标的实现;为医药行业调整产品结构,促进医药工业发展提供良好机遇。③有利于逐步与国际上通行的药品管理模式接轨,有利于国际合理用药的学术交流,提高用药水平。

三、特殊药品管理

麻醉药品、精神药品、医疗用毒性药品、放射性药品等属于特殊管理药品,在管理和使用过程,应严格执行国家有关管理规定。

(一)麻醉药品与精神药品

1.定义

麻醉药品是指对中枢神经有麻醉作用,连续使用后易产生生理依赖性、能形成瘾癖的药品。连续使用、滥用或者不合理使用,易产生生理依赖性和精神依赖性,能成瘾癖的药品。

精神药品是指直接作用于中枢神经系统,使之兴奋或抑制,连续使用可以产生依赖性的药品,并依据对人体产生依赖性和危害人体健康的程度,分为第一类精神药品和第二类精神药品。

2.使用管理

(1)医师应当按照卫计委制定的麻醉药品和精神药品临床应用指导原则,开具麻醉药品、第一类精神药品处方。

(2)门(急)诊癌症疼痛患者和中、重度慢性疼痛患者需长期使用麻醉药品和第一类精神药品的,首诊医师应当亲自诊查患者,建立相应的病历,要求其签署《知情同意书》。

（3）病历中应当留存下列材料复印件：二级以上医院开具的诊断证明；患者户籍簿、身份证或者其他相关有效身份证明文件；为患者代办人员身份证明文件。

（4）除需长期使用麻醉药品和第一类精神药品的门（急）诊癌症疼痛患者和中、重度慢性疼痛患者外，麻醉药品注射剂仅限于医疗机构内使用。

（5）门（急）诊患者开具的麻醉药品注射剂，每张处方为一次常用量；控缓释制剂，每张处方不得超过 7 日常用量；其他剂型，每张处方不得超过 3 日常用量。

第一类精神药品注射剂，每张处方为一次常用量；控缓释制剂，每张处方不得超过 7 日常用量；其他剂型，每张处方不得超过 3 日常用量。哌甲酯用于治疗儿童多动症时，每张处方不得超过 15 日常用量。

第二类精神药品一般每张处方不得超过 7 日常用量；对于慢性病或某些特殊情况的患者，处方用量可以适当延长，医师应当注明理由。

（6）为门（急）诊癌症疼痛患者和中、重度慢性疼痛患者开具的麻醉药品、第一类精神药品注射剂，每张处方不得超过 3 日常用量；控缓释制剂，每张处方不得超过 15 日常用量；其他剂型，每张处方不得超过 7 日常用量。

（7）为住院患者开具的麻醉药品和第一类精神药品处方应当逐日开具，每张处方为 1 日常用量。

（8）对于需要特别加强管制的麻醉药品，盐酸二氢埃托啡处方为一次常用量，仅限于二级以上医院内使用；盐酸哌替啶处方为一次常用量，仅限于医疗机构内使用。

（9）医疗机构应当要求长期使用麻醉药品和第一类精神药品的门（急）诊癌症患者和中、重度慢性疼痛患者，每 3 个月复诊或者随诊 1 次。

（二）医疗用毒性药品

1.定义

指毒性剧烈、治疗剂量与中毒剂量相近，使用不当会致人中毒或死亡的药品。分为毒性中药品种和毒性西药品种。

2.使用管理

（1）医疗单位供应和调配毒性药品，凭医生签名的正式处方。每次处方剂量不得超过 2 日极量。

（2）调配处方时，必须认真负责，计量准确，按医嘱注明要求，并由配方人员及具有药师以上技术职称的复核人员签名盖章后方可发出。对处方未注明"生用"的毒性中药，应当付炮制品。如发现处方有疑问时，须经原处方医生重新审定后再行调配。处方：一次有效，取药后处方保存 2 年备查。

（三）放射性药品

1.定义

是指用于临床诊断或者治疗的放射性核素制剂或者其标记化合物。放射性药品与其他药品的不同之处在于，放射性药品含有的放射性核素能放射出射线。因此，凡在分子内或制剂内含有放射性核素的药品都称为放射性药品。

2.使用管理

(1)医疗单位设置核医学科、室(核素室),必须配备与其医疗任务相适应的并经核医学技术培训的技术人员。非核医学专业技术人员未经培训,不得从事放射性药品使用工作。

(2)医疗单位使用放射性药品,必须符合国家放射性核素卫生防护管理的有关规定。所在地的省、自治区、直辖市的公安、环保和卫生行政部门,应当根据医疗单位核医疗技术人员的水平、设备条件,核发相应等级的《放射性药品使用许可证》,无许可证的医疗单位不得临床使用放射性药品。《放射性药品使用许可证》有效期为5年,期满前6个月,医疗单位应当向原发证的行政部门重新提出申请,经审核批准后,换发新证。

(3)持有《放射性药品使用许可证》的医疗单位,在研究配制放射性制剂并进行临床验证前,应当根据放射性药品的特点,提出该制剂的药理、毒性等资料,由省、自治区、直辖市卫生行政部门批准,并报卫计委备案。该制剂只限本单位内使用。

(4)持有《放射性药品使用许可证》的医疗单位,必须负责对使用的放射性药品进行临床质量检验,收集药品不良反应等项工作,并定期向所在地卫生行政部门报告。由省、自治区、直辖市卫生行政部门汇总后报卫计委。

(5)放射性药品使用后的废物(包括患者排出物),必须按国家有关规定妥善处置。

第三节　基本药物制度

一、基本药物

基本药物的概念由世界卫生组织于1977年提出,指的是能够满足基本医疗卫生需求,剂型适宜,保证供应,基层能够配备,国民能够公平获得的药品。是指最重要的、基本的、不可缺少的、满足人民所必需的药品,主要特征是安全、必需、有效、价廉。

我国将基本药物定义为,适应基本医疗卫生需求,剂型适宜,价格合理,能够保障供应,公众可公平获得的药品。

二、基本药物制度

基本药物制度是一个全球化概念,是一个国家药物政策的核心。我国的国家基本药物制度是党中央、国务院为维护人民群众健康、保障公众基本用药权益而确立的一项重要的国家医药卫生政策,是国家药品政策的核心和药品供应保障体系的基础。是对基本药物的遴选、生产、流通、使用、定价、报销、监测评价等环节实施有效管理的制度,与公共卫生、医疗服务、医疗保障体系相衔接。

通俗地讲,国家基本药物制度就是在国家财政补偿等系列配套政策支持下的公立医疗机构,为患者提供并优先使用平价药品,治疗常见病、多发病,满足群众基本医疗服务。

三、国家基本药物的遴选原则、标准和程序

基本药物遴选应坚持防治必需、安全有效、价格合理、使用方便、中西药并重、择优遴选、定期调整补充的原则,结合我国用药特点,参照国际经验。首先要与我国公共卫生、基本医疗卫

生服务和基本医疗保障水平相适应；要符合我国疾病谱的特点，能够满足基层医疗卫生机构常见病、多发病和传染病预防、治疗的需求；应是临床首先选择使用的，基层医疗卫生机构能够配备并能够保证及时供应；要经国家药品监督管理部门批准正式上市、不含有国家濒危野生动植物药材等要求。基本药物遴选程序包括：根据药品安全性等信息，按照专家咨询评价、多方征求意见、多方论证并经专家委员会审核、审定的程序，科学公正遴选国家基本药物。

四、国家基本药物目录

各国公共医疗保障体系都不可能为民众的所有药物开支付账，因此对所有上市的药品进行适当的遴选，编制出基本药物目录。目前，全世界约有160个国家和地区拥有正式的基本药物目录。

制定和发布《国家基本药物目录》按照防治必需、安全有效、使用方便、中西药并重、基本保障、临床首选的原则，结合中国用药特点和基层医疗卫生机构配备的要求，参照国际经验，合理确定中国基本药物品种剂型和数量。在保持数量相对稳定的基础上，国家基本药物目录实行动态调整管理，原则上每3年调整1次。必要时，经国家基本药物工作委员会审核同意，可适时组织调整。

国家基本药物目录中的药品包括化学药品、生物制品、中成药。化学药品和生物制品主要依据临床药理学分类，中成药主要依据功能分类。

国家基本药物目录中的化学药品、生物制品、中成药应当是《中华人民共和国药典》收载的，卫计委、国家食品药品监督管理局颁布药品标准的品种。除急救、抢救用药外，独家生产品种纳入国家基本药物目录应当经过单独论证。

化学药品和生物制品名称采用中文通用名称和英文国际非专利药名中表达的化学成分的部分，剂型单列；中成药采用药品通用名称。

(1)下列药品不纳入国家基本药物目录遴选范围：①含有国家濒危野生动植物药材的。②主要用于滋补保健作用，易滥用的。③非临床治疗首选的。④因严重不良反应，国家食品药品监督管理部门明确规定暂停生产、销售或使用的。⑤违背国家法律、法规，或不符合伦理要求的。⑥国家基本药物工作委员会规定的其他情况。

(2)国家基本药物目录调整的品种和数量应当根据以下因素确定：①我国基本医疗卫生需求和基本医疗保障水平变化。②我国疾病谱变化。③药品不良反应监测评价。④国家基本药物应用情况监测和评估。⑤已上市药品循证医学、药物经济学评价。⑥国家基本药物工作委员会规定的其他情况。

(3)属于下列情形之一的品种，应当从国家基本药物目录中调出：①药品标准被取消的。②国家食品药品监督管理部门撤销其药品批准证明文件的。③发生严重不良反应的。④根据药物经济学评价，可被风险效益比或成本效益比更优的品种所替代的。⑤国家基本药物工作委员会认为应当调出的其他情形。

第四章　药物经济学临床应用

第一节　药物经济学

药物经济学(pharmacoeconomics,简称PE)是20世纪70年代后期发展起来的卫生经济学的一个分支学科,它是研究如何以有限的药物资源实现最大限度的健康效果改善的科学。其研究目的是从整个人群来考虑如何合理地分配和使用有限的卫生资源和医药经费,使全社会获得最大收益,即努力使药疗达到安全、高效、经济地为患者服务,以最低的医疗费用收到最好的医疗保健效果。药物经济学的研究起源于美国,目前已有20多个国家制定了本国的药物经济学指导原则,用于指导本国药品政策的制定和实施,发挥着日益广泛而深远的作用。

一、药物经济学概述

(一)药物经济学的起源

长期以来,药品的研制、开发和使用首先考虑的是其安全性和有效性,很少有人考虑其经济性。随着人类社会老龄化进程的加快,疾病谱的快速扩大,慢性病、多发病不断向低龄蔓延,医疗保健费用的急剧增长已经成为社会的沉重负担。目前,世界各国都有一系列药物政策和措施,通过医疗保险制度、处方集制度、药物利用评价等来控制不合理用药费用的增长;同时,越来越多的制药企业和医疗机构开始认识到只有性价比高的药物才能在市场上真正立足,才能使医疗资源得到最大的利用,也就需要有一种新的观念来看待药物的价值,即不仅要考虑药物的安全性和有效性,而且还要考虑药物的经济性以及对患者生活质量的影响。药物经济学正是在这样的背景下产生和发展起来的。

英国是最早开始药物经济学研究的国家之一,药物进入报销范围后进行药物经济学评价,通过比较项目的成本和效果,向国家卫生服务体系提出推荐建议,为医生选择合理的治疗方案。澳大利亚是世界上最早制订药物经济学评价指南的国家,按照指南要求,制药企业必须提供所申请药品的经济学评价资料,证明其产品与同类药品相比具有同样的效果但费用较低。

(二)药物经济学的定义

药物经济学是应用经济学等相关学科的知识,研究医药领域有关药物资源利用的经济问题和经济规律,研究如何提高药物资源的配置和利用效率,以有限的药物资源实现健康状况的最大程度改善的科学。它是一门为医药及其相关决策提供经济学参考依据的应用性学科。

药物经济学把经济学原理、方法和分析技术应用于评价临床治疗过程,结合卫生学、流行病学、决策学、统计学等多门学科知识,对治疗方案、用药效果、用药成本及药效等因素进行分析与评价,指导临床医师制定合理的治疗方案,解决我国医疗卫生资源总体短缺、医疗资源配置不合理、医药资源浪费、医疗用药不经济等问题,制定国家医疗保险相关政策、指导新药的研究生产,以求最大限度地合理利用药物资源和社会资源。

药物经济学服务于一切对药物资源的配置和利用有经济性要求的组织和个人。如政府有关管理部门、医疗服务提供者(医疗机构或医生)、承办医疗保险业务的保险公司、医药企业、患者等,其主要目的不是片面地追求药物资源的最大节约,而是确保占社会全部资源合理比重的药物资源能够得到优化配置和充分利用,以实现全社会健康状况的最大程度改善。

二、药物经济学的研究对象及研究内容

(一)药物经济学的研究对象

从药物经济学的定义不难看出,其研究对象十分广泛,归纳起来,主要有以下 3 个方面:

(1)研究药物资源利用的经济效果,对药物资源的利用程度进行评价——药物经济学评价,即对药物资源利用的现有经济学水平进行评价,从而选用经济性较好的药物以及药物资源利用程度较高的途径与方法。

(2)研究提高药物资源利用程度与利用效率的途径与方法,从深层次上提高药物资源的配置和利用效率。在这一研究领域,药物经济学主要研究在实现药物的安全性、有效性的同时,如何最大限度地提高药物资源的配置和利用效率,寻求提高药物资源利用程度的途径与方法,研究的重点是如何从根本上能动地提高药物资源的利用效率。

(3)研究医药和经济的相互关系,探讨医药与经济相互促进、协调发展的途径。从维护人力资源健康这一角度而言,医药成本是投资,但是人的社会角色是多样的,抛开生产力从其他角度来看,医药成本又是消费。无论将医药成本视为投资还是消费,医药投入的多少都与经济实力的强弱密切相关。医药投入与经济发展之间存在着相互作用、相互影响、相互制约、相互促进的关系。

(二)药物经济学的研究内容

从目前药物经济学研究的实践来看,所研究的内容绝大多数属于药物经济学评价,即通过对比不同药物治疗方案以及与其他治疗方案所产生经济效果的相对比值,通过优化治疗成本与效果的结构,使药物治疗达到最好的价值效应,指导临床合理用药,使药物治疗符合安全、有效、经济的 3 项要求。例如:有多种药物可以用于治疗某种疾病,患者用哪种或哪几种药最经济? 哪些药物应列入基本药物目录? 哪些药物应在医疗保险报销范围? 企业研究、开发、生产什么药物最经济? 等等。其研究基础是:治疗药物必须符合临床指征且功效明确;其价格是患者有能力支付且能保证市场供应;治疗药物的调配如剂量、用法、用药天数应准确无误;其质量要保证安全和有效。开展药物经济学研究,应用经济学原理、方法和分析技术评价临床治疗过程,是开展临床合理用药、做好药品资源优化配置、做好临床药学服务、使药物治疗达到最好价值效应的重要内容。

目前药物经济学研究内容尚未扩展到其应有的全部领域。随着药物经济学的不断完善和发展,药物经济学的研究领域与研究对象将更加广泛。

三、与药物经济学相关的概念

(一)成本

成本是药物经济学研究与评价的两大要素之一,对被选方案成本的识别与计算是药物经济学研究与评价的主要内容之一。

1.成本(costs)

指社会在实施某项卫生服务方案的整个过程中所投入的全部财力资源、物质资源和人力资源的消耗,包括公共支付和个人支付。简而言之,成本就是一种消耗,即实施预防、诊断和治疗项目所消耗或付出的代价。包括直接成本和间接成本、固定成本和变动成本、医疗成本和非医疗成本、疾病成本和治疗周期成本、边际成本和平均成本、机会成本、隐形成本等。

由于所有的研究方法都要进行成本的计算,成本值的范围和大小将直接影响药物经济学的研究结果,从而影响人们做出正确的选择,因此如何准确测定治疗方案的成本就成为药物经济学研究的一个关键问题。本部分主要介绍直接成本、间接成本和隐性成本。

2.直接成本(direct costs)

指与特定的医疗服务项目直接相关的支出,它包括疾病的直接医疗成本(如提供的药品和服务、诊断、治疗、互利、检验等消耗的费用)和直接非医疗成本(如患者的差旅费、伙食费、营养食品费及其他)。

3.间接成本(indirect costs)

患者因病造成的缺勤、劳动力下降或丧失甚至死亡引起的损失。

4.隐性成本(intangible costs)

一般是指因疾病引起的疼痛,精神上的痛苦、紧张和不安,生活与行动的某些不便,或诊断治疗过程中的担忧、痛苦等。

(二)收益

在药物经济学的研究中,收益是指药物用于医疗卫生服务中对人体健康的促进和对卫生资源的节约。由于药物的使用,或某种药物与其他药物比较,减少了疾病的促进和对卫生资源的节省就是收益。收益是指在一定医药卫生资源投入或消耗的情况下,人们的健康水平比原来提高了多少,卫生资源比原来节省了多少,因此,收益指的是净收益。

1.直接收益

指由于药物的使用使人的健康得以恢复或促进,减少了卫生资源的消耗,这些都是直接收益。

2.间接收益

指由于药物的使用使人的健康得以恢复或促进,因而减少了工资损失,减少了休工、休学,减少了生产的损失或增加了产值,这种由于药物的使用而引起的其他方面损失的减少或产值的增加可以看作间接收益。

3.效果、效益和效用

在医疗卫生领域中,药品使用所获得的收益根据其计量指标的不同可以将收益分为效果、效益和效用。

(1)效果:当收益用一般医疗卫生服务的卫生统计指标或对疾病和健康影响的结果指标来表示时,人们称之为效果。效果是医疗卫生服务及药品治疗的直接结果,是有效劳动产生的有用效果。广义地看,效果也可以包括直接由货币形式表示的结果。效果指标可以分为中间指标和最终指标。效果用临床指标来表示,如有效率、好转率、治愈率等。

(2)效益:效益是指有用效果的货币表现,即用货币表示医疗卫生服务或药品治疗的有用效果。一般来说,卫生资源的节省、工资损失的减少、产值的增加等用货币来表示比较容易,但是医疗卫生服务和药品治疗的卫生统计指标如死亡率、发病率和期望寿命等指标用货币来表示就不那么容易了。人们对效益指标计量的方法进行了许多的研究,提供了有益的经验。

（3）效用:效用是指人们通过医疗卫生服务和药品治疗后对自身健康状况改善和提高的满意程度。效用更多地考虑消费者或患者对医疗卫生服务和药品治疗结果的满意程度,并主要体现在对生活质量的判定上。

四、药物经济学的研究方法

药物经济学研究的主要目的在于如何以一定的成本取得较大的收益,进而使有限的药物资源得到最优配置和最佳利用,获得最大程度的健康状况改善。因此,药物经济学评价的两大要素是成本和收益。然而,由于医药领域的特殊性所造成的临床药物经济学评价中的收益通常难以货币化计量,使得在一般领域广泛使用的成本—效益分析受到限制与制约,为此,人们对难以货币化计量的收益采用非货币化计量方式——效果或效用予以计量,这样就出现了药物经济学研究与评价中所特有的对评价方法的分类——按照收益的不同计量方式而对药物经济学评价方法进行分类,具体包括:成本—效益分析法(cost-benefit analysis,CBA)、成本—效果分析法(cost-effectiveness analysis,CEA)、成本—效用分析法(cost-utmty analysis,CUA)、最小成本分析法(cost-minimization analysis,CMA)、成本效率分析(cost-efficiency analysis)和效益风险分析(benefit-risk analysis)。其中,前3种分析方法较为常用。

表 4-1　药物经济学研究方法比较

	最小成本分析	成本效果分析	成本效用分析	成本效益分析
研究要求	药物效果相同	成本、效果	成本、效用	成本、效果
结果单位	货币单位	临床效果指标	生命质量调整年	货币单位
结果表示	成本差别	成本效果比例	成本效用比例	净效益
疾病间比较	不能	不能	能	能
与非医疗开支比较	不能	不能	不能	能

1.最小成本分析(CMA)

CMA 是用于相同疗效的不同疗法的费用(成本)比较。也就是说对预防、诊断或干预的效果(效益)相同的两个或多个备选方案的成本核算进行比较,选择成本最小方案的一种分析方法。由于在方案中备选方案的收益或结果无显著性差异($P > 0.05$),故其适应范围较为局限。但是最小成本分析方法计算简单,评价结果也易于理解,如果在符合应用的情况下,CMA 应该是进行药物经济学评价的首选方法。

2.成本—效果分析(CEA)

CEA 主要用于评价达到同一治疗效果时不同药物治疗所需费用的多少。CEA 是对备选方案的成本以货币单位计量,收益或效果以临床指标、生命质量指标或健康指标表示,进而对两个或两个以上备选方案的成本和效果进行评价的一种方法。由于治疗效果采用非货币单位表示,如用健康效果或临床指标,因而降低了方案的可比性,使 CMA 仅局限于效果指标相同或相当的备选方案的评价与比较,缩小了其适应范围。如果在两种用药方案所产生的效果相同或无明显差异时,则应考虑如何降低预防、诊断、治疗费用问题,以减轻患者的经济负担。

3.成本—效益分析(CBA)

CBA 是将成本和效益都转化为货币,以成本和效益的差或比值进行货币化了的成本和收益进行评价的一种方法,为多种预防、诊断和治疗方案的优化提供依据。其计算方法是:①净剩价值法(净效益法):以净剩价值作为评价结果的指标。净剩价值的总收益减去总成本的差值,净剩差值越大则该方案越优。②投资回收率法:以投资回收率评价结果。投资回收率是用净剩差值除以总成本所得的百分数(%)。也就是说,投资回收率越大,该方案的实施意义就越大。③效益—成本比值法:以效益—成本比(benefit-cost ratio,B/C)评价结果。这是 CBA 评价中最常用的一种方法。应当指出,CBA.是以货币单位进行测量和评估的,但在实际应用中,有的方案和结果,如患病率、死亡率、残疾状态等指标是难以用货币衡量的,所以限制了 CBA 的应用范围。

4.成本—效用分析(CUA)

CUA 是将预防、诊治或干预项目的成本以货币单位计算,收益则以效用(即接受预防、诊治项目给其健康带来的结果或影响的满意程度)描述,并对备选方案的成本和收益进行比较的方法。也就是说,CuA 是以提高生命质量年限为标准,比较不同方法费用的多少。其计算方法是:①成本—效用比值法(cost-utility ratio,C/U),C/U 比值越低,说明方案取得的单位效用所需成本越少,其意义就越大。②增量成本—效用比值法(incremental cost-utility ratio,△C/△U),△C/△U 越低,表示该方案为产生 1 份增量效用所需增量成本越低,其实际价值也越大。应该说明,效果指标是一种单纯的生物指标,如延长生命的时间,增加的体重,降低的血压数值等,而效用指标是综合性的,注意患者对生活质量的要求,采用的效用函数变化,即常用单位是生命质量调整年(QALY),而不是单纯的生物指标。CUA 主要用于对慢性病和肿瘤等器质性病变治疗方案的评价。

5.最小成本分析法(CMA)

是指对预防、诊治或干预的收益或结果相同或相当的两个或两个以上的备选方案的成本进行比较,进而选择成本最小的方案的一种分析方法。因此,最小成本法实质上是在备选方案的收益或结果相同或相当的情况下,成本—效益分析、成本—效果分析或成本—效用分析的特例。

6.敏感度分析

敏感度分析是对药物经济学评价的初步结果进行可靠性检验的一种分析方法。在实际医疗服务过程中,随着时间、地点、条件不同使干预措施的成本或收益也可能因某一因素波动而发生改变,导致最初认为有效的措施出现与前者不同或相反的结果。敏感度分析,就是进一步了解不确定的因素变化的幅度,并根据不稳定因素的变化计算出不同的域值,以帮助做出最佳的决策。进行敏感度分析的目的是检验和评定结果的可靠性及其条件变化的可行性。因此进行敏感度分析,首先要确定可变因素及变动范围,然后预测对结果的影响程度。确定变动范围的上下限可以根据经验、文献数据和决策人的判断来进行。

无论上述哪种评价方法,其具体评价步骤基本相同。评价的特点都是对成本和收益进行全面考虑,追求的目标都是综合经济性最优,而不是单纯的成本最低或收益最大。从根本上说,药物经济学常用的成本—效益分析法、成本—效果分析法、成本—效用分析法的实质都是进行一般领域所采用的"成本—效益"分析,只是一般领域所谈的"效益"(等同于药物经济学中的"收益")指标在医药领域中的计量方法具有较大的特殊性,因而在药物经济学评价中针对收益的不同计量方法而将一般意义上的"成本—效益分析"细分而成了相应的 3 种具体分析方法。

第二节　药物经济学研究在医疗体系中的应用

随着药物经济学研究的不断深入和相关研究项目的广泛开展,其研究结果越来越多地被运用到了医疗卫生行业的实际工作中,指导着政府医疗保险、药品价格等部门政策的制定,为医疗机构更经济的医药实践提供依据,同时可以使药品研发机构迅速开发和投资更多有价值的新药,从而实现全社会药物资源的最优配置、高效利用。具体来说,药物经济学研究在医疗体系中有如下几个方面的应用。

1.为政府相关政策的制定提供依据

澳大利亚、美国、加拿大、荷兰等国家应用药物经济学的研究成果制定医疗保险中药物报销管理政策和确定药品的价格,对新药的研发和合理治疗方案的制定起到了积极的推动作用。在我国,药物经济学的研究已经开始运用于制定医疗卫生体制改革的相关政策及国家基本药物制度,有助于确定《国家基本药物目录》的原则,评价所制定的卫生保健制度及医疗保险制度的可靠性,推动新型农村合作医疗制度的建立与实施等方面。

赵静等发表了"运用成本—效果分析法对基本药物进行经济学评价"的论文,该文介绍了对 3 种药物治疗高血压的成本—效果进行了分析,以期促进成本—效果分析在我国基本药物遴选过程中的推广和应用。该论文选取某医院 90 例高血压患者,随机分为 3 组,各组患者基线水平相同。A 组口服依那普利 5mg,2 次/日,1 周后若疗效不佳,可改为 10mg,2 次/日(本组有 5 例);B 组口服氯沙坦 50mg,1 次/日;C 组口服美托洛尔 50mg,2 次/日,1 周后若疗效不佳,可改为 100mg,2 次/日(本组有 10 例)。疗程均为 6 周。疗效指标:有效率。显效为舒张压下降不少于 10mmHg 并降至正常或下降不少于 20mmHg;有效为舒张压下降虽未达到 10mmHg 但降至正常或下降 10~19mmHg;无效为未达到以上水平者。以显效和有效合计为总有效。

成本计算:由于人选病例均为门诊患者,为便于统计分析,视患者的其他费用一致,即间接成本和隐性成本一致。按 2006 年 7 月该院药品价格计算,成本分别为:

A 组＝(24×2×42×0.75＋5×2×7×0.75＋5×35×0.75)/29＝72.05 元;

B 组＝(30×1×42×7.8)/30＝327.6 元;

C 组＝(20×4×42×0.70＋10×4×7×0.70＋10×8×35×0.70)/30＝150.27 元。

结果:单从成本—效果分析,A 组成本—效果比值最低,即每获得 1 个单位效果 A 组所需费用最低,故增量成本分析以最低成本方案 A 组为参照,其他方案与之对比。c 组总有效率低,而成本却比 A 组高出许多,且不良反应发生率也高,故首先排除 C 组。A 组与 B 组的总有效率在统计学上无显著性差异,但 A 组成本却要低很多,若在 A 组基础上多获得 1 个效果单位,B 组需多花费 7098.61 元,显然 B 组也不是最佳方案。

2.为临床医疗决策提供指导

在临床医疗实践中按照药物经济学原理,对临床治疗方案进行科学的评价,确定最经济的药物和诊疗方案,为医疗决策提供依据,实现以最小的成本,获得最佳的治疗效果。

有报道"4 种非小细胞肺癌二线药物治疗方案费用比较研究",对多西他赛、培美曲塞、吉非替尼和厄洛替尼等 4 种非小细胞肺癌二线药物治疗方案的费用进行了比较。基于专家咨询获得的关于中国晚期非小细胞肺癌二线治疗医疗资源使用信息,应用微观模拟法测算 4 种非小细胞肺癌二线药物治疗方案的费用。结果:多西他赛、吉非替尼、培美曲塞、厄洛替尼方案的每周期(3 周)费用分别为 12237.02、12102.82、27614.93、14272.76 元。结论:对非小细胞肺癌二线药物治疗预期无进展生存期达到 6 个月以上的患者,选择吉非替尼方案在药物经济学上类似于多西他赛。但多西他赛方案虽然费用较低,但其局限性在于副反应类型较多并且副反应处理费用已经占到总费用的 27%,患者可能不能忍受副反应而需要转而选择副反应较少的吉非替尼和厄洛替尼方案。吉非替尼方案与厄洛替尼方案和培美曲塞方案比较,吉非替尼相对于厄洛替尼方案具有成本优势,对培美曲塞亦是如此,因此二线药物治疗方案选择的关键在于如何在多西他赛方案和吉非替尼方案之间进行选择。选择吉非替尼方案在药物经济学上类似于多西他赛;而且较长期的治疗更能够显出吉非替尼治疗的方便性以及副反应轻微的优势。

3.评价药学服务的质量

开展药物经济学研究是评价药学服务质量的重要手段,临床药师对治疗方案的干预,有利于减少药费开支;治疗药物的监测有利于降低药物不良反应和缩短患者的住院治疗时间,节省医疗费用;同时也可以对医疗机构药物总投入和总产出进行经济学分析,对药学服务质量做出评价,指导医生、药师在临床决策过程中选择最佳治疗方案。

4.使药品研发目标明确

药品的研发机构通过药物经济学研究,评估其产品对消费者的价值、引导药品的研发方向、节省不必要的损失,使更多有价值的新药得到迅速的开发和投资,最终将引导整个行业的发展方向。

药物经济学的产生和迅速发展是人们对医疗卫生保健认识的深化、相关学科理论和方法的发展与成熟等多种因素共同作用和影响的结果,其中最主要的因素是医药费用的不断攀升对政府组织机构和个人构成了日益沉重的经济负担,患者、第三方支付者及政府对经济合理地消费医药产品和服务的需求不断增长。此外,全球经济意识的普遍提高,越来越多的领域对资源有限性的认识程度的不断提高,以及各领域之间越来越多的学科交融等多方面因素,也是促进药物经济学产生和发展的重要原因。随着人们对这一新兴学科研究的不断深入,必将使之在药品研发、生产、流通、使用等多方面发挥越来越重要的作用。

第二篇　临床药物治疗

第五章　神经系统常见疾病的药物治疗

第一节　缺血性脑血管疾病

一、短暂性脑缺血发作

短暂性脑缺血发作(transient ischemic attack，TIA)是缺血性脑血管病的一种类型,常见于中老年人,男性多于女性,患者多有高血压病、糖尿病、高血脂等脑血管病危险因素。

TIA 是短暂的脑局部供血障碍,以相应供血区短暂性神经功能缺损为主要临床特征,多在 lh 内恢复,不超过 24h,不遗留神经功能缺损症状和体征。TIA 是缺血性脑卒中的高危因素,积极治疗可预防反复发作及缺血性脑卒中的发生。

(一)临床表现

发病突然,迅速出现局灶性神经功能缺失症状或视力障碍等。颈内动脉系统 TIA 常见症状有:病变对侧偏瘫、面舌瘫、单瘫、单肢或偏身感觉障碍等。椎基底动脉系统 TIA 常见症状为:眩晕、复视、平衡障碍、跌倒发作和短暂性全面遗忘症等。局灶性症状符合某血管分布区功能缺失,症状一般持续 10～15min,常数日一次或每日多达数次。发作后症状可完全恢复,发作间期无神经系统阳性体征,影像检查无新发的缺血责任病灶。

(二)治疗原则

应遵循消除病因、减少及预防复发、保护脑功能的原则,采取综合治疗,包括病因治疗、药物治疗、手术和介入治疗,以防止发展为脑梗死。

(三)药物治疗

1.药物治疗原则

TIA 一经确诊,应用药预防其反复发作,防治脑缺血及再灌注损伤,预防脑梗死。除少数患者需抗凝治疗,大多数患者均应该予抗血小板治疗,酌情应用钙拮抗剂、扩容剂、降纤药等。

2.药物作用和机制

(1)抗血小板药:①阿司匹林(aspirin):使血小板的环氧合酶(即前列腺素合成酶)乙酰化,从而减少血栓素 A2(TXA2)的生成,对 TXA2 诱导的血小板聚集产生不可逆的抑制作用;对 ADP 或肾上腺素诱导的Ⅱ相聚集也有阻抑作用;并可抑制低浓度胶原、凝血酶、抗原—抗体复合物、某些病毒和细菌所致的血小板聚集和释放反应及自发性聚集,是控制 TIA 反复发作及预防新发卒中的首选药物。用法:50～300mg,每日 1 次口服。②氯吡格雷(clopidogrel):选择性抑制二磷酸腺苷(ADP)与它的血小板受体的结合及继发的 ADP 介导的糖蛋白 GPⅡb/Ⅲa 复合物的活化,从而抑制血小板聚集。用法:75mg,每日 1 次口服。

(2)抗凝药:用于心源性栓子引起的 TIA。①华法林(Warfarin):竞争性对抗维生素 K 的作用,抑制肝细胞中凝血因子的合成,还具有减低凝血酶诱导的血小板聚集反应的作用。用法:6～12mg,每日 1 次口服,3～5 日后改为 2～6mg 维持,监测凝血酶原时间(PT)为正常值的 1.5 倍或 INR 为 2.0～3.0。②肝素及低分子肝素(heparin,low moleckllarheparin):主要通过与抗凝血酶Ⅲ(AT-Ⅲ)结合,而增强后者对活化的Ⅱ、Ⅸ、Ⅹ、Ⅺ、Ⅻ凝血因子的抑制作用。用法:肝素 100mg 加入生理盐水 500ml 静脉滴注,20～30 滴/min,每日测定部分凝血活酶时间(APTT),调整剂量至治疗前 APlvr 值 1.5～2.5 倍(100mg/d 以内)。5 日后可改为低分子肝素 4000～5000 IU,每日 2 次皮下注射,连续 7～10 日。

(3)钙拮抗剂:抑制细胞内钙超载及脑血管痉挛,改善脑供血。常用尼莫地平(nimodipine),用法:20～40mg,每日 3 次口服;氟桂利嗪(flunarizine):5～10mg 每日睡前口服 1 次。

(4)其他:右旋糖酐(dextran)等扩容剂可补充血容量,用于血流动力学改变所致的 TIA;巴曲酶(batroxobin)可降低纤维蛋白原,降低血黏度,增加血流量;尚有某些中药用于临床,但均缺乏循证医学证据。

3.药物的不良反应

(1)阿司匹林:常见的不良反应为胃肠道反应,如腹痛和胃肠道轻微出血,偶尔出现恶心、呕吐和腹泻。胃出血和胃溃疡以及主要在哮喘患者出现的过敏反应(呼吸困难和皮肤反应)极少见。有报道个别病例出现肝肾功能障碍、低血糖以及特别严重的皮肤病变(多形性渗出性红斑)。小剂量阿司匹林能减少尿酸的排泄,对易感者可引起痛风发作。极少数病例在长期服用阿司匹林后由于胃肠道隐匿性出血导致贫血,出现黑便。出现眩晕和耳鸣时(特别是儿童和老人)可能为严重的中毒症状。对于阿司匹林和含水杨酸的物质过敏、胃十二指肠溃疡、出血倾向的患者禁用,妊娠最后 3 个月妇女禁用。以下情况慎用:对其他镇痛剂、消炎药或抗风湿药过敏,或存在其他过敏反应;同时使用抗凝药物;支气管哮喘;慢性或复发性胃十二指肠病变;肾损害;严重的肝功能障碍者;孕早期及孕中期妇女慎用。

(2)氯吡格雷:出血是最常见的不良反应,血液和淋巴系统异常、免疫系统异常、精神异常等均非常罕见。以下情况禁用:对活性物质或本品任一成分过敏、严重的肝脏损害、活动性病理性出血、哺乳。肾功能损害患者及可能有出血倾向的中毒肝脏疾病患者慎用。

(3)华法林:过量易导致各种出血,可发生在任何部位,特别是泌尿系统和消化道。偶见恶心、呕吐、腹泻、瘙痒性皮疹、过敏反应和皮肤坏疽。一次性剂量过大尤其危险。肝肾功能损害、严重高血压、凝血功能障碍伴有出血倾向、活动性溃疡、外伤、各种原因的维生素 K 缺乏症和脑脊髓、眼科手术、先兆流产、近期手术者及妊娠妇女禁用。老年人或月经期应慎用。

(4)肝素:过多用药可致出血,尚可引起血小板减少、骨质疏松。过敏反应少见。对此药过敏、有出血疾病或出血倾向、肝肾功能不全、孕妇及老年人禁用或慎用。

(5)低分子肝素:出血倾向低,但仍有出血的危险,偶可发生过敏反应(如皮疹、荨麻疹),罕见中度血小板减少症和注射部位轻度血肿和坏死。对此药过敏者、急性细菌性心内膜炎患者、血小板减少症患者禁用;有过敏史者、有出血倾向及凝血机制障碍者、妊娠及产后妇女慎用。

(6)尼莫地平:血压下降、肝功能异常、皮肤刺痛、胃肠道出血、血小板减少,偶见一过性头晕、头痛、面色潮红、呕吐、胃肠不适等。脑水肿及颅内压增高患者、肝功损害患者慎用。

4.药物的相互作用

(1)阿司匹林:能增强以下药物的作用:抗凝药、含可的松或可的松类似物的药物(同时应用或同时饮酒会引起胃肠道出血危险)、磺酰脲类降糖药、氨甲蝶呤、地高辛、巴比妥类、锂、某些镇痛药、消炎药和抗风湿药(非甾体类抗炎镇痛药)以及一般抗风湿药、某些抗生素(磺胺和磺胺复合物)、碘塞罗宁。可减弱以下药物的作用:某些利尿剂(醛固酮拮抗剂和襻利尿剂)、降压药、促尿酸排泄的抗痛风药。

(2)氯吡格雷:因会增加出血的风险,故与以下药物合用时要慎重:华法林、糖蛋白Ⅱb/Ⅲa拮抗剂、阿司匹林、肝素、溶栓药物,与萘普生合用使胃肠道阴性出血增加。

(3)华法林:以下药物可增强本品抗凝作用:阿司匹林、水杨酸钠、胰高血糖素、奎尼丁、吲哚美辛、保泰松、奎宁、依他尼酸、甲苯磺丁脲、甲硝唑、别嘌呤醇、红霉素、氯霉素、某些氨基糖苷类抗生素、头孢菌素类、苯碘达隆、西咪替丁、氯贝丁酯、右旋甲状腺素、对乙酰氨基酚等。可降低本品抗凝作用的药物有:苯妥英钠、巴比妥类、口服避孕药、雌激素、考来烯胺、利福平、维生素 K 类、氯噻酮、螺内酯、扑痛酮、皮质激素等。不能与本品合用的药物:盐酸肾上腺素、阿米卡星、维生素 B_{12}、间羟胺、缩宫素、盐酸氯丙嗪、盐酸万古霉素等。

(4)肝素:与香豆素及其衍生物、阿司匹林及非甾体消炎镇痛药、双嘧达莫、右旋糖酐、肾上腺皮质激素、促肾上腺素皮质激素、依他尼酸、rt-PA、尿激酶、链激酶合用可加重出血危险。

(5)低分子肝素:与非甾体类抗炎镇痛药、水杨酸类药、口服抗凝药、影响血小板功能的药物和血浆增容剂(右旋糖酐)分别同时应用时须注意,因这些药物可加重出血危险性。

(6)尼莫地平:与其他钙拮抗剂合用可增加其他钙拮抗剂的效用。与西咪替丁合用,可增加尼莫地平血药浓度。

二、脑血栓形成

脑血栓形成(cerebral thrombosis)或血栓形成性脑梗死(thrombotic cerebralinfarction)是脑梗死中最常见的类型,是在各种原因所致的脑血管病变的基础之上血栓形成,造成脑局部血流中断,所供应的脑组织缺血、缺氧性坏死,引起相应症状体征。常见于中老年人,急性期死亡率 5%～15%,存活患者中,致残率为 50%,给家庭和社会带来沉重的负担。

(一)临床表现

临床表现主要取决于梗死灶的大小和部位,不同部位及大小的梗死所致的神经功能缺损的表现及严重程度不同,主要为偏瘫、失语等局灶性神经功能缺损的症状体征,也可表现为头痛、意识障碍等全脑症状。

(1)颈内动脉系统脑梗死:一过性或永久性单眼失明、Horner 征、偏瘫、偏身感觉障碍、偏盲、失语,偶见体像障碍、尿失禁、强握反射、精神症状等。

(2)椎基底动脉系统脑梗死:眩晕、复视、构音障碍、共济失调、吞咽困难、四肢瘫、偏盲、偏瘫等,脑干不同部位的梗死表现为各种相应的临床综合征。

(二)治疗原则

应遵循超早期溶栓、个体化及整体化的治疗原则,以挽救患者的神经功能、减少此病的致残率及死亡率。

（三）药物治疗

1.药物治疗原则

（1）内科支持治疗：退热、抗炎、降压、扩容、降糖、纠正低血糖、补液、营养支持等。

（2）特异性治疗针对缺血损伤病理生理机制中的某一特定环节进行干预，包括溶栓、抗血小板、抗凝、降纤、神经保护等。

（3）并发症的治疗：降颅压、抗癫痫、抗炎、预防深静脉血栓形成等。

2.药物作用和机制

（1）溶栓药：在治疗时间窗内的溶栓治疗可及时恢复血流，抢救梗死灶周围仅有功能损害的缺血半暗带组织。但超过治疗时间窗溶栓则可能造成再灌注损伤及继发脑出血。常用的溶栓药有：①重组组织型纤溶酶原激活剂(rt-PA)：可通过赖氨酸残基与纤维蛋白结合，并激活与纤维蛋白结合的纤溶酶原，使之转变为纤溶酶，从而溶解血栓。用法：0.9mg/kg(最大剂量为90mg)静脉滴注，其中10%在最初1min内静脉推注，其余持续滴注1h。②尿激酶：直接作用于内源性纤维蛋白溶解系统，能催化裂解纤溶酶原成为纤溶酶，后者不仅能降解纤维蛋白凝块，亦能降解血循环中的纤维蛋白原、凝血因子Ⅴ和凝血因子Ⅷ等，从而发挥溶栓作用。用法：100万～150万单位，溶于生理盐水100～200ml，持续静脉滴注30min。

（2）抗血小板药：抑制血小板聚集，降低病死率及致残率，减少复发。①阿司匹林：对于不符合溶栓适应证且无禁忌证的患者应在发病后尽早给予阿司匹林口服150～300mg/d，急性期过后可改为预防剂量(50～150mg/d)。②氯吡格雷：对于不能耐受阿司匹林者，可考虑应用氯吡格雷抗血小板治疗。用法：75mg，每日1次口服。

（3）抗凝药：对于大多数急性缺血性卒中患者，不推荐无选择地早期进行抗凝治疗，关于少数特殊患者的抗凝治疗，可在谨慎评估风险、效益比之后慎重选择。①华法林。②肝素及低分子肝素。用法参见短暂性脑缺血发作一节。

（4）降纤药：对于不适合溶栓并经过严格筛选的脑梗死患者，特别是高纤维蛋白血症患者可选用。常用：降纤酶(defibrase)、巴曲酶(batroxobill)等。降纤酶为国内的多种蛇毒中分离纯化的类凝血酶，具有降低纤维蛋白原的作用，也可促使血管内皮细胞释放rt-PA，使纤溶酶原转变为纤溶酶，达到溶解血栓的目的，用法为第1日用5～10U，第3日和第5日用5U，溶于生理盐水100ml中静脉滴注。

（5）神经保护药：理论上可保护脑细胞，提高对缺血缺氧的耐受性。常用钙拮抗剂(尼莫地平等)、依达拉奉(edaravone)、胞磷胆碱(citicoline)等。依达拉奉具有抗自由基作用，抑制脂质过氧化，从而抑制血管内皮细胞、神经细胞的氧化损伤。用法为30mg溶于100ml生理盐水，每日2次静脉滴注。胞磷胆碱：为胞嘧啶核苷酸的衍生物，可改善脑代谢，从而促进脑功能恢复及促进苏醒，改善机体的意识状态，用法为静滴、静注或肌注，100～500mg/次，1～2次/日，可根据年龄、症状适当增减。

3.药物的不良反应

（1）重组组织型纤溶酶原激活剂(rt-PA)：最常见不良反应为出血，与溶栓相关的出血有胃肠道、泌尿生殖道、腹膜后或颅内出血，浅表的或表面的出血主要出现在侵入性操作的部位(如静脉切口、注射给药部位、动脉穿刺部位、近期进行过外科手术的部位)。其他不良反应有心律失常、血管再闭塞、膝部出血性滑膜囊炎、癫痫发作、过敏反应。近10日内发生严重创伤或进行过大手术者、未能控制的原发性高血压、出血性疾病、近期有严重内出血、脑出血或2个月内曾进行过颅脑手术者、颅内肿瘤、动静脉畸形或动脉瘤患者、出血体质者(包括正在使用华法林、脑卒中前48h内使用过肝素、血小板计数小于$100×10^9/L$)、急性缺血性脑卒中可能伴有蛛网膜下腔出血或癫痫发作者禁用。口服抗凝药者、食管静脉曲张者、70岁以上患者、产后14日内妇女、细菌性心内膜炎患者、急性胰腺炎患者、急性心包炎患者、脑血管疾病患者、高血压患者、活动性经期出血者、感染性血栓性静脉炎患者、严重肝功能障碍者慎用。

(2)尿激酶:临床最常见的不良反应是出血倾向,以注射或穿刺局部血肿最为常见,其次为组织内出血,发生率5%~11%,多轻微,严重者可致脑出血。过敏反应发生率极低,偶可引发支气管痉挛、皮疹和发热。急性内脏出血、急性颅内出血、陈旧性脑梗死、近2个月内进行过颅内或脊髓内外科手术、颅内肿瘤、动静脉畸形或动脉瘤、出血素质、严重难以控制的高血压患者禁用本品;延长的心肺复苏术、严重高血压、近4周内受外伤、3周内手术或组织穿刺、妊娠、分娩后10日、活跃性溃疡病是相对禁忌证。下述情况使用本品风险较大,应权衡利弊后慎用:①近10日内分娩、进行过组织活检、静脉穿刺、大手术的患者及严重胃肠道出血患者。②极有可能出现左心血栓的患者,如二尖瓣狭窄伴心房纤颤。③亚急性细菌性心内膜炎患者。④继发于肝肾疾病而有出血倾向或凝血障碍的患者。⑤妊娠及哺乳期妇女、脑血管病患者和糖尿病性出血性视网膜病患者。⑥年龄>70岁者。

4.药物的相互作用

(1)重组组织型纤溶酶原激活剂(rt-PA):与其他影响凝血功能的药(包括香豆素类、肝素)合用,可显著增加出血的危险性;与依替贝肽合用,因具有协同的抗凝作用,从而可增加出血的危险性;与硝酸甘油合用因后者可增加肝脏的血流量,从而增加本药的清除率,使本药的血浆浓度降低及冠状动脉的再灌注减少、再灌注时间延长、血管再闭塞的可能性增加。

(2)尿激酶:影响血小板功能的药物,如阿司匹林、吲哚美辛、保太松等不宜合用。肝素和口服抗凝血药不宜与大剂量本药同时使用,以免出血危险增加。

三、脑栓塞

脑栓塞(cerebral embolism)是指来自身体各部位的栓子(如心脏附壁血栓、动脉粥样硬化斑块、肿瘤细胞、空气等)随血流进入脑动脉,使动脉急性闭塞,相应供血区脑组织缺血坏死,出现神经功能缺损。脑栓塞占全部脑卒中的15%~20%,发病年龄不限,多有心房颤动、动脉粥样硬化等病史。急性期病死率为5%~15%,多死于严重脑水肿引起的脑疝及肺炎等并发症。复发率为10%~20%,复发者死亡率更高。

(一)临床表现

脑栓塞是起病速度最快的脑卒中,常在活动中骤然发病,症状在数秒至数分钟内达高峰,按栓塞的部位表现为相应局灶性神经功能缺损(详见"脑血栓形成"一节)。

(二)治疗原则

与脑血栓形成大致相同,应注意原发病的治疗及积极预防再发。

（三）药物治疗

1.药物治疗原则

（1）内科支持治疗：退热、抗炎、降压、扩容、降糖、调控血糖、补液、营养支持等。

（2）特异性治疗：感染性栓塞不可溶栓及抗凝，宜选用有效足量抗生素；脂肪栓塞可应用肝素、低分子右旋糖酐、5％碳酸氢钠和脂溶剂；余治疗同脑血栓形成，包括溶栓、抗血小板、抗凝、降纤、神经保护等。

（3）中药活血化瘀。

（4）并发症的治疗：降颅压、抗癫痫、抗炎、预防深静脉血栓形成等。

2.药物作用和机制

（1）溶栓药：及时恢复血流，抢救梗死周围仅有功能损害的半暗带组织。①重组组织型纤溶酶原激活剂（rt-PA）。②尿激酶。用法与“脑血栓形成”相同，感染性栓塞禁用。

（2）抗凝药：可预防再发及栓塞部位继发血栓扩散，对于心源性栓塞，特别是房颤的患者，应积极抗凝治疗。常用：①华法林。②肝素及低分子肝素。用法参见“短暂性脑缺血发作”一节，注意感染性栓塞禁用。

（3）抗血小板药：抑制血小板聚集，降低病死率及致残率，减少复发。对于不能接受或者可以不用抗凝治疗的患者，推荐抗血小板治疗。①阿司匹林。②氯吡格雷。

（4）抗生素：在感染性栓塞时使用。

（5）神经保护药保护脑细胞，提高对缺血缺氧的耐受性。常用钙拮抗剂、依达拉奉、胞磷胆碱等。

3.药物的不良反应

参见“短暂性脑缺血发作”一节。

4.药物的相互作用

参见“短暂性脑缺血发作”一节。

第二节　出血性脑血管疾病

一、高血压性脑出血

脑出血（intracerebral hemorrhage，ICH）指非外伤性的原发性脑实质内出血。由于原发性脑出血的 60％左右为高血压病所致，故将此部分脑出血称为高血压性脑出血。ICH 发病率为每年 60～80 人/10 万人，占全部脑卒中的 10％～30％，病死率为 30％～40％。

（一）临床表现

ICH 分为稳定型和活动型两种，前者指出血在 30min、最长不超过 1～2h 内停止，后者指病后 24h 内、常在 3～6h 内血肿继续扩大，病情持续加重。故临床表现不仅与病因、出血部位、出血量有关，也与是否有活动性出血有关。

常发生于 50 岁以上中老年患者；多有高血压病史；多在过度兴奋、紧张、情绪激动、剧烈活动、劳累、重体力劳动、便秘、失眠等情况下发病。

1.一般表现

①颅内压增高症状：约40％有头痛，40％～50％有恶心、呕吐。②局灶性神经功能障碍：偏瘫、面瘫、舌瘫、感觉障碍、失语等。③严重者昏迷。④小脑幕裂孔疝及枕骨大孔疝表现：重症患者可出现呼吸不规则或潮式呼吸，脉搏变慢，血压升高，大小便失禁。当出现瞳孔散大，血压下降，脉搏细数、微弱，体温升高，预示有生命危险。

2.不同出血部位的定位表现

(1)基底节出血：是最常见的出血部位，占全部ICH的50％～60％。①外侧型出血：出血在内囊外侧，主要在壳核、屏状核和外囊附近。患者多突然头痛、呕吐，意识障碍轻或无，出血灶的对侧出现不同程度的中枢性偏瘫、面瘫和舌瘫，亦可出现偏身感觉减退及偏盲，两眼凝视，多数偏向出血侧。如优势半球出血，还可出现失语。②内侧型出血：主要在丘脑及其附近。轻症者仅有对侧偏身感觉障碍或合并偏瘫；重症者起病急，昏迷深，呼吸有鼾声，反复呕吐咖啡样物，出现瞳孔散大，部分病例出现两眼向出血侧凝视。

(2)脑叶出血：占ICH的5％～10％，出血部位集中于皮质下的白质内，可出现颅内压增高症状，脑膜刺激征，出血部位对侧偏瘫或感觉障碍，对侧同向凝视麻痹，失语，失用。易发生局灶性癫痫，很少有意识障碍。

(3)脑桥出血：约占出血的10％，多由基底动脉的脑桥支破裂导致。表现为突然头痛、呕吐、眩晕、复视、眼球不同向、侧视麻痹、交叉性瘫痪或偏瘫、四肢瘫。大量出血(＞5ml)时，血肿波及脑桥双侧基底和被盖部，患者很快进入昏迷，双侧瞳孔针尖样、侧视麻痹、四肢瘫痪、呼吸困难、有去大脑强直发作，还可呕吐咖啡色胃内容物、出现中枢性高热等症状。常在48h内死亡。

(4)小脑出血：约占10％，常见于一侧小脑齿状核。可出现眩晕、恶心、呕吐、头痛、共济失调、眼球震颤等。出血量大尤其蚓部出血者，易使脑干受压，病情重笃。

(5)脑室出血：约占5％，分原发性和继发性。原发性脑室出血是指出血部位在脑室脉络丛或室管膜下区1.5cm以内的脑室出血。继发性脑室出血多为脑实质出血破入脑室内。出血量少时，表现为突然头痛、呕吐、颈强、Kernig征阳性，一般意识清楚。若出血量大，则很快进入昏迷，瞳孔可成针尖样，病理反射阳性。

(二)治疗原则

脑出血后应安静卧床，适当调节血压，降低颅内压，防止继续出血，防治并发症，加强基础护理。

(三)药物作用和机制

1.血压的调控

对脑出血患者不要急于降血压，因为其血压升高是对颅内压升高的一种反射性自我调节；应先降颅内压，再根据血压情况决定是否进行降血压治疗。血压≥200/110mmHg时，在降颅压的同时可慎重平稳降血压治疗，使血压维持在略高于发病前水平或180/105mmHg左右；收缩压在170～200mmHg或舒张压在100～110mmHg，暂时可不必使用抗高血压药，先行脱水治疗，并严密观察血压情况，必要时再用抗高血压药。血压降低幅度不宜过大，避免使用利舍平等强降压药，否则可能造成脑低灌注。收缩压＜165mmHg或舒张压＜95mmHg，不需降血压治疗。血压过低者应升压治疗,以保持脑灌注压。

具体药物见"高血压"部分。

2.降低颅内压

若为少量血肿,颅内压力不高,不需要此治疗,但对有证据提示颅内压升高的患者要应用药物降低颅内压。

(1)甘露醇(mannitol):作用机制是通过渗透性脱水作用减少脑组织含水量。用药后使血浆渗透压升高,能把细胞间液中的水分迅速移入血管内,使组织脱水。由于形成了血—脑脊液间的渗透压差,水分从脑组织及脑脊液中移向血液循环,由肾脏排出,使细胞内外液量减少,从而达到减轻脑水肿、降低颅内压目的。甘露醇也可能具有减少脑脊液分泌和增加其再吸收的作用,最终使脑脊液容量减少而降低颅内压。此外,甘露醇还是一种较强的自由基清除剂,能较快清除自由基连锁反应中的毒性强、作用广泛的羟自由基,减轻迟发性脑损伤,故近年已将甘露醇作为神经保护剂用于临床。用法用量:成人用量:20%甘露醇125~250ml快速静脉滴注,每6~8h1次;当患者体质衰弱时,剂量应适当下调,严密随访肾功能。小儿用量:按体重1~2g/kg或按体表面积30~60g/m²,以15%~20%浓度溶液于30~60rnin内静脉滴注。

(2)呋塞米(furosemide):为强有力的利尿剂,作用于亨氏攀升支。本品抑制髓攀升支粗段对NaCl的重吸收,管腔内:NaCl浓度增加,使肾髓质间液中NaCl减少。渗透压梯度降低,使管腔液通过集合管时,游离水重吸收减少,影响尿的浓缩过程。其利尿作用迅速、强大。用法用量:肌注或静注,每次20mg,隔日1次,必要时亦可一日1~2次。一日量视需要可增至120mg。静注必须缓慢,不宜与其他药物混合注射。

(3)甘油果糖(glycerin and fructose):是高渗性脱水剂,能使脑水分含量减少,降低颅内压。本品降低颅内压作用起效较缓慢,持续时间较长。用法用量:静脉滴注,成人一般一次250~500ml,一日1~2次,每次500ml需滴注2~3h,250ml需滴注1~1.5h。根据年龄、症状可适当增减。

(4)人血白蛋白(albumin prepared from human plasma):主要通过提高血浆胶体渗透压起到高渗性脱水作用,用法为每日10~20g,静脉滴注,使用3~7日。

3.脑代谢活化剂和神经保护剂

神经保护剂可减少细胞损伤,改善脑代谢。常用药物有吡拉西坦(piracetam)等。

吡拉西坦属于γ-氨酪酸的环化衍生物。有抗物理因素、化学因素所致的脑功能损伤的作用。能促进脑内ATP合成,可促进乙酰胆碱合成并正增强神经兴奋的传导,具有促进脑内代谢作用。对缺氧所致的逆行性遗忘有改进作用。可以增强记忆,提高学习能力。可直接作用于大脑皮质,具有激活、保护和修复神经细胞的作用。可提高大脑中ATP/ADP比值,促进氨基酸和磷脂的吸收、蛋白质合成以及葡萄糖的利用。降低脑血管阻力,而增加脑血流量。用法用量:口服:每次0.8~1.6g(2~4片),每日3次,4~8周为一疗程。儿童用量减半或每次给予40mg/kg。服完一疗程后,维持剂量减半,或遵医嘱。肌注:每次1g,每日2~3次。静注:每次4g,每日1次。静滴:每次4~8g,每日1次,用5%葡萄糖或0.9%氯化钠注射液稀释至250ml。老年及儿童用量减半。

4.药物不良反应

(1)甘露醇:水和电解质紊乱最为常见。快速大量静注甘露醇可引起体内甘露醇积聚,血容量迅速大量增多(尤其是急、慢性肾功能衰竭时),导致心力衰竭(尤其有心功能损害时),稀释性低钠血症,偶可致高钾血症;还可导致大量细胞内液转移至细胞外而致组织脱水,并可引起中枢神经系统症状:寒战、发热;排尿困难;血栓性静脉炎;甘露醇外渗可致组织水肿、皮肤坏死;过敏引起皮疹、荨麻疹、呼吸困难、过敏性休克;头晕、视力模糊;高渗引起口渴;渗透性肾病(或称甘露醇肾病),主要见于大剂量快速静脉滴注时。其机制尚未完全阐明,可能与甘露醇引起肾小管液渗透压上升过高,导致肾小管上皮细胞损伤。病理表现为肾小管上皮细胞肿胀,空泡形成。临床上出现尿量减少,甚至急性肾功能衰竭。渗透性肾病常见于老年肾血流量减少及低钠、脱水患者。禁忌证:已确诊为急性肾小管坏死的无尿患者,包括对试用甘露醇无反应者,因甘露醇积聚引起血容量增多,加重心脏负担;严重失水者;颅内活动性出血者,因扩容加重出血,但颅内手术时除外;急性肺水肿,或严重肺瘀血。

(2)呋塞米:常见与水、电解质紊乱有关,尤其是大剂量或长期应用时,如直立性低血压、休克、低钾血症、低氯血症、低氯性碱中毒、低钠血症、低钙血症以及与此有关的口渴、乏力、肌肉酸痛、心律失常等。禁忌证:对磺胺类药物过敏者禁用,新生儿及 2 个月以下婴儿禁用。肝肾功能不良者禁用。

(3)甘油果糖:头痛;高钠血症、低钾血症,大量、快速输入可引起乳酸中毒;溶血;口渴、恶心;血尿或血红蛋白尿,与滴速过快有关,应严格控制滴速 2~3ml/min,一旦出现,应及时停药,2 日内即可消失。禁忌证:对本药制剂成分过敏者;遗传性果糖不耐受症;无尿或肾衰竭;严重脱水;高钠血症;严重心衰。

(4)人血白蛋白:对人血白蛋白的不良反应的发生率较低。有报道可以引起过敏性反应和高敏感性状态(包括风疹、皮疹、瘙痒、水肿、红斑、低血压)。恶心、呕吐、唾液分泌增加、发冷和发热也有报道。

(5)吡拉西坦:口干、恶心、呕吐、腹部不适、食欲缺乏、腹胀、腹痛等,症状的轻重与服药剂量直接相关。兴奋、易激动、头晕、头痛和失眠等,但症状轻微,且与服用剂量大小无关。停药后以上症状消失。可引起晕厥。偶见轻度肝功能损害,表现为轻度转氨酶升高,但与药物剂量无关;注射液有致谷丙转氨酶升高;致过敏反应,荨麻疹。禁忌证:肝、肾功能不全者禁用。肝肾功能障碍者慎用并应适当减少剂量;锥体外系疾病、Huntington 舞蹈病者禁用本品,以免加重症状;本品易通过胎盘屏障,故孕妇禁用;哺乳期妇女用药指征尚不明确;新生儿禁用。

二、蛛网膜下腔出血

蛛网膜下腔出血(subarachlaoid hemorrhage,SAH),是指各种原因造成脑底部或脑表面血管破裂,血液直接流入蛛网膜下腔所引起的临床综合征。又称为自发性或原发性 SAH,以区别外伤性及其他各种脑出血流入蛛网膜下腔引起的继发性 SAH。SAH 约占急性脑卒中的10%,占出血性脑卒中的 20%。

(一)临床表现

各年龄均可发病,以青壮年多见。多在情绪激动中或用力情况下急性发生,部分患者可有反复发作头痛史。

（1）头痛与呕吐：突发异常剧烈的全头痛、呕吐、颜面苍白、全身冷汗。如头痛局限某处有定位意义，如前头痛提示小脑幕上和大脑半球（单侧痛）、后头痛表示后颅凹病变。如伴有一侧动眼神经麻痹提示本侧有后交通动脉瘤破裂。

（2）意识障碍和精神症状：多数患者无意识障碍，但可有烦躁不安。危重者可有谵妄、不同程度的意识障碍及至昏迷，少数可出现癫痫发作和精神症状。

（3）脑膜刺激征：青壮年患者多见且明显，伴有颈背部痛。老年患者、出血早期或深昏迷者可无脑膜刺激征。

（4）其他临床症状：20%患者可见眼底玻璃体下片状出血。此外还可并发脑心综合征、上消化道出血和急性肺水肿等。

（二）治疗原则

治疗目的是防治再出血，降低颅内压，防治脑血管痉挛及脑积水等并发症，降低死亡率及致残率。

（三）药物治疗与机制

1. 降低颅内压

①甘露醇。②呋塞米。③甘油果糖。④人血白蛋白。详见"脑出血"一节。

2. 预防再出血

（1）调控高血压：平均动脉压＞125mmHg 或者收缩压＞180mmHg 时，可在血压监测下使用短效降压药物，使血压下降，保持血压稳定在正常或起病前状态。

（2）抗纤溶药物：①6-氨基己酸：通过抑制纤溶酶，延迟血块溶解而起作用。静滴，初用量为 4～6g，用 5%～10% 葡萄糖或生理盐水 100ml 稀释，维持量为每小时 1g，维持时间依病情而定。口服，成人每次 2g，一日 3～4 次，小儿 0.1g/kg。②氨甲苯酸：又称止血芳酸、抗血纤溶芳酸、对羧基苄胺、PAMBA。其能抑制纤溶酶原的激活因子，高浓度时能直接抑制纤溶酶。口服：每次 0.25～0.5g，每日 3 次。静注：每次 0.1～0.3g，以 5%～10% 葡萄糖注射液或生理盐水 10～20ml 稀释。一日量不得超过 0.6g，儿童每次 0.1g。③氨甲环酸：又称氨甲苯酸、反式对氨甲基环己烷羧酸，为氨甲苯酸的衍生物，作用机制与氨甲苯酸相同，且效果较强。用法用量：每次 250～500mg，溶于葡萄糖或生理盐水 500ml 中静滴，也可肌内注射，1～2 次/日。

（3）防治脑血管痉挛及脑缺血：蛛网膜下腔出血并发脑血管痉挛是蛛网膜下腔出血患者死亡的另一主要原因，特别是后期的迟发性脑血管痉挛，病情危重且很难控制，因此患者早期预防脑血管痉挛特别重要。①尼莫地平（nimodipine）：尼莫地平是一种 Ca^{2+} 通道阻滞剂。正常情况下，平滑肌的收缩依赖于 Ca^{2+} 进入细胞内，引起跨膜电流的去极化。尼莫地平通过有效地阻止 Ca^{2+} 进入细胞内，抑制平滑肌收缩，达到解除血管痉挛之目的。用法用量：口服一次 40～60mg，一日 3～4 次，连用 21 日。如需手术的患者，手术当天停药，以后可以继续服用。也可以 10mg/d 缓慢静脉滴注，5～14 日一疗程，注意滴注过程中监测血压。②盐酸法舒地尔（fasudil hydrochloride injection）：盐酸法舒地尔通过阻断血管收缩过程的最终阶段，即肌球蛋白轻链磷酸化，来扩张血管，通过与传统的钙离子拮抗剂不同的机制抑制平滑肌痉挛，它对脑血管有高度的选择性。用法用量：成人一日 2～3 次，每次 30mg，以适量的电解质液稀释后静脉滴注，每次需 30min。本品给药应在蛛网膜下腔出血术后早期开始，连用 2 周。

3.药物不良反应

(1)氨甲苯酸:有血栓形成倾向或过去有栓塞性血管病者禁用或慎用。血友病患者发生血尿时或肾功能不全者慎用。①应用氨甲苯酸患者要监护血栓形成并发症的可能性。对于有血栓形成倾向者(如急性心肌梗死)宜慎用。②氨甲苯酸一般不单独用于弥散性血管内凝血所致的继发性纤溶性出血,以防进一步血栓形成,影响脏器功能,特别是急性肾功能衰竭。如有必要,应在肝素化的基础上才应用本品。③如与其他凝血因子(如因子IX)等合用,应警惕血栓形成。一般认为在凝血因子使用后8h再用本品较为妥善。④由于氨甲苯酸可导致继发肾盂和输尿管凝血块阻塞,血友病或肾盂实质病变发生大量血尿时要慎用。⑤慢性肾功能不全时用量酌减,给药后尿液浓度常较高。

(2)尼莫地平:①血压下降。血压下降的程度与药物剂量有关。②肝功能异常。③皮肤刺痛。④胃肠道出血。⑤血小板减少。⑥偶见一过性头晕、头痛、面潮红、呕吐、胃肠不适等。此外,口服尼莫地平以后,个别患者可发生碱性磷酸酶(ALP)、乳酸脱氢酶(LDH)、AKP的升高,血糖升高以及血小板数升高。

注意事项:①脑水肿及颅内压增高患者须慎用。②尼莫地平的代谢产物具有毒性反应,肝功能损害者应当慎用。③本品可引起血压的降低。在高血压合并蛛网膜下腔出血或脑卒中患者中,应注意减少或暂时停用降血压药物,或减少本品的用药剂量。④可产生假性肠梗阻,表现为腹胀、肠鸣音减弱。当出现上述症状时应当减少用药剂量和保持观察。⑤避免与β-阻断剂或其他钙拮抗剂合用。

第三节　重症肌无力

重症肌无力(myasthenia gravis,MG)是一种神经-肌肉接头(neuro-muscular junction,NMJ)处传递障碍的获得性自身免疫性疾病,病变主要累及 NMJ 突触后膜上乙酰胆碱受体。发病率为 8~20/10 万,患病率为 50/10 万。

主要临床表现为全身或部分骨骼肌波动性肌无力,通常在持续活动后症状加重,休息和抗胆碱酯酶药治疗后症状减轻。病程迁延数年至数十年,症状常波动,少数病例起病后 2~3 年自然缓解,后期死亡主要与呼吸系统并发症如肺内感染、呼吸肌功能障碍及延髓支配肌功能障碍有关。

一、临床表现

任何年龄组均可发病,但 10~40 岁为女性患者发病高峰,是男性患者的 2~3 倍;40~60 岁为男性患者发病高峰。患 MG 的母亲可通过胎盘将 AchR 抗体传给胎儿,使胎儿出生后出现暂时性肌无力症状,可在生后 6 周逐渐消失。家族性病例极少见。患者可在感染、疲劳、应激手术、精神创伤、妊娠分娩等情况下首次发病,或者诱发加重。

主要临床特征是骨骼肌波动性的无力和病态疲劳,肌肉连续收缩活动后出现明显的无力症状甚至暂时性瘫痪,经休息后可好转。典型患者可出现晨轻暮重,即晨起和休息后症状减轻,傍晚和劳累后加重的波动现象。主要以眼肌、咽喉肌、咀嚼肌、面肌和发音肌等脑干运动神经核支配肌肉受累多见,表现为单眼或双眼同时出现上睑下垂,眼球运动受限甚至眼球固定,眼睑闭合无力,咀嚼及吞咽费力,长时间谈话后语音低弱,含糊不清等;也可累及躯干肌、呼吸肌等,表现为四肢近端肌群无力重于远端,上肢抬举或梳头困难,下肢以髋部屈肌无力,呼吸肌受累出现活动后气短、呼吸费力、发绀及咳嗽无力,继发肺内感染可导致死亡。MG 患者突然出现呼吸困难、危及生命时,称为危象。

另一个重要临床特征是 MG 患者对抗胆碱酯酶药物如新斯的明治疗效果明显。临床上采用肌注新斯的明 0.5~1mg,如 20min 后肌无力症状明显好转,即有助于诊断 MG(新斯的明试验)。

临床分型(改良的 Osserman 分型):

Ⅰ型或眼肌型(占 15%~20%):单纯眼外肌受累,表现为上睑下垂,复视,眼球运动障碍甚至眼球固定,无其他肌群受累的证据,对类固醇皮质激素反应好,预后佳。

ⅡA 型或轻度全身型(约占 30%):累及眼、面、肢体肌肉,通常无咀嚼、吞咽和构音障碍,四肢肌群轻度受累,进展缓慢,药物治疗反应较好。

ⅡB 型或中度全身型(约占 25%):除有眼外肌受累外,还伴有延髓肌及四肢肌群明显受累,吞咽困难,构音障碍,肢体无力,生活难以自理,呼吸肌无明显受累,药物治疗效果不佳。

Ⅲ型或急性重症型(约占 15%):起病急,进展快,常在数周至数月内症状达高峰,伴呼吸肌麻痹,需气管切开呼吸机辅助通气,药物反应差,死亡率高。此类患者多合并胸腺瘤。

Ⅳ型或迟发重症型(约占 10%):症状类似Ⅲ型,由Ⅰ型逐渐发展为ⅡA 型、ⅡB 型以及出现延髓麻痹或呼吸麻痹,预后及药物治疗反应差。

Ⅴ型或伴肌萎缩型:少数患者起病后半年内出现肌肉萎缩,长期无力的肌肉失用性萎缩除外。

二、治疗原则

主要应用抗胆碱酯酶、免疫调节剂、血浆置换、手术等方法治疗。合并胸腺瘤的全身型患者应首选手术胸腺摘除治疗。激素冲击治疗可使患者出现症状暂时加重,累及呼吸肌,故应在保证患者呼吸道通畅、辅助呼吸设备齐全的情况下使用。

三、药物治疗

(一)药物治疗原则

早期只有眼症状者需鉴别是Ⅰ型还是早期全身型,Ⅰ型可在门诊应用糖皮质激素治疗,全身型因其在激素治疗过程中可能出现一过性症状加重,故应住院治疗密切观察。乙酰胆碱酯酶抑制剂的使用应从小剂量开始,以能够改善患者症状提高生活质量而副作用最小为佳。

(二)药物作用和机制

药物作用的主要机制是减少 Ach 的分解以及抗体的形成,使 NMJ 处 Ach 递质及 AchR 平衡,恢复其正常的神经生物功能,改善临床症状。

1.抗胆碱酯酶抑制剂

可逆地抑制胆碱酯酶(acetylcholinesterase,AChE)活性,抑制 Ach 水解,使 NMJ 处释放的 Ach 作用时间延长,改善肌无力症状。该药物对于眼肌型患者的眼睑下垂改善明显,但对眼球运动改善不明显。全身型患者可改善症状,但不能消除。常用药物有:①新斯的明(neostigmine):是人工合成,化学结构类似于毒扁豆碱的化合物,对肢体无力效果好。从一次45mg,一日 3 次到每 2h1 次(最大量不超过 180mg/d)。②溴吡斯的明(pyridostigmine bromide):是 1-甲基-3-甲基吡啶溴化物的二甲基氨基甲酸酯,具有起效平稳温和,作用时间长(6~8h)和逐渐减效等特点,对延髓支配肌症状效果好。成人一次 60~120mg,每 3~4h1 次。

2.类固醇皮质激素激素(corticosteroid)

为免疫抑制剂,可抑制自身免疫反应,减少 AchR 抗体合成,降低突触后膜 AchR 自身免疫应答,促使运动终板修复和再生。常用方法:①小剂量泼尼松(prednisone)递增法:从小剂量开始,隔日每晨顿服泼尼松 20mg,每周递增 10mg,直至隔日每晨顿服 60~80mg 或症状明显改善,最大疗效常在用药 5 个月出现,然后逐渐减量,每月减 5mg,至隔日 15~30mg 维持数年。病情无变化再逐渐减量至完全停药。②大剂量甲泼尼龙(methylprednisolone)冲击治疗:1000mg/d 静点,疗程 3~5 日,适用于反复发生肌无力危象者。

3.细胞毒性免疫抑制剂(cytotoxic immunosuppressant)

抑制免疫反应过程中的某一成分,抑制淋巴细胞的生成及增殖达到免疫抑制作用,从而起到治疗效果。常用药物:①硫唑嘌呤(azathioprine):常辅助类固醇皮质激素激素治疗 MG,也单独用于不能耐受或因高血压、胃溃疡等不能应用糖皮质激素或治疗无效的患者。常用量 50~100mg/d。②环磷酰胺(cyclophosphamide):1000mg 静脉注射,5 日 1 次,或 200mg 静脉注射,每周 2~3 次,也可 100mg/d 口服,连续口服总量达 10g。

（三）药物的不良反应

1.胆碱酯酶抑制剂

腹泻、恶心、呕吐、胃痉挛、流泪、出汗及唾液增多等。溴吡斯的明少见的副作用还有尿频、瞳孔缩小、大剂量常可出现精神异常;新斯的明严重时还可出现共济失调、惊厥、昏迷、言语不清、焦虑不安、恐惧甚至心脏骤停。

2.类固醇皮质激素激素

水钠潴留,长期应用可并发水肿,感染、向心性肥胖、低钾血症、皮肤变薄、高血压、糖尿病、骨质疏松、诱发加重消化道溃疡,恶心呕吐等。儿童生长抑制,诱发精神症状等。

3.细胞毒性免疫抑制剂

轻者为胃肠道不适、脱发,重者有感染、肝肾功能损害、骨髓抑制、停经、胎儿致畸等。

第四节　癫痫

癫痫(epilepsy)是由不同原因导致的脑神经元过度同步放电引起的一组慢性反复发作性、短暂性、刻板性神经功能失调综合征,其病理生理基础是脑神经元异常放电。因病变及异常放电部位不同,癫痫发作可表现为运动、感觉、精神、意识、自主神经等功能异常。通常每次发作称为痫性发作(seizure),患者可同时有几种痫性发作,但痫性发作不一定就是癫痫,只有反复多次发作所引起的慢性神经系统综合征才成为癫痫。

流行病学调查显示我国癫痫终身患病率为 7‰,全国约有 900 万人患有癫痫,可见于各个年龄阶段,给家庭及社会带来了很大的负担。

一、临床表现

癫痫具有发作性、短暂性、重复性、刻板性的特征。所谓发作性是指癫痫发生突然,持续一段时间后迅速缓解,间歇期正常;短暂性是指癫痫持续时间较短,约数秒钟至数十分钟不等,很少超过半小时;重复性是指癫痫反复发作的特征;刻板性是指每种癫痫发作类型的临床表现基本一致。

(一)部分性发作

包括单纯部分性发作、复杂部分性发作、部分性继发全身性发作。

1.单纯部分性发作

发作时无意识障碍,发作后能复述发作的细节,起始和结束较突然,发作持续时间较短,一般不超过 1min。

(1)部分运动性发作:①局灶性运动性发作:表现为身体某一局部不自主的抽动,涉及一侧面部或肢体远端,严重者发作后遗留暂时性局部肢体无力或轻偏瘫,称为 Todd 瘫痪。②杰克森(Jackson)发作:异常运动发作沿脑皮质运动区逐渐扩展,表现为抽搐从对侧拇指沿腕、前臂、肘、肩和面部逐渐发展。

(2)部分感觉性发作:①体觉性发作:表现为一侧面部、肢体麻木感和针刺感。②特殊感觉性发作:如视觉性发作、听觉性发作、嗅觉性发作、味觉性发作和眩晕性发作。

(3)自主神经性发作:表现为面色苍白、潮红、腹部不适、恶心、呕吐、多汗、瞳孔散大、立毛等。

(4)精神性发作:可表现为语言障碍发作(如不完全性失语或重复语言)、记忆障碍发作(如对熟悉的事物似不相识或对陌生的事物有似曾相识感)、情感发作(如恐惧、忧郁和欣快等)、错觉发作、认识障碍发作和结构性幻觉发作。

2.复杂部分性发作(又称颞叶发作、精神运动性发作)

表现部分性发作伴不同程度的意识障碍,发作时对外界刺激无反应,发作后不能或部分不能复述发作的细节。

(1)仅表现意识障碍:需与失神发作相鉴别。

(2)表现意识障碍及自动症:患者表现为意识障碍和无意识的自发性活动伴遗忘,在痫性发作意识丧失前可伴有先兆。自动症可表现为进食样自动症、模仿性自动症、词语性自动症、走动性自动症等。

(3)先有单纯部分性发作,后出现意识障碍。

(4)先有单纯部分性发作,后出现自动症。

3.部分性继发全身性发作

是指单纯或复杂部分性发作发展为全身强直—阵挛性发作。

(二)全面性发作

脑电图提示发作起源于双侧脑部,多在初期就伴有意识丧失,包括全面强直—阵挛性发作、强直性发作、阵挛性发作、肌阵挛发作、失神发作和失张力发作。

1.全面强直—阵挛性发作(简称大发作)

表现为意识丧失、跌倒,全身强直阵挛伴自主神经功能障碍。发作分为 3 期:①强直期:突然出现意识丧失,常伴一声大叫和跌倒,全身骨骼肌强直收缩,颈部及躯干呈角弓反张,双上肢内收前旋,双下肢伸直,眼睑上牵,眼球上翻或凝视,牙关紧闭,可有舌咬伤,呼吸肌强直收缩可致面色发绀,持续 10~20s。②阵挛期:由强直转为阵挛,肌肉交替收缩与松弛,且频率逐渐变慢,可持续 30~60s 或更长,最后一次剧烈阵挛后发作停止,进入下一期。以上两期均可出现呼吸停止、舌咬伤、血压升高、心率增快、瞳孔散大和光反应消失等自主神经症状,病理征可为阳性。③发作后期:此期可有短暂阵挛,可致牙关紧闭、舌咬伤及二便失禁,呼吸最先恢复,心率、血压及瞳孔逐渐恢复,从发作开始到意识恢复历时 5~10min,部分可进入昏睡,醒后常伴有头痛、周身疲乏和酸痛。

2.强直性发作

表现为意识丧失,全身肌肉持续的强直性收缩,躯干呈角弓反张,不伴阵挛,多伴有面部青紫、呼吸暂停和瞳孔散大。

3.阵挛性发作

几乎均见于婴幼儿,表现类似强直—阵挛性发作中阵挛期的表现。

4.肌阵挛发作

表现为突发、快速、短促的震颤样肌肉收缩,全身或局部肌群触电样抖动。

5.失神发作

可分为:①典型失神发作(也称小发作):儿童期起病,表现为突发短暂的意识丧失,活动停止、双眼茫然凝视、呼之不应,可伴有阵挛、失张力、自动症、肌强直和自主神经的症状,持续数秒至数十秒,每日可发作数十次至上百次,发作后立即停止,不能回忆起发作时的细节。②不典型失神发作:发作起始及终止均较典型失神发作缓慢,常伴有较明显的肌张力改变。

6.失张力发作

突然出现全身或局部肌张力丧失,导致跌倒、垂颈或肢体下垂。

(三)癫痫持续状态

又称癫痫状态,是癫痫连续发作之间意识未完全恢复又频繁再发,或发作持续 30min 以上不自行停止。长时间(>30min)癫痫发作若不及时治疗,可因高热、循环衰竭或神经元兴奋毒性损伤导致不可逆的脑损伤,致残率和病死率很高,因而癫痫状态是内科较常见的急症。任何类型癫痫均可出现癫痫状态,通常指全面性强直—阵挛发作持续状态。

二、治疗原则

1.病因治疗

对于病因明确的癫痫患者首先行病因治疗。

2.药物治疗

对于病因不明或病因无法去除的癫痫患者仍以药物治疗为主。

3.手术治疗

对于药物治疗无效的难治性癫痫,可考虑手术治疗,如前颞叶切除术、半球切除术、软脑膜下横切术等。

三、药物治疗

(一)药物治疗原则

1.确定用药时机

首次发作的癫痫患者在明确病因前不宜用药;发作间期大于 1 年者可不用抗癫痫药;一年内有 2 次以上发作的患者可单药治疗;多次发作、脑电图提示痫性放电者需用药治疗。

2.选择抗癫痫药物的方法

主要是根据癫痫发作的类型进行选药,其次还要考虑药物副作用的大小、药物治疗的反应、药物的价格以及患者的年龄、全身状况和耐受性。

(1)伴有或不伴泛化的部分性发作首选卡马西平、拉莫三嗪、奥卡西平、丙戊酸钠、托吡酯;二线药包括加巴喷丁、左乙拉西坦、唑尼沙胺。

(2)泛化全面性发作:①强直阵挛性发作(大发作):首选卡马西平、拉莫三嗪、丙戊酸钠或托吡酯。二线药是氯巴占、左乙拉西坦或奥卡西平。②失神发作(小发作):典型失神发作乙琥胺和丙戊酸钠是首选药,替代方案包括氯硝西泮和拉莫三嗪。③肌阵挛发作:对治疗的反应差别很大。丙戊酸钠是首选药物;氯硝西泮与左乙拉西坦也可以使用。替代方案包括拉莫三嗪和托吡酯,但拉莫三嗪可能偶尔会加重肌阵挛发作。④非典型失神、失张力和强直发作:可能仅对传统药物有反应。丙戊酸钠、拉莫三嗪、氯硝西泮可以尝试。偶尔会有帮助的第二线药包括氯巴占、左乙拉西坦、托吡酯。

3.尽量单药治疗,长期规则用药

剂量一般从低剂量开始(可以减少不良反应)逐渐增加,直到癫痫发作被控制而又无明显的不良反应。只有难治性癫痫单药治疗无效或有多种发作类型者,可根据药物作用原理、代谢途径及副作用考虑联合用药。

4.给药的次数

要根据该药血浆半衰期来确定,且要个体化治疗及长期监控血药浓度。

5.停药与换药的时机

应避免突然停药与换药,特发性癫痫通常在控制发作 1~2 年后可考虑减量和停药,症状性癫痫控制发作 3~5 年后才能考虑。如需换药只有当新的服药法已大致确立才可渐减第一种药物。接受几种抗癫痫药治疗时,不能同时停,只能先停一种药,无碍时再停另一种。要避免在患者的青春期、月经期、妊娠期等停药。

(二)常用抗癫痫药物的作用

1.乙琥胺

用于治疗癫痫失神发作(小发作)。该药吸收良好,耐受性好,药物相互作用小,半衰期成人 40~60h,儿童 30~40h,有效血药浓度范围 40~100μg/ml,成人常用量 1~2g/d,小儿常用量 15~40mg/d,分 3 次服用。

2.苯妥英钠

用于治疗全身强直阵挛性发作、单纯及复杂部分性发作和癫痫持续状态。该药吸收不稳定,需个体化用药,其半衰期长,一般 20~24h,可每日 1 次给药,有效血药浓度范围 10~20μg/

ml。成人常用量:0.3～0.6g/d,小儿常用量:4～8mg/kg,分2～3次服用。注意事项:哺乳期妇女用药时应停止哺乳;嗜酒者、贫血、心血管病、糖尿病、肝肾功能损害、甲状腺功能异常者慎用;用药期间须监测血常规、肝功能、血钙、脑电图和甲状腺功能等,静脉使用本品时应进行持续的心电图、血压监测。禁忌证:对本品过敏者、阿斯综合征、Ⅱ～Ⅲ度房室传导阻滞、窦房结阻滞、窦性心动过缓等心功能损害、妊娠及哺乳期妇女。

3.苯巴比妥钠

常作为小儿癫痫首选药物,对全面性强直—痉挛发作疗效好,也可用于单纯或复杂部分性发作,对少数失神发作或肌阵挛发作有效,可预防热性惊厥。该药起效快,血浆半衰期长达96h,服用3周可达稳定血药浓度,有效血药浓度为10～30μg/ml。成人常用量:60～150mg/d,用药3周无效可逐渐增量至180mg/d,最大剂量可达300mg/d;小儿开始为2～4mg/(kg·d),必要时可增至5mg/(kg·d)。

4.加巴喷丁

对难治性单纯及复杂部分性发作和继发全面性强直—阵挛发作有效。该药吸收快,2～3h达到峰值,半衰期6～7h,有效血药浓度4～8.5mg/ml。成人常用量0.9～1.8g/d,分3～4次服,最大剂量可达4.8g/d。

5.卡马西平(carbarnazepine)

用于治疗部分性发作和全身强直—阵挛发作。该药吸收缓慢,半衰期5～12h,有效血药浓度范围4～12μg/ml,其致畸作用比其他抗癫痫药物小。成人常用量0.3～1.2g/d,小儿常用量10～30mg/kg,分3次服用,缓释剂型可每日2次给药。

6.丙戊酸钠

用于各种类型的癫痫包括失神发作、肌阵挛发作、强直阵挛发作、失张力发作及混合型发作,也用于部分性发作。该药抗癫痫谱广,吸收良好,半衰期8～9h,有效血药浓度范围50～100μg/ml,成人常用量0.6～2.5g/d,儿童16～60mg/kg,分2～3次服用。

7.托吡酯

用于成人及2岁以上儿童癫痫发作的辅助治疗,最近研究发现该药可使60%左右难治性癫痫的发作频率减少50%以上。用药应从小剂量开始,成人常由50mg/d开始,每周增加25mg,维持量为100～200mg/d,分2次服。

8.拉莫三嗪

对难治性癫痫有明显的抑制作用,可用于难治性部分性发作和全身强直—阵挛性发作。小剂量开始,逐渐加量,维持量100～200mg/d,分次服用。

9.奥卡西平

用于治疗成年人和5岁及5岁以上儿童的原发性全面性强直—阵挛发作,伴有或不伴继发性全面发作和部分性发作,有研究显示奥卡西平可使40%难治性癫痫患者发作频率减少。该药常用于癫痫的辅助治疗,起始剂量为600mg/d,逐渐加量,维持剂量为1200mg/d,分2次服用。

10.左乙拉西坦

用于成人及4岁以上儿童癫痫患者部分性发作的加用治疗。成人和青少年(12～17岁)

（体重≥50kg者）：起始治疗剂量为每次500mg，每日2次。老年人（≥65岁）：根据肾功能状况，调整剂量。4～11岁的儿童和青少年（12～17岁）（体重≤50kg者）：起始治疗剂量是10mg/kg，每日2次。口服吸收迅速，给药1.3h后血药浓度达峰，半衰期6～8h。

（三）癫痫持续状态的药物治疗

癫痫持续状态首先要吸氧，保持呼吸道通畅，必要时可行气管插管或切开，并进行心电、血压、呼吸及脑电的监护，保持患者生命体征稳定，尽快终止癫痫发作，寻找并尽可能根除病因及诱因。其中迅速终止发作是治疗的关键。严重的癫痫持续状态应立即静脉给予地西泮，如果再次发作则在10min后重复给药。氯硝西泮也可作为替代治疗。苯妥英钠可在心电监护下缓慢静脉注射，继以维持剂量静脉滴注。

1.地西泮

用于癫痫持续状态，可静脉注射，成人剂量10～20mg，注射速度保持在3～5mg/min，必要时10min后重复；如有效可将60mg地西泮溶于5％葡萄糖中于12h缓慢静脉滴注。

2.氯硝西泮

用于癫痫持续状态时，可静脉注射（时间至少超过2min）或静脉滴注1mg，成人剂量为1mg，必要时可重复。

3.苯妥英钠

用于癫痫持续状态时，可用苯妥英钠0.3～0.6g加入生理盐水500ml中静脉滴注，速度不超过50mg/min。用药时如出现血压降低或心律不齐需减缓静脉滴注速度或停药。不推荐肌内注射。

4.苯巴比妥钠

用于癫痫持续状态时，剂量为10mg/kg，可静脉注射，以注射用水稀释1∶10的溶液，速度小于100mg/min，最大剂量为1g。

（四）药物的不良反应

1.乙琥胺

常见恶心、呕吐、上腹不适、食欲减退；少见头昏、头痛、眩晕、嗜睡、疲乏、精神状态改变、发热、血小板减少、皮疹等；偶见粒细胞减少、再生障碍性贫血及肝肾功能损害。

2.苯妥英钠

常见行为改变、笨拙、步态不稳、思维混乱、持续性眼球震颤、小脑前庭症状、发作次数增多、精神改变、肌力减弱、发音不清、手抖；长期应用可引起中枢神经系统或小脑中毒所致的非正常兴奋、神经质、烦躁、易激惹、牙龈增生、出血、多毛；少见颈部或腋部淋巴结肿大、发热。有致畸作用。

3.卡马西平

常见中枢神经系统反应，表现为头晕、共济失调、嗜睡、视力模糊、复视、眼球震颤。少见变态反应、stevens-Johnson综合征、儿童行为障碍、严重腹泻、稀释性低钠血症或水中毒、中毒性表皮坏死溶解症、红斑狼疮样综合征。罕见腺体病、粒细胞减少、骨髓抑制、心律失常、房室传导阻滞、中枢神经毒性反应、过敏性肝炎、低钙血症等。

4.丙戊酸钠

常见恶心、呕吐、腹痛、腹泻、消化不良、胃肠痉挛、月经周期改变;少见脱发、眩晕、疲乏、头痛、共济失调、异常兴奋、不安和烦躁;偶见过敏、听力下降、可逆性听力损坏,长期服用偶见胰腺炎及急性重型肝炎。

5.托吡酯

可有恶心、食欲减退、味觉异常、头晕、头痛、疲乏、嗜睡、感觉异常、共济失调、语言障碍、注意力障碍、意识模糊、情绪不稳、抑郁、焦虑、失眠;可有复视、眼球震颤、视觉异常。也有引起假性近视及继发性闭角型青光眼、肾结石、体重减轻的报道。

6.拉莫三嗪

早期可有皮疹、发热、淋巴结病变、颜面水肿、血液系统及肝功能的异常等过敏反应的表现,还可有头痛、眩晕、疲乏、嗜睡、失眠、抽搐、不安、共济失调、易激惹、攻击行为、自杀倾向、焦虑、精神错乱、幻觉、体重减轻、肝功能异常、恶心、呕吐、便秘、腹泻、腹胀、食欲减退、复视、视物模糊,及白细胞、中性粒细胞、血小板减少,贫血,全血细胞减少。有出现锥体外系症状、舞蹈症、手足徐动症的个案报道。也有使用本品加重帕金森病症状的报道。罕见肝功能衰竭、再生障碍性贫血、粒细胞缺乏、Stevens-Johnson 综合征、中毒性表皮坏死溶解(Lyell 综合征)、弥散性血管内凝血、多器官功能衰竭。

7.奥卡西平

常见恶心、呕吐、便秘、腹泻、腹痛、头痛、头晕、嗜睡、意识模糊、抑郁、感情淡漠、激动、情感不稳定、健忘、共济失调、注意力不集中、眼球震颤、复视和疲劳。少见白细胞减少、AST 及 ALT 升高、碱性磷酸酶升高。罕见过敏反应、关节肿胀、肌痛、关节痛、呼吸困难、哮喘、肺水肿、支气管痉挛。

(五)抗癫痫药物的相互作用

单药治疗无效时需考虑两种或两种以上的抗癫痫药治疗,此时可增加药物毒性以及可能发生抗癫痫药之间的药物相互作用。这种药物相互作用是复杂的,有高度可变性和不可预测性,可能毒性增高而药效并没有相应增加。药物相互作用往往通过诱导或抑制代谢酶以及竞争性蛋白结合而产生。在抗癫痫药之间发生的明显药物相互作用如下:

1.卡马西平

常可降低氯巴占、氯硝西泮、拉莫三嗪、奥卡西平和苯妥英钠的活性代谢物(但也可能提高苯妥英钠的浓度)、噻加宾、托吡酯、丙戊酸钠、唑尼沙胺的血药浓度。有时降低乙琥胺,扑痫酮血药浓度(但有相应增加苯巴比妥水平的趋势)。

2.乙琥胺

有时会升高苯妥英钠的血药浓度。

3.苯巴比妥或扑痫酮

常可降低卡马西平、氯硝西泮、拉莫三嗪、苯妥英钠(但也可能提高其血浓度)、噻加宾、丙戊酸盐、唑尼沙胺血药浓度。有时降低乙琥胺血药浓度。

4.苯妥英钠

常可降低氯硝西泮、卡马西平、拉莫三嗪、奥卡西平活性代谢产物及噻加宾、托吡酯、丙戊酸钠、唑尼沙胺的血药浓度。常常升高苯巴比妥血药浓度,有时降低乙琥胺、扑痫酮血药浓度(通过提高苯巴比妥转化率)。

5.丙戊酸盐

有时降低奥卡西平活性代谢物的血药浓度。常可升高卡马西平活性代谢物、拉莫三嗪、扑痫酮、苯巴比妥、苯妥英钠(但也可能降低)血药浓度,有时会升高乙琥胺、扑痫酮血药浓度(和显著增加苯巴比妥水平的趋势)。

6.托吡酯

有时会升高苯妥英钠血药浓度。

7.拉莫三嗪

有时会升高卡马西平活性代谢物的血药浓度(但证据相互矛盾)。

8.左乙拉西坦

没有与左乙拉西坦药物相互作用的报道。

9.奥卡西平

有时降低卡马西平血药浓度(但可能会升高卡马西平活性代谢产物的血药浓度),有时会升高苯妥英钠的血药浓度,常常升高苯巴比妥的血药浓度。

10.加巴喷丁

尚没有与加巴喷丁药物相互作用的报道。

第五节　帕金森病

帕金森病(Parkinson's disease,PD),也称为震颤麻痹(shakingpalsy,paralysis agitans),是一种神经系统变性疾病,常见于中老年,其发病率随着人口老龄化的进展而逐年上升,我国65岁以上人群患病率为 1000/10 万,男性占比例略高,给患者、家庭和社会带来极大的负面影响。

PD 是一种缓慢进展性疾病,目前尚无根治办法。早期轻症患者或药物控制症状较好的患者尚可自理生活及工作,但数年后逐渐丧失生活、工作能力。疾病晚期由于全身僵硬而导致活动困难、卧床不起,最终常常死于肺内感染等并发症。

一、临床表现

本病多隐性起病,缓慢进展。症状常常从一侧上肢或下肢开始,呈"N"或"H"字累及四肢。主要表现为以下几组症状。

1.静止性震颤

多数患者为首发症状,静止时肢体远端按一定频率震颤,手指表现为搓丸样或捻钞样动作,随意运动时减轻或消失,紧张时加剧,睡眠时消失。

2.肌强直

四肢、躯干及颈肌强直使患者头部前倾,躯干屈曲。被动检查时关节阻力增大,且阻力大小均匀一致,呈铅管样强直;合并静止性震颤时检查者感觉关节阻力在均匀基础上断续中断,呈齿轮样强直。

3.运动迟缓

患者随意运动减少,动作缓慢、笨拙,精细动作变慢,后期随意动作减少,晚期全身僵直。可表现为面容呆板,瞬目减少的"面具脸";出现书写时越写越小的"小写征"。

4.姿势和步态异常

患者步态不稳、易摔倒。早期走路时患侧下肢拖拉,上肢摆动减少。逐渐走路步伐变小,启动、转弯动作变慢,起立、翻身困难。典型步态为缓慢起步后,以拖曳小步行走且越走越快,身体前冲,不能及时停止,称为"慌张步态"。

二、治疗原则

应采取综合治疗,包括药物、手术、康复、心理等治疗。疾病早期未影响患者日常生活和工作能力时,可暂缓用药,鼓励患者适当运动,否则应首选药物治疗。

三、药物治疗

(一)药物治疗原则

1.保护性治疗

PD一经确诊就应及早保护性治疗,以延缓疾病的发展改善患者的症状。主要用单胺氧化酶抑制剂,多巴胺受体激动剂也可能有神经保护作用。

2.症状性治疗

当疾病影响患者的日常生活和工作能力时应开始症状性治疗。用药宜从小剂量开始,缓慢递增,以较小剂量达到最大疗效,充分考虑患者的病情、年龄、职业及经济承受能力等个体化因素。目标是延缓进展、控制症状,尽量减少药物不良反应和并发症。

首选药物原则:<65岁且不伴有智能减退的患者可选择:①非麦角类多巴胺受体激动剂。②MAO-B抑制剂。③金刚烷胺。④复方左旋多巴+COMT抑制剂。⑤复方左旋多巴一般在前3种方案效果不佳时使用。

≥65岁或伴有智能减退的患者:首选复方左旋多巴,必要时加用多巴胺受体激动剂、MAO-B抑制剂或COMT抑制剂。

(二)药物作用和机制

药物治疗的机制主要是维持纹状体内多巴胺与乙酰胆碱这两种递质的平衡,从而改善临床症状。

1.抗胆碱药

主要用于对震颤和肌强直的治疗,对运动迟缓疗效较差。可适用于疾病早期以震颤为主要症状的患者。常用药物有:①苯海索(benzhexoc,安坦 artane)属于中枢性抗胆碱药,调整纹状体内递质平衡。用法:每次1~2mg,每日3次口服。②丙环定(procyclidzine,开马君 kenladrin)用法:每次2.5mg,每日3次口服。

2.金刚烷胺(amantadine)

促进神经末梢释放多巴胺及减少多巴胺的再摄取。适用于轻症患者,可改善震颤、肌强直和运动迟缓等症状。用法:100mg,每日1~2次口服,末次应在下午4点前服用。

3.多巴胺替代疗法

是帕金森病最重要的疗法,用于补充纹状体内多巴胺的不足,由于多巴胺不能通过血脑屏障,只能补充其前体——左旋多巴,左旋多巴进入脑中脱羧生成多巴胺发挥作用。左旋多巴:治疗应从小剂量开始,一般初始剂量125mg/次,每日3次饭后口服,每隔3~7日可以增加一次剂量,每次增加的剂量为250mg/d。最大剂量为每日不超过6g,分4~6次服用。脑炎后及老年患者应酌情减量。由于进入人体的左旋多巴大约只有1%进入脑内,其余均在外周脱羧生成多巴胺,而这部分经脱羧产生的多巴胺不但不能通过血脑屏障,反而会刺激各外周系统的多巴胺受体产生一系列副作用,因此目前多不主张单一应用左旋多巴,而选用复方左旋多巴。复方左旋多巴由左旋多巴和外周多巴胺脱羧酶抑制剂组成,这样可以抑制外周左旋多巴脱羧而对脑内的左旋多巴脱羧无影响,从而减少副作用。主要的药物有:①苄丝肼左旋多巴(美多芭)由左旋多巴200mg和苄丝肼50mg组成。②卡比多巴左旋多巴(息宁,心宁美)由左旋多巴200mg和卡比多巴20mg组成。初始剂量1/4片/次,每日2~3次,以后每周可以逐渐增量至1/2~1片/次,每日3次。于餐前1h或餐后1.5h服药。

4.多巴胺受体激动剂

直接刺激突触后膜多巴胺受体发挥作用,可以克服长期服用多巴胺后疗效减退以及运动并发症。包括两种类型,即麦角类和非麦角类。麦角类包括:①溴隐亭(bromocriptine):D_2受体激动剂,临床作用时间持久,可以在早期或是晚期单独使用。也可以与左旋多巴合用,合用时可以减少左旋多巴的用量。用法:低剂量开始服用,开始1.25mg/d,日剂量每周可增加1.25mg,直至达到最小有效剂量,分2~3日服用,最大剂量不要超过20mg/d。②α-二氢麦角隐亭。非麦角类常用的有:①吡贝地尔(piribedil,泰舒达):主要作用于D_2、D_3受体,最初每日一片(50mg),可以逐渐增量至3~5片/d,分3~5次口服。与多巴胺合用时每日1~3片。②普拉克索(pramipexole,森福罗):D_3受体激动剂可以单独或与左旋多巴连用,也可改善帕金森病患者的抑郁症状。用法:0.125mg/次,每日3次,每5~7日可以增加一次剂量,逐渐加至1.0mg/次,每日3次,常用剂量3~5mg/d。

5.单胺氧化酶B(monoarnine oxidase-B type,MAO-B)抑制剂

抑制多巴胺降解,增加脑内多巴胺含量,与复方左旋多巴有协同作用,可以减少使用左旋多巴的剂量,也可单独应用,与左旋多巴合用可以减少因长期应用左旋多巴出现的症状波动,如"剂末恶化"以及"开关现象"等。常用药有:①司来吉兰(selegiline,思吉宁):最初可为5mg/次,早晨服用。可增至每日10mg,早晨1次或是分为2次服用。②雷沙吉兰(rasagiline):为新近研制的MAO-B抑制剂,具有更高活性,不良反应较少。

6.儿茶酚-氧位-甲基转移酶抑制剂(catechol-O-methyl transferase inhibitor,COMTI)

抑制左旋多巴在外周代谢,维持左旋多巴血浆浓度的稳定,从而增加脑内多巴胺含量。单独使用无效,需与复方左旋多巴同服,尤其适用于伴有症状波动的患者。常用药物有:①恩托卡朋(emacapone),又名柯丹(comtan)。用法:每次200mg,每日5次。②托卡朋(tolcapone):是唯一能抑制外周和中枢COMT的药物,生物利用度高,半衰期长,每次100至200mg,每日3次口服。

(三)药物的不良反应

(1)抗胆碱药物的副作用包括口干、视物模糊、便秘及排尿困难,影响记忆,严重者可以出现幻觉、妄想。老年患者慎用,青光眼及前列腺肥大患者禁用。

(2)金刚烷胺的副作用较少,有不安、意识模糊、幻觉、排尿困难、昏厥、踝部水肿、心律失常等,注意有脑血管病、反复发作的湿疹样皮疹病史、充血性心力衰竭、肾功能不全、癫痫、严重胃溃疡以及肝病患者慎用。哺乳期妇女禁用。

(3)左旋多巴以及复方左旋多巴的周围性副作用常见为恶心呕吐、低血压以及心律失常(偶见);中枢性副作用包括症状波动、运动障碍和精神症状等,多在用药4~5年后发生,属于远期并发症。在消化道溃疡者慎用,青光眼、精神病患者禁用。

1)症状波动:①疗效减退或剂末恶化。每次用药的有效时间缩短,随着血药浓度降低,症状发生波动,治疗上可以根据患者的具体情况增加患者每次服药次数、增大单次用药量或改为控释片。②开关现象。症状在突然缓解(开期)与加重(关期)之间波动,开期常伴有异动症。多见于病情严重的患者,症状波动与患者服药的时间以及血药浓度无关。治疗上比较困难,可以使用多巴胺受体激动剂。

2)运动障碍又称异动症:包括剂峰异动症、双期异动症和肌张力障碍。多表现为舞蹈症或手足徐动样不自主动作,肌强直或肌阵挛。①剂峰异动症多出现在服药1~2h血药到达高峰时,可以减少左旋多巴的单次用药量或是加用多巴胺受体激动剂。②双期异动症在剂初或是剂末均可出现,可以使用复方左旋多巴的水溶剂或是增加半衰期较长的多巴胺受体激动剂对症治疗。③肌张力障碍多发生于清晨尚未服用药物之前,可在睡前加用复方左旋多巴控释片或长效多巴胺受体激动剂,或在起床前服用复方左旋多巴标准剂或水溶剂。

3)精神症状:可表现为抑郁、焦虑、幻觉、躁狂或精神错乱。可以尝试减少药物剂量,若无效时可以加用非经典抗精神病药物氯氮平对症治疗。

(4)麦角类多巴胺受体激动剂会导致心脏瓣膜病变和肺胸膜纤维化,已不主张使用,尚未发现非麦角类多巴胺受体激动剂有类似副作用。后者发生症状波动和运动障碍概率低,常见意识模糊,幻觉及直立性低血压。

(5)MAO-B抑制剂副作用有口干,短暂血清转氨酶升高,对不稳定高血压、心律失常、胃十二指肠溃疡、严重心绞痛以及精神病患者慎用,禁与氟西汀合用。

(6)COMTI不良反应少,主要有运动障碍、恶心和尿量异常,可引起失眠,故不宜在晚间服用,长期服用可出现腹泻,此外还有口干、食欲缺乏和直立性低血压等,消化性溃疡者慎用。

(四)药物的相互作用

(1)维生素 B_6 是多巴胺脱羧酶的辅基,可加快左旋多巴脱羧,加强外周副作用并减低疗效。

(2)抗抑郁药物能引起直立性低血压,加强左旋多巴的副作用。

(3)抗精神病药如吩噻嗪类阻滞黑质至纹状体多巴胺通路的功能、利舍平耗竭多巴胺,它们能产生锥体外系运动失调,产生药源性帕金森综合征对抗左旋多巴的疗效,不易与左旋多巴合用。

第六节　阿尔茨海默病

阿尔茨海默病（Alzheimer's disease，AD）是老年期痴呆中最常见的疾病类型，由中枢神经系统慢性进行性变性引起，以渐进性记忆障碍、认知功能障碍及人格改变等神经精神症状为特征，部分患者可伴有不同程度的精神疾病。常隐袭起病，进展缓慢。因其多在老年和老年前期发病，常被家人认为是正常的衰老过程而忽视。

随着全球人口老龄化，AD 的发病率呈逐年上升趋势，65 岁以上的老年人发病率以每年 0.5％的速度增长，年龄越大，发病率越高。女性发病率较男性高。多数为散发，极少部分患者被证实有家族史，为常染色体显性遗传。目前尚无特效治疗方法。

一、临床表现

AD 多为老年起病，起病隐袭，以进行性的记忆障碍，并伴有人格改变为主要特征。AD 多以记忆障碍为首发症状，即患者对新近发生的事、见过的人、去过的地方、说过的话等容易遗忘（近事遗忘），但患者对于早年经历的事往往可以正确回忆，晚期患者也可以出现远期记忆障碍。随着病情进展，患者可逐渐出现认知功能障碍和非认知功能障碍，如语言功能障碍，命名不能，理解力下降，语言贫乏，口语量减少等；晚期可出现完全性失语。视空间受损，定向障碍，对于过去熟悉的环境常常会迷路，出门后不认识回家的路等，不会使用日常生活用品，如筷子、牙刷、钥匙等，不能正确画出简单的几何图形；计算力减退或丧失，失认和失用。

部分患者还可以伴有精神障碍，情感淡漠，抑郁，行为障碍，视听幻觉等。后期患者生活多不能自理，终日卧床。

二、治疗原则

AD 尚无特效治疗方法，目前治疗主要包括药物对症治疗，用以改善记忆障碍、认知功能障碍和对症改善精神症状。此外，应对生活不能自理的患者加强陪护及护理，防止并发症的出现和意外事件的发生。

三、药物治疗

（一）药物治疗原则

目前认为，AD 的发病与大脑中胆碱能神经元变性以及脑内乙酰胆碱浓度减低有关，尤其是海马区和脑皮质部明显。治疗上主要从两方面考虑：①应用抗氧化剂延缓脑细胞成分氧化导致的神经元变性。②以提高中枢神经系统乙酰胆碱浓度，提高乙酰胆碱生物利用度为治疗目标，最终达到延缓患者病情进展、延长寿命及提高生活质量的目的。

（二）药物作用和机制

1.抗氧化剂

通过降低 AD 患者脑组织中高于正常的脂质过氧化物和自由基的产生，减轻神经系统细胞核和线粒体 DNA 的损伤，从而减轻神经元变性死亡。①维生素 E（vitamine E，生育酚）：可减少自由基生成，抗脂质过氧化，促进暴露于 β-淀粉样蛋白培养基的神经元存活，200U/d。②

艾地苯醌(idebenone)：是苯醌衍生物，具有抗氧化作用，是新型的抗老年痴呆的特效药和脑功能代谢及精神症状的改善药，并有轻度的降压作用，90～270mg/d。

2.乙酰胆碱酯酶(AChE)抑制剂

因为脑外补充合成乙酰胆碱前体物质已经被证实对于改善 AD 症状无作用，故提高中枢神经系统乙酰胆碱浓度主要是降低乙酰胆碱的分解，主要作用是提高患者的认知功能。①多奈哌齐(donepezil,安理申)：选择性可逆性 AChE 抑制剂，睡前口服，5mg 或 10mg/d。②重酒石酸卡巴拉汀(rivastigmine,艾斯能)：是一种氨基甲酸类脑选择性乙酰胆碱酯酶抑制剂，通过延缓功能完整的胆碱能神经元对释放乙酰胆碱的降解而促进胆碱能神经传导。适用于轻中度 AD 患者，口服，起始量 1.5mg，一日 2 次，直至最高剂量 6mg，一日 2 次。③石杉碱甲：也称哈伯因(huaperzine A)，是我国从中草药千层塔中提取的 AChE 抑制剂，对 AChE 有较强的选择性，可改善认知功能，口服，0.1～0.2mg，一日 2 次，最大剂量不超过 0.45mg/d。④美金刚(memantine)：N-甲基-D-天(门)冬氨酸受体拮抗药，适用于中重度 AD，起始剂量每早 5mg，每周增加 5mg 直到达到最大剂量为一次 10mg，一日 2 次。

3.针对精神症状的药物

抑郁症可用氯米帕明(clomipramin)，选择性 5-HT 再摄取抑制剂(SSRIS)：氟西汀(fluoxetine)，三环类抗抑郁药阿米替林(amitriptyline)等。

（三）药物的不良反应

1.抗氧化剂

艾地苯醌的主要副作用有恶心，头痛，头晕，心悸及血清转氨酶轻度增高等。

2.胆碱酯酶抑制剂的副作用

①多奈哌齐常见感冒症状、厌食、腹泻、呕吐、恶心、胃肠功能紊乱、昏厥、眩晕、失眠、皮疹、瘙痒、幻觉、易激惹、攻击行为、肌肉痉挛、尿失禁、头痛、疲劳、疼痛、意外伤害；少见癫痫、心动过缓、胃肠道出血、胃及十二指肠溃疡、血肌酸激酶浓度的轻微增高；罕见锥体外系症状、窦房结传导阻滞、房室传导阻滞、肝功能异常(包括肝炎)、潜在的膀胱流出道梗阻。②艾斯能的不良反应常见恶心、呕吐、厌食、消化不良、头痛、嗜睡、意识模糊、震颤、乏力出汗、兴奋、体重减轻等；少见晕厥、抑郁、失眠；罕见心绞痛、癫痫、胃或十二指肠溃疡。③石杉碱甲副作用较少，偶见头晕、恶心、胃肠道不适、视力模糊等。④美金刚副作用常见便秘、高血压、头痛、眩晕、嗜睡；少见呕吐、血栓、意识模糊、幻觉、步态异常；罕见癫痫、胰腺炎、精神病、抑郁和自杀倾向。

3.抗精神症状药物主要副作用

氟西汀常见畏食、焦虑、腹泻、恶心等；偶见诱发癫痫发作。少见咳嗽、胸痛、味觉改变、呕吐、胃痉挛、食欲减退或体重下降、便秘、视力改变、注意力涣散、头晕、口干、心率加快、乏力、震颤、尿频等。阿米替林副作用常见恶心、呕吐、心动过速、震颤、口干、便秘、排尿困难、直立性低血压、头痛、体重增加、性功能障碍等。

第七节　偏头痛

偏头痛(migraine)是一种长期反复发作的血管神经性头痛,表现为头部的一侧或双侧疼痛,好发于中青年女性。

国际头痛疾病分类第二版(ICHD-Ⅱ)将偏头痛分为无先兆偏头痛、有先兆偏头痛、儿童周期综合征、视网膜偏头痛、偏头痛并发症和可能偏头痛等6类,某些类型又进一步分为若干亚型。其中无先兆偏头痛占80%,先兆偏头痛占15%,其他类型较少见。

一、临床表现

1.有先兆偏头痛

约占偏头痛患者的15%。可分为前驱症状期、先兆期、头痛期及恢复期。发病前数小时或数日可以出现激动、兴奋或是打哈欠、颈部紧缩感等前驱症状。而先兆期是头痛发生时或之前,出现的可以完全恢复的局灶神经系统症状,多表现为视觉、感觉及语言症状。这些症状可以表现为阳性症状(兴奋性症状)或阴性症状(抑制性症状)等。最常见的先兆为视觉先兆,多表现为视物模糊、暗点、闪点、亮点亮线或视物变形。先兆症状逐渐进展,多在5～20min,持续时间不超过1h。头痛期多表现为单侧或是双侧的额颞部、眶部的搏动性头痛,可伴有颈部疼痛及肌肉收缩,常伴随恶心、呕吐、出汗、畏光、畏声、易激惹、记忆力以及注意力下降、认知功能障碍等症状。咳嗽、打喷嚏及体力劳动可能会加重头痛,睡眠后多有缓解,疼痛程度逐渐增强,多在1～2周后缓解。恢复期患者多感觉疲乏,易怒,情绪变化。

2.无先兆偏头痛

最常见,约占偏头痛患者80%。头痛性质与有先兆的偏头痛类似,但是没有明显先兆,头痛程度轻但是持续时间较长,发作更频繁,更大程度地影响日常活动及工作。由于频繁发作,无先兆的偏头痛更容易发展为慢性偏头痛。

二、治疗原则

目的为减轻或终止头痛发作、缓解伴发症状、预防复发。治疗分为非药物治疗以及药物治疗。非药物治疗包括使患者了解偏头痛相关知识,保持健康的生活方式,找到偏头痛发作的诱因并加以避免。

三、药物治疗

偏头痛的药物治疗可分为发作期治疗和预防性治疗。

(一)急性发作期的治疗目的在于快速缓解头痛,消除伴随症状

发作期的药物选择包括非特异性止痛药和特异性止痛药。非特异性止痛药包括:①非甾体类消炎药(NSAIDs),如对乙酰氨基酚、阿司匹林、布洛芬等。②阿片类药物。③巴比妥类镇静药物。特异性药物包括麦角类药物及曲普坦类药物。应采用阶梯法选择药物并根据患者情况综合考虑,药物应当尽早应用。首先可单独应用NSAIDs,如果效果不佳可以改用麦角类药物或曲普坦类药物,对于出现伴随症状如恶心、呕吐时可以应用甲氧氯普胺或多潘立酮。阿

片类药物会导致头痛发作更加频繁,进而导致药物摄入过量及成瘾,除非是偏头痛合并缺血性心脏病患者及妊娠期偏头痛患者,阿片类药物不作为偏头痛发作期的常规用药。

1.麦角类药物

是以往的经典治疗偏头痛的药物,但由于其不仅为非选择性 5-HT$_1$ 受体激动剂,还可以作用于肾上腺素受体和多巴胺能受体,不良反应多,近年已经逐渐被其他药物替代。代表药物:麦角胺咖啡因。用法:1~2 片口服,若服后半小时不见效,可再服 1~2 片,24h 内不能超过 6 片,此药物不能长期使用,1 周内不超过 10 片。

2.曲普坦类

特异性 5-HT$_{1B/1D}$ 受体激动剂。作用机制为强烈收缩已扩张的脑血管及脑膜血管,对管径正常的脑动脉的收缩作用很轻微;通过抑制三叉神经末梢释放活性肽类 P 物质、GGRP 抑制神经源性炎症,可迅速控制头痛、畏光、畏声、恶心、呕吐等症状。第一代曲普坦类药物舒马普坦(sumatriptan,英明格),用法:单次口服剂量 50mg,如果服用一次后无效不必加服;如果首次服药后有效但症状仍持续发作者 2h 后可再加服一次。24h 总剂量不超过 200mg。第二代曲普坦类药物生物利用度较高,能透过正常血脑屏障直接作用于脑干三叉神经二级神经元及孤束核神经元,抑制它们放电从而缓解头痛以及伴随症状。常用药物佐米曲坦(zoltnitriptan,佐米格),用法:单次 2.5mg 口服,2h 头痛未缓解可以再服 2.5mg,每日最大剂量不超过 10mg。

(二)预防性治疗的目的是减少发作频率、缩短发病时间以及减轻头痛的程度

针对偏头痛发作期的单次治疗通常不能阻止下一次发作,而如果频繁地使用急性期治疗用药,会导致药物摄入过量,还会引起头痛发作次数增多。因此,对于如下情况可以考虑预防性治疗:①头痛发作每月超过 3 次、每次持续时间超过 48h。②影响日常生活。③频繁摄入急性期药物(每周至少使用 2 次以上)。④急性期治疗无效。⑤特殊类型的偏头痛如偏瘫性偏头痛或月经性偏头痛等。应用预防药物时注意:应该从小剂量开始;至少连续服用 3 个月;应用预防药物起效者,服用 9 个月至 1 年后应暂停并观察。预防性药物包括:

1.β 受体阻滞剂

为一线、标准预防药物。对于伴发紧张、高血压、心绞痛患者较好。常用药物:普萘洛尔(propranolol,普萘洛尔)。开始剂量为每次 20~40mg,逐渐增加至每日 60~100mg。常见不良反应为困倦、胃肠道不适,尤其是腹泻、胀气、体重增加。哮喘及充血性力衰竭、心动过缓者禁用。

2.抗癫痫药物

为一线预防药。丙戊酸具促进 GABA 合成及阻断 GABA 的降解作用。GABA 是周围及中枢神经系统的抑制性神经递质。通过 GABAα 受体起作用,用于预防偏头痛发作的剂量比用以抗癫痫的剂量小。一般剂量为每日 400~600mg,不良反应有嗜睡、胃肠道不适、抑郁、记忆力减退、体重增加及脱发。肝功能障碍、妊娠及血小板减少者禁用。

3.钙离子拮抗剂

为二线预防药物具有保护脑缺血作用。氟桂利嗪开始剂量为每日 5mg,睡前服用。男性可增至每日 10mg。常见不良反应有抑郁、体重增加及锥体外系症状。

4.其他

三环类抗抑郁药如阿米替林,5-HT 拮抗剂如苯噻啶也有预防偏头痛的作用。

(三)药物不良反应

1.麦角胺

恶心,呕吐,腹痛,腹泻,肌肉无力及胸区疼。剂量过大可有血管痉挛,引起重要器官供血不足。有效剂量常见有恶心及呕吐。大剂量,偶尔可导致肠系膜血管收缩、缺血性肠疾病及舌的部分坏死。极量治疗 2 周,有发生轴纤维周围缺血性双侧视神经乳头炎者。此药的血管收缩作用有很大的危险性,可出现肢体苍白及发凉,上下肢动脉痉挛,甚至可发生坏疽。直到 1987 年已有 200 多个报告发生血管痉挛反应,其中 71％为四肢动脉,18％为冠状动脉,7％为其他动脉(大脑、肾或内脏动脉);此药栓剂的含量常大于口服量,且吸收较好,因此应用栓剂较常发生坏死性麦角中毒症,常引起周身动脉痉挛。有报告应用此药后可发生腹膜后纤维化。应用麦角胺治疗偏头痛可致内脏动脉及冠状动脉痉挛而出现急性心肌缺血。过量可引起动脉痉挛,但正常剂量也可致病情恶化反应,特别是甲亢、急性感染、休克及孕妇易于发生这种恶化反应。麦角中毒的征候,初始为头晕、前额痛、抑郁及小腿和下背部疼痛;较严重的中毒则有蚁走感、肢体严重发绀、肌肉震颤、强直痉挛、惊厥、谵语及死亡。慢性麦角中毒的症状颇似可逆性痴呆。

2.曲普坦

全身乏力,易疲劳,嗜睡,有疼痛或压迫感及眩晕。严重的心脏意外,包括在使用 5-HT1 激动剂后出现死亡,这些事件极少发生,报道的患者多伴有冠状动脉疾病(CAD)危险因素先兆。意外事件有冠状动脉痉挛、短暂性心肌缺血、心肌梗死、室性心动过速及室颤。

第六章　精神疾病的药物治疗

第一节　精神分裂症

精神分裂症(schizophrenia)是精神病学的典型疾病,多起于青壮年,常缓慢起病,病因不明,一般以思维过程松散、不合逻辑的联想、荒谬的妄想、情感不恰当或平淡以及运动及行为异常为主要特征。这些症状的变化贯穿疾病的全程,疾病累积的结果往往是严重的、长期的甚至是持续的。

一、临床表现和分型

(一)临床表现

1.联想障碍

联想过程缺乏连贯性和逻辑性是精神分裂症的特征性症状,对诊断很有意义。在精神分裂症早期,患者思维活动可表现为联想松弛,内容散漫,对问题的叙述不够中肯,不切题,缺乏内在的逻辑关系,以致使人感到交谈困难;思维中断(blocking of thought)也是常见表现,有时患者无意识障碍,又无明显的外界干扰的影响下,最初流畅的思路突然停止,有时发生在一句话的中间,患者不能继续自己的思考,有时患者可意识到这个问题,并为此感到烦恼。强制性思维(forced thought)、思维贫乏、病理性象征性思维(symbolic thinking)、语词新作(neologism)等联想障碍也都会出现。

2.情感障碍

情感淡漠(apathy)、情感倒错(parathymia)也是精神分裂症的常见症状。情感淡漠是疾病后期经常出现的症状,表现出情感冷淡、麻木不仁,有人又称其为情绪枯萎。疾病早期的表现往往是不太引人注意的,变得不关心、不体贴亲人,但往往以工作、学习等压力大而被他人理解或忽略了。

3.意志活动障碍

意志活动障碍包括意志减退(hypobulia)、意志缺乏(abulia)和意向倒错(parabulia)。表现为意志消沉,不愿与外界接触,变得孤僻、被动,甚至日常起居都懒于料理,经常独处,整日呆坐不动,学习、工作能力减低。

4.其他症状

包括幻觉(hallucination)、妄想(delusion)和紧张症候群。

幻觉中各种幻觉均可见到,但尤以听幻觉(auditory halhlcination)多见。主要是言语性幻听。幻听症状可以影响不大,也可能很扰人,以致患者十分苦恼。有些声音是在给患者指令(命令性幻听)。有些患者想问题时听到自己的思想被清楚地读了出来。即有一声音说出自己的思想内容。

妄想也较常见。妄想可见于其他许多精神疾病,并不是精神分裂症的特征性症状。精神分裂症的妄想具有内容荒谬、泛化的特点。以关系妄想(delusion of observation)、被害妄想(delusion of persectltion)、影响妄想(delusion of influence)最常见。紧张症症候群见紧张型。

5.自知力受损

大多数患者都有不同程度的自知力缺损。在病程的不同阶段自知力的状态可不同。疾病初期,自知力尚好,能够觉察到自己的变化,感到奇怪。随着病情的进展,会逐渐丧失自知力,不认为其病态体验是因为自己有病,否认它们是不正常的,甚至拒绝治疗。随着病情的好转,自知力会有所恢复。

(二)常见临床类型

精神分裂症根据其临床表现的优势症状分型。患病初期,症状未明朗化,往往很难明确分型,当疾病发展到一定程度,优势症状很清晰时,便可归类。精神分裂症不同类型的发病形式、临床特点,病程过程,治疗反应,预后等均各有特点。

1.偏执型

又称妄想型,是精神分裂症类型中最常见的一种。此型发病年龄多在青壮年或中年,起病形式较缓慢,这类人常常性格内向,思维特点趋向于内省不愿暴露自己的思维内容。发病最初常表现为敏感多疑,以后发展成妄想,妄想的范围逐渐扩大,并有泛化的趋势。妄想内容以关系妄想、被害妄想为多见,其次为影响妄想、嫉妒妄想、自罪妄想、夸大妄想等。幻觉中以言语性幻听最常见,常为命令性和评论性幻听,可有其他幻觉,较晚发生人格衰退。治疗效果较好。

2.青春型

较常见。多在青春期急性或亚急性起病。症状常表现为无条理的思想松弛,愚蠢幼稚、肤浅、无拘无束,以及全面的行为紊乱。常呈不协调的精神运动性兴奋。情感常呈平淡和不协调,表现为喜怒无常、变化莫测、表情做作、好扮弄鬼脸、行为幼稚、愚蠢、奇特,常有冲动行为。此型病程发展较快,虽可有自发缓解,但维持不久易再复发,部分患者预后较差。

3.紧张型

其特点是:木僵(stupor)或缄默(mutism)、违拗(negativism)、刻板(stereotype)、兴奋或稀奇古怪的姿态。起病形式较快。患者一般没有意识障碍,无智能障碍,自知力缺乏,但治疗效果较好,如治疗及时,较快康复。也可有自动缓解。

4.单纯型

此型精神分裂症潜隐起病,几乎使人觉察不到,临床表现为日益加重的孤僻、被动生活懒散和情感淡漠。患者就诊时,往往已患病多年比较严重了。

5.其他类型

除上述 4 个类型外,还有未分化型、精神分裂症后抑郁、残留型、精神分裂症衰退型。

二、治疗原则

精神分裂症的治疗主要包括 3 个方面:药物治疗、心理治疗和康复治疗,总的治疗原则如下:

1.早发现、早治疗

患者首次发病的治疗时间和病情持续时间的长短和疗效及预后有着密切的相关性,即发现越早,治疗效果越好,预后越理想。

2.以抗精神药物治疗为主,电休克及中医中药治疗为辅

用药的原则是:①原则上采用单一用药治疗,一般从小剂量开始,缓慢加量,2周内加到治疗量。②对治疗依从性极差的患者最好使用长效制剂。③对于伴有抑郁焦虑、药源性反应和难治性病例,可考虑合并用药。④症状控制后仍要小剂量维持2～3年。

3.心理治疗

可以帮助患者改善精神症状,提高依从性,改善人际关系,提高重返社会的可能性和适应能力。

4.康复治疗

主要通过工作、劳动、娱乐、体育活动提高患者自身的能力,同时还要对患者及亲属的健康教育,向公众普及精神卫生知识,使患者家属以及全社会对精神分裂症患者给予更多的理解和关爱,少一些责备和歧视。精神分裂症的治疗是综合的、持续的治疗需要相当长的时间,针对患者要制订详细的长期治疗计划,坚持个体化治疗原则,并且还要在治疗过程中根据患者的病性变化做出相应的调整。

三、药物治疗

(一)治疗机制

精神分裂症的发生机制并不十分清楚,目前一些研究表明,精神分裂症的发生多具有遗传易感性。此外,主要与以下因素有关:①脑内部黑质—纹状体等部位内多巴胺能神经活动过度。②多巴胺或5-羟色胺等神经递质的过度甲基化,造成体内甲基化毒性产物蓄积。③慢性精神分裂症患者的血小板内单胺氧化酶(MAO)活性降低。④精神分裂症患者脑内5-羟色胺能神经活性降低。免疫学假说认为精神分裂症是某种异常抗原所产生的免疫反应。大脑两半球功能不平衡学说认为精神分裂症是由于右半球功能减弱,左半球功能过分活跃所致。

目前应用的抗精神病药物多有阻滞中枢神经系统多巴胺受体的功能。通过阻断多巴胺受体,可使部分患者的幻觉、妄想、思维散漫和行为障碍等所谓的阳性症状得到缓解。而利培酮等新型药物除多巴胺阻断功能外,还有强烈的中枢抗5-羟色胺的作用,因而对思维贫乏、情感淡漠、意志减退等阴性症状也有较好的疗效。目前,针对其他的发病机制,尚没有有效的治疗药物上市。

(二)治疗药物的选用

选用治疗药物时,应考虑到精神分裂症的临床特点、临床类型、病程和病期(急性或慢性阶段)、占主导的临床症状是阳性症状还是阴性症状等。

1.急性期(首次发生和复发)用药

迅速控制急性期的症状是治疗中最重要的问题。急性期的治疗应采取足剂量、足疗程的系统治疗。一般疗程为2～3个月,常用药物有:

(1)氯丙嗪(chlorpromazine):对精神运动性兴奋,急性幻觉妄想、思维障碍、紧张性兴奋、行为离奇等疗效显著。并改善睡眠,镇静作用较强。对精神分裂症的阴性症状,思维贫乏、情感淡漠、退缩、意志缺乏以及慢性幻觉,疗效较差,治疗剂量为400～800mg/d,维持量300mg/d以下。

（2）奋乃静（perphenazine）：除镇静作用不如氯丙嗪。对急性幻觉、被害、嫉妒、关系妄想、违拗有较好效果，能改善情感淡漠。副反应较氯丙嗪轻。适用于老年，躯体情况较差者。治疗剂量 30～60mg/d。

（3）氟哌啶醇（haloperidol）：药理作用与氯丙嗪相同，镇静作用较氯丙嗪弱。特点为抗精神病作用强、疗效好、显效快、毒性低。对控制不协调精神运动性兴奋、幻觉、妄想、敌对情绪、攻击行为疗效好，对慢性症状亦有效，成人治疗剂量 12～20mg/d。

（4）氯氮平：适用于急、慢性、难治性精神分裂症。但是有 1% 的患者在使用后患粒细胞减少症，这种致命的副作用致使其在国外曾一度中断使用，但是针对耐药的难治性的精神分裂症患者的长期研究，才重新燃起氯氮平治疗的希望，针对粒细胞减少症在治疗开始的 2～3 个月内，每周测白细胞总数及分类一次，一旦出现粒细胞下降，应立即停药。用此药还是比较安全的。治疗剂量 300～400mg/d。

（5）利培酮：化学结构与氯氮平不同，而受体药理作用却很相似。小剂量阻滞 5-HT2 受体，大剂量能阻断 DA-D2 受体。很少产生锥体外系反应。适用于各型精神分裂症，对阳性、阴性症状均有效，一般用量 2～4mg/d。

（6）奥氮平：化学结构与氯氮平基本相同，最重要的区别在于去掉了苯环上的氯离子，从而避免了粒细胞减少的副作用。所以，疗效与氯氮平相近，而副作用明显减轻。常见的副作用有镇静、直立性低血压及体重增加。少数患者有一过性谷丙转氨酶（GPT）升高。一般从小剂量开始，缓慢加量，于 10～14 日内加到治疗剂量，一般用量 5～15mg/d。达到治疗量 4～6 周内控制急性精神分裂症症状。

对于合作患者，给药方法以口服为主，对于兴奋躁动严重、不合作或不肯服药的患者，可采用注射给药，为短期应用，一般使用氟哌啶醇或氯丙嗪。肌注氟哌啶醇 5～10mg 或氯丙嗪 50～100mg，必要时 24h 内每 6～8h 重复 1 次，也可以采用静脉注射或静脉滴注给药，密切注意有无不良反应发生。

2.继续治疗和维持治疗

（1）继续治疗：在急性期症状得到控制后，应继续以治疗剂量维持一段时间，以期疗效获得巩固，一般 1 个月左右为宜。

（2）维持治疗：维持治疗对减少复发十分有价值，维持治疗的时间一般在症状缓解后不少于 2 年，如系复发，时间要酌情更长一些。传统药物的维持治疗的剂量一般为治疗量的 1/2～2/3，新一代的抗精神病药物安全性提高了，可采用略低于有效剂量的维持治疗，总之根据实际情况掌握，争取用最小的剂量，取得最好的效果。

3.药物更换

抗精神病药物一般应在 4～6 周内控制精神分裂症的急性期症状。因此，急性病例经治疗量系统治疗 6～8 周，若无效即可考虑换药或联合用药。慢性病例需充分治疗 3～4 个月无效，才宜换药，换药时最好是换用另一类化学结构的药物。

4.联合用药

精神分裂症的用药应尽量采用单一药物，若单一药物无效，可以两种药物合用。但部分药物合用不但不能增加疗效，反而增加不良反应。合并用药的原则：①不同化学结构的药物合并,如奋乃静合并舒必利。②不同临床作用的药物合并,如氯丙嗪合并三氟拉嗪。③长效制剂和短效药物联用。④合并时两药剂量不宜过高,以防严重不良反应。

(三)常见副作用及处理

1.锥体外系症状

为最常见的不良反应,发生率为 25%～60%,多在用药后 3～4 周发生。最早可在 0.5～48h 发生有以下 4 种表现形式:

(1)急性肌张力障碍:出现最早,表现为局部肌群的持续强直性收缩,继而出现各种奇怪动作和姿势如突然斜颈、吐舌、面肌痉挛、角弓反张等。治疗用东莨菪碱(scopolamine)0.3mg 肌注或苯海拉明 25mg 肌注,可迅速缓解。对反复发生者,可考虑减药、换药。

(2)静坐不能:多发生于治疗 1～2 周,患者表现为无法控制的激越不安,不能静坐、反复走动或原地踏步,伴焦虑,不能保持安静,口服普萘洛尔(普萘洛尔)或地西泮可缓解症状,同时减少抗精神病药物剂量。

(3)类帕金森征:常在治疗 1～2 个月发生,表现为运动不能或肌肉张力高,肌肉强直、唇、舌、双手震颤,面部表情呆板、屈曲体位、慌张步态、流涎多汗、皮脂渗出。治疗给予抗胆碱药物如苯海索(trihexyphenidyl)2mg,每日 2～3 次,应用 4 周左右即可逐渐停药,不宜骤停。必要时可减少抗精神病药物的剂量。

(4)迟发性运动障碍:指长期大量应用抗精神药物引起的一种锥体外系反应,特点为不自主有节律的刻板式运动,表现为吸吮、鼓腮、舔舌、歪斜,严重时构音不清及影响进食,也可表现为躯干、肢体舞蹈样动作、角弓反张等。治疗:①减药停或换用锥体外系反应小的药物。②停用一切抗胆碱能药,如东莨菪碱、苯海索。③对症治疗,可用多巴胺耗竭剂利舍平 0.25mg 口服,每日 1～3 次。异丙嗪(promethazine)25～50mg;肌注每日 1 次,连续注射 2 周。

2.自主神副作用

抗胆碱能的副作用表现在为口干、视力模糊、排尿困难和便秘等,严重反应包括尿潴留、麻痹性肠梗阻和口腔感染。α-肾上腺素受体阻滞作用表现为直立性低血压、反射性心动过速、心电图改变,严重者可发生猝死。心血管反应一般与剂量有关,可对症处理,经减药或停药后可恢复正常。

3.造血系统反应

可发生再生障碍性贫血,粒细胞减少或缺乏、血小板减少性紫癜、溶血性贫血等。其中以粒细胞减少症常见,用氯氮平者多见,处理给予升白细胞药物、输血等。在使用抗精神药物期间应定期查血常规,必要时停药。

4.对肝脏的不良反应

常见为无黄疸性肝功能障碍,反应程度较轻时可不必停药,加强保肝治疗,如程度较重或引起黄疸,应立即停药,进行保肝治疗。

5.药物过量中毒

临床常见由于误服或自杀等原因引起急性中毒者,中毒症状多表现为嗜睡,进行性意识障碍,直至昏迷,同时血压下降,心动过速,加不及时抢救,将导致呼吸循环器官功能衰竭。在诊断明确后,急性中毒的治疗首先反复洗胃、补液、制尿,加速药物的排泄;同时应用中枢兴奋剂,处理低血压,吸氧、抗感染,维持水、电解质及酸碱平衡。

（四）药物间的相互作用

抗精神病药物可以增加三环类抗抑郁药物的血药浓度、诱发癫痫、加剧抗胆碱能副作用;可以加重抗胆碱能药的抗胆碱能副作用;可以逆转肾上腺素的升压作用;可以减弱抗高血压药物的降血压作用,可以加强其他中枢抑制剂如酒精及利尿剂的作用。抗酸药物影响抗精神药物吸收,吸烟可以降低某些抗精神病药物如氯氮平的血药浓度。卡马西平通过肝脏药物代谢酶,明显降低氟哌啶醇、氯氮平血浆浓度而使精神症状恶化;或增加氯氮平发生粒细胞缺乏的危险性。某些选择性5-羟色胺再摄取抑制剂如氟西汀、帕罗西汀抑制肝脏酶,增加抗精神病药物的血药浓度,导致不良反应加剧。

第二节　情绪障碍

情绪障碍(情感性精神障碍)又称躁狂抑郁性疾病、循环性精神病、情感性精神病、情感障碍、心境障碍等。是以显著而持久的心境障碍为主要特征的一组疾病。可表现出截然相反的形式,有欢快心境的躁狂患者表现眉飞色舞,思维奔逸,睡眠减少,自我评价过高,夸大观念。有抑郁心境的抑郁患者常有经历和兴趣丧失,自罪感、注意困难、食欲丧失和有死亡或自杀观念。心境障碍的其他症状包括认知功能、语言、行为、食欲、睡眠等方面的异常表现。所有这些变化的结果,均导致患者人际关系、社会和职业功能的损害。情感性精神障碍的病症为发作性,间歇期症状可完全缓解,不遗留明显的人格改变,但有复发倾向。

一、抑郁症

（一）临床表现

典型症状是情绪低落、思维迟缓和意志活动减退即"三低症状",受环境、文化、个性素质等因素影响其病态表现不尽相同。

1.抑郁心境

抑郁发作的基本状态是心情低落。可表现为僵滞、无动于衷、没有生气、心身憔悴。发病初期或较轻的患者可表现为比平时容易悲伤或哭泣,加重时表现为不能悲伤、不会哭泣,家中无论发生什么不幸都不会悲痛,患者对此感到非常痛苦。在抑郁心境的背景上有时可出现焦虑、激越(约占60％)。表现为表情紧张、局促不安、惶惶不可终日。或不停地来回踱步、夹手指、揪头发、拧衣被。多见于年长的患者,有的则表现明显易激惹性。

2.兴趣减少或缺失

患者丧失既往生活的热忱和乐趣,兴趣索然,越来越不愿意参加正常活动。包括既往嗜好、娱乐活动和家人、孩子、亲友团聚等丧失兴趣。闭门独居、疏远亲友、回避社交。

3.精力减退

开始可能感到精力不足、疲乏、无力、日常活动虽继续进行,但机械、被动,以后越来越无精打采,筋疲力尽,做一件平常很容易的事也觉得是个负担。有些原来很能干的人却工作拖拉,不能胜任原先的工作。

4.自我评价降低

过分贬低自己,总以批判的眼光、消极否定的态度,看待自己的现在、过去和未来。具有强烈的自责、内疚、无用感、无价值感、无助感,严重时可出现自罪、疑病观念甚至妄想。

5.精神运动迟滞

约半数患者有精神运动迟滞,是抑郁症典型症状之一。患者整个精神活动呈现显著、持久、普遍的抑制。行为方面患者自觉身体很沉重,行动显得迟缓,往往很少有自发的活动,严重者甚至危坐一隅,纹丝不动。思维方面表现为思维过程很缓慢,联想困难,思考问题很吃力,给人以反映迟钝的感觉,严重者可表现为终日呆坐不语,甚至陷入木僵状态。

6.消极悲观

内心十分痛苦、悲观、绝望,可产生强烈的自杀观念和行为。随着症状加重,自杀念头日趋强烈,研究表明抑郁的自杀率比一般人群约高 20 倍。

7.躯体或生物学症状

常有食欲减退、体重减轻、睡眠障碍、心悸、胸闷、胃肠不适、性功能低下和心境昼重夜轻等生物学症状。睡眠的典型障碍是早醒,比平时早 2～3h。

(二)治疗原则

抑郁症的治疗方法有药物治疗、心理治疗及康复治疗。药物治疗是抑郁症治疗的主要手段,药物主要用来改善脑部神经递质的不平衡。药物治疗要坚持以下原则:①诊断要确切,要全面考虑患者特点,坚持用药个体化原则。②早发现早治疗,抑郁症的演变通常是由轻度到重度,如果在轻度忧郁的时候及早发现与及早治疗,预后通常会比较好,且治疗时间可缩短。③坚持从小剂量开始用药,逐步递增的原则,采用最小有效量,可使不良反应减至最少,小剂量疗效不佳时,可根据不良反应和耐受情况,再增至足量并使用足够长的疗程。④尽可能单一用药,足量、足疗程治疗,一般不主张联合应用抗抑郁药。⑤要坚持长期维持性治疗,确认无效者,方可考虑换药。心理治疗主要是改变不适当的认知、思考及行为习惯。康复治疗的方法主要是让患者多接受阳光与运动,使心情得到放松,心境得到改善。要培养患者良好的生活习惯,如早睡早起等,保持有规律与安定的生活,多给患者一些鼓励,增强患者的自信心,对缓解忧郁症患者的负性心理状态是非常重要的。

(三)药物治疗

1.治疗机制

不同种类的抗抑郁药作用机制不同,单胺氧化酶抑制剂(rnonoamine oxidase inhibators,MAOIs)通过抑制中枢神经系统内单胺氧化酶的活性,抑制单胺类神经递质氧化代谢从而使单胺类递质降解减少,突触间隙内有效递质水平增高,发挥抗抑郁作用。早期的该类药物由于对单胺氧化酶的 A、B 两个亚型的选择性差,易导致高血压危象和肝损害,改进的药物对两个亚型有选择性,且对 MAO 的抑制具有可逆性,不良反应明显减少。此药不宜与其他类型的抗抑郁药合用,换用其他抗抑郁药需停药 2 周以上。三环类抗抑郁药(tricyclic antidepresants,TCAs)主要通过对突触前单胺类神经递质再摄取的抑制,使突触间隙 NE 和 5-羟色胺含量增高从而达到治疗目的,以增加突触间隙单胺递质的浓度。三环类抗抑郁药对上述两种神经递质的作用选择性不高,对其他受体的阻断作用是导致不良反应的原因。常见的药物有丙米嗪、阿米替林、多塞平、氯米帕明。四环类抗抑郁药(tetracyclic antidepressants)有马普替林和米安色林,马普替林的作用机制是选择性抑制去甲肾上腺素的再摄取,对其他递质系统的影响小,缺点是高剂量可能诱发癫痫。米安色林对去甲肾上腺素、5-羟色胺及多巴胺的摄取并不抑制,它主要是对突触前 α2-肾上腺素受体有拮抗作用,以增强去甲肾上腺素的传递作用。米安色林与降血压药无相互作用,故适宜老年人及心血管病患者服用。选择性 5-羟色胺再摄取抑制剂(selective serotonin reuptake inhibitors,SSRIs)主要有氟西汀、帕罗西汀、西酞普兰、舍曲林、氟伏沙明等,这些药物通过选择性抑制 5-羟色胺的再摄取而使突触间隙 5-羟色胺增多,该类药物对焦虑的疗效也比较好,对老年患者的安全性高,成为全球公认的一线抗抑郁药物。5-羟色胺和去甲肾上腺素双重摄取抑制剂(serotonin-norepinephrine reuptakeinhibitors,SNRIs)的代表药物文拉法辛(venlafaxine)能抑制 5-羟色胺和去甲肾上腺素再摄取,高剂量对多巴胺再摄取抑制作用,此类药物的特点是疗效与剂量有关。NE 能和特异性 5-羟色胺能抗抑郁药(NaSSAs)的代表是米氮平,主要是通过阻断中枢突触前 NE 能神经元 α2-自身受体及异质受体,增强:NE 和 5-HT 的释放。

2.治疗药物的选用

任何一种抗抑郁药物,有效性必须是第一位考虑的因素,此外药物的选择不仅应考虑抑郁症的亚型,还就考虑患者以往抗抑郁的治疗史,综合患者的临床特征、伴随症状、生理特点、躯体情况以及既往药物治疗的经验和教训等因素选择合适的药物。临床医生在选用抗抑郁药治疗时,一般都要考虑以下几个问题:①选哪一类药物。②用多大剂量。③疗程多长。④药物无效的确定与更换。⑤如何避免和处理药物使用过程中出现的躁狂发作。

对于伴明显激越的抑郁症,治疗时可选用有镇静作用的抗抑郁剂,如 SSRIs 中的氟伏沙明、帕罗西汀,NaSSAs 中的米氮平,以及 TCAs 中的阿米替林、氯米帕明,也可选用 SNRIs 中的文拉法辛。治疗早期可合并苯二氮䓬类如劳拉西泮(1～4mg/d)或氯硝西泮(2～4mg/d),当激越症状缓解后,逐渐停用继续抗抑郁治疗。伴有强迫症状时,常选用 TCAs 中的氯米帕明,以及 SSRIs 中的氟伏沙明、帕罗西汀、舍曲林和氟西汀。通常使用剂量较大,氟伏沙明可用 200～300mg/d,舍曲林 150～250mg/d,氯米帕明可用到 250～300mg/d。伴有精神症状时,往往需要在抗抑郁药的基础上合用奋乃静、舒必利、利培酮或奥氮平等抗精神病药。剂量可根据精神病性症状的严重程度进行调整,当精神病性障碍消失后,继续治疗 1～2 个月,若症状未再出现可减药到停药,但速度不宜过快,避免撤药综合征的发生。

对于儿童青少年抑郁症患者,通常应从最低剂量开始,使用期间密切观察心血管系统的不良反应,另外有研究结果表明,抗抑郁药物可能会增加儿童青少年自杀观念和行为的风险,针对该类患者就密切观察。针对孕妇或产后患者,如果需要药物抗抑郁治疗,应尽量避免使用TCAs。对于老年患者,就遵循"小剂量开始,缓慢加量"的原则,密切注意药物的不良反应。

对于难治性抑郁患者一方面可通过增加抗抑郁药物的剂量,最大治疗量的上限,但同时要严密观察心血管的不良反应,避免过量中毒,同时可以合并增效剂。常见的增效剂包括锂盐,但用量不宜过大,通常在 750～1000mg/d,一般在合用治疗后的 7～14 日见效;可以与非典型的抗精神病药物联用如奥氮平、利培酮,精神药物使用应为低剂量,可以增加治疗抗抑郁效果;某些可能存在亚临床甲状腺功能低下的患者,可以加服三碘甲状腺素(T3)25μg/d,1 周后加至

37.5～50μg/d,可在1～2周显效,疗程1～2个月;抗抑郁药也可以与抗癫痫药合并,如卡马西平(0.2～0.6g/d)丙戊酸钠(0.4～0.8g/d)。

3.剂量与疗程

常用抗抑郁药及剂量如下:氟西汀20mg/d,舍曲林50mg/d;文拉法辛起始剂量为75mg/d,分2～3次服,重症可至225mg/d;米氮平起始剂量为30mg/d,必要时可增至45mg/d;盐酸丙米嗪25mg/次,3次/d。

抑郁症的治疗一般包括3个阶段:①急性治疗:主要缓解症状。②继续治疗:为预防本次抑郁发作的复燃而给予的治疗。③维持治疗:为预防下一次抑郁复发而给予的治疗。复燃(relapse)是指本次抑郁发作尚未结束前,患者在药物治疗起效后出现症状的再现。复发(recurrenee)是指本次抑郁发作控制后,患者重新出现另一次抑郁发作。抗抑郁治疗的目的不仅要缓解症状,而且还要防止复发。急性治疗期以缓解抑郁症状为主要目标,一般需6～8周足量抗抑郁药治疗,紧接的继续治疗期旨在巩固疗效,一般需要继续使用足量抗抑郁药4～5个月,随后的维持治疗期则是以预防复发为目的,抗抑郁药剂量可适当减低,维持治疗时间长短则可因人而异,短者半年左右,一般来说,发作次数越多,则维持治疗时间应越长,发作1次,至少要维持治疗6个月至1年,发作2次,至少要维持治疗1～3年,病情多次复发者甚至需要终生治疗。

4.药物更换

剂量不足,疗程过短常导致治疗失败。除有严重不良反应外,一种抗抑郁药的剂量应逐渐增加至推荐剂量的最高值,并维持在此剂量水平至少4周,若4周后仍无效果,可考虑更换其他种类药物。某种药物在使用较低剂量治疗过程中,若临床症状不断改善,则剂量不必增加。使用通常有效治疗剂量2～3周仍无任何效果,应查找原因,注意患者是否遵从医嘱服药。

5.药物相互作用

抗抑郁药和其他药物之间可能存在相互作用,源于细胞色素酶(cYP酶)所催化的共同代谢过程。由基因多态性决定的(P2D6与某些抗抑郁药具有高度的临床相关性,这些药物包括TC;As、SSRIs中的氟西汀及帕罗西汀、文拉法辛和米氮平,它们是该酶的底物,可以导致血药浓度升高或无法建立有效的血药浓度。由相同的酶代谢的药物会影响合并药物的代谢率,氟西汀、帕罗西汀可引起临床意义的抑制作用,结果导致其他底物血浆水平的提高,如抗心律失常药、β-受体拮抗剂(如普萘洛尔或美托洛尔)及阿片类药物可卡因,这再与其他药物合用时需要引起注意。

二、躁狂症

(一)临床表现

1.心境高涨

情感活动显著增加,表现得轻松快乐、欣喜若狂、喜笑颜开、眉飞色舞,对什么都热爱。自负、自信常常过于夸大。高涨的心境具有感染力,易引起周围人的共鸣,常随之互动。此外,患者的情绪常易激惹,稍不顺心就立即翻脸、勃然大怒。

2.思维奔逸

思维奔逸是躁狂症患者的典型思维障碍。患者的联想速度非常迅速,涉及范围广,新的根据新的想法不断涌现,这些新的想法往往是短暂肤浅、变化无常的念头,通过一些飘忽不定的词把他们联结起来。典型的联想关系是"音联"和"意联"。注意力不集中,常有随境转移。

3.思维内容障碍

在心境高涨的基础上,患者自我感觉良好,觉得自己很聪明,能力特别强,会高谈阔论,自我吹嘘,过度评价自我而演化为夸大妄想,以及别人要嫉妒我的才能,要加害于我等的关系妄想和被害妄想等,但一般持续时间较短。由于患者一般缺乏自知力,所以常把夸大观念付诸实施。

4.精神运动性兴奋

躁狂患者看起来精力旺盛,兴趣广泛,愿交际,喜热闹,主动与认识的不认识的人打招呼。爱管闲事,打抱不平,说话没分寸。整日忙忙碌碌,有头无尾,一事无成。办事不考虑后果,骑飞车、乱花钱。整日多语,多动但绝无倦意,精力异常旺盛。

5.躯体症状

患者由于自我感觉良好,很少自述躯体不适。可有面色红润,双目有神,心率加快,瞳孔轻度扩大,便秘,睡眠需要减少可至消耗性体重减轻等。

(二)治疗原则

治疗原则是减少发作频率,减轻发作程度,改善发作间期的心理功能。具体包括评定和治疗急性期病情,预防复发,对患者及其家庭提供支持和帮助,与患者建立和维持良好合作,监测患者的精神状态,提供有关精神障碍的教育,识别早期发作并减轻双相情感性精神障碍的发病和后遗症。

(三)药物治疗

1.治疗机制

碳酸锂(lithium carbonate)是治疗躁狂症的标准药物,其作用机制尚未完全阐明。一般认为其作用在于抑制去甲肾上腺素的释放,并增加其回收,使突触后膜的受体部位去甲肾上腺素的含量减少。另一作用机制是:锂能取代钠透过细胞膜,但不能为钠泵有效地运转,锂在细胞内逐渐累积,从而改变了膜的性质,抑制神经传导过程。此外,锂还可影响钙离子代谢,改变中枢神经系统的兴奋性。此外,碳酸锂尚可促进5-羟色胺合成,使5-羟色胺含量增加,亦有助于情绪的稳定。卡马西平(carbamazepine)为钠通道调节剂,可通过增强钠通道的灭活效能,限制突触后神经元高频动作电位的发散,以及通过阻断突触前钠通道和动作电位发散,阻断神经递质的释放。治疗作用通过对多巴胺和肾上腺素积累的抑制和增加中枢5-羟色胺的传递作用实现的。丙戊酸盐(valproate)则可能通过对脑内 γ-氨基丁酸代谢的调节发挥作用。

2.治疗药物的选用

(1)锂盐锂盐主要用于治疗躁狂症,特别是急性躁狂,以及双相障碍复发的预防。对精神分裂症伴有情感障碍和兴奋躁动者,也有一定效果。锂盐的治疗量与中毒量接近,患急性或慢性肾炎、肾功能不全、严重心血管病、脑器质性损害、癫痫、急性感染、脱水、低盐饭食患者不宜使用。年老体弱、孕妇、哺乳期妇女、12 岁以下儿童也应尽量避免使用。国外报告锂盐可致胎儿畸形,孕期头 3 个月禁用锂盐。

碳酸锂的开始剂量为 0.25~0.5g 每日 2~3 次,以后逐渐增加达每日 1.5~2.0g,分次服。

用药期间,应监测血锂浓度。治疗有效的血锂浓度为 0.8～1.4mmol/L。血锂浓度超过 1.5mmol/L可产生中毒反应。在缺乏血锂浓度检测的条件下,应注意临床中毒症状的观察。碳酸锂的每日剂量以不超过 2.0g 为宜;如有血药浓度监测,每日剂量可逐渐增加到 3.0g。锂盐治疗显效的时间约为用药后 1～2 周。如达到治疗剂量 2～3 周后,尚无明显效果,应更换其他药物。如治疗有效,在持续使用治疗剂量 4～6 周后,可适当减少用量,使血锂浓度保持在 0.4～1.0mmol/L。

维持治疗时间取决于发作的频率及以往每次发作的持续时间。缓解不全者往往需连续服用维持量多年。双相障碍反复发作,特别是三环类药物用后促使患者由抑郁转为躁狂状态者,较长时间服用锂盐,有助病情稳定。

锂盐治疗的副作用与血锂浓度有关,一般发生在服药后 1～2 周,有的出现较晚,常饮淡盐水可减少副作用。早期的副作用有无力、疲乏、嗜睡、手指震颤、厌食、上腹不适、恶心、呕吐、稀便、腹泻、多尿、口干等;后期的副作用可出现持续多尿、烦渴、体重增加、甲状腺肿大、黏液性水肿、手指细震颤;中毒先兆表现为呕吐、腹泻、粗大震颤、抽动、呆滞、困倦、眩晕、构音不清和意识障碍等;中毒症状表现为共济失调、肢体运动障碍、肌肉抽动、言语不清和意识模糊,重者昏迷、死亡。血锂浓度越高,脑电图改变越明显,监测脑电图有一定的价值。

锂盐中毒的治疗是停用锂盐并保证足够的水钠摄入,特别是静脉补充含钠溶液,症状即可缓解。血锂浓度高于 3mmol/L 或昏迷患者,采用血液透析能加快锂的排泄,减少出现永久性神经损害的可能性。有的患者停用锂盐后几日中毒症状还会继续发展,血锂浓度也可能上升,原因可能是细胞内储存的镁缓慢释放到血清所致。

(2)卡马西平:卡马西平的情绪稳定作用是在治疗癫痫时发现的。卡马西平能改善急性狂症的症状,甚至对其他药物不敏感的患者、对继发于脑损伤的患者也有效,对无躁狂症家族史的患者效果更好。卡马西平治疗急性躁狂症的剂量和治疗癫痫的剂量相似,只是起效较慢,首剂应加大。通常首日剂量 400mg,视其疗效和副作用逐步加量,最大量每日 1600mg。

卡马西平最常见的不良反应是恶心、眩晕、共济失调和复视。约 10% 患者可在两周内出现斑丘疹样发痒性皮疹,通常需要停药,减慢药物加量速度,发生皮疹的可能性可减少。严重的中毒反应有粒细胞减少症、再生障碍性贫血、Steveis-Johlson 综合征(多形糜烂性红斑)和水中毒。粒细胞减少症和再生障碍性贫血可以突然发生,发生率为 80/10 万。卡马西平可使抗利尿激素(ADH)减少,继发低钠血症和水中毒,严重者可致昏迷、痉挛等。

(3)丙戊酸钠:有明显抗躁狂作用,尤其对急性躁狂的疗效较好,与锂盐的效果相当。对难治性躁狂可选择丙戊酸钠与碳酸锂,或卡马西平,或抗精神病药联合使用。丙戊酸钠治疗剂量范围比锂盐更广泛,副反应比锂盐更少。小剂量可出现镇静和胃肠道症状,中等剂量时可引起肝脏谷丙转氨酶升高。肝病患者慎用。还可出现震颤、脱发和体重增加。白细胞和血小板减少症很少发生。一旦发生,减少剂量或停药后白细胞和血小板计数可恢复正常。过量引起中毒反应可行透析或纳洛酮(naloxorle)处理。丙戊酸钠初始剂量为 0.6g/d,分 3 次饭后服用,可减少胃肠道反应和神经毒性。急性躁狂患者对丙戊酸钠耐受量较大,初始剂量可用至 1.0g/d。老年和肝病患者应适当减少剂量,缓慢加药,逐渐增至 1.5～2.0g/d。

三、双相情感障碍

（一）临床特点

双相情感障碍的临床特点是反复（至少 2 次出现）心境和活动水平明显紊乱的发作，有时表现为心境高涨、精力充沛和活动增加（躁狂或轻躁狂），有时表现为心境低落、精力减退和活动减少（抑郁）。发作间期通常以完全缓解为特征。混合性发作是双相障碍的亚型，指躁狂症状和抑郁症状在一次发作中同时出现，临床上较为少见。通常是在躁狂和抑郁快速转相时发生，如一个躁狂发作患者突然转为抑郁，几小时后又表现为躁狂，给人以"混合"的感觉。患者既有躁狂，又有抑郁的表现，如活动话多的患者同时有严重的消极想法，有抑郁心心境的患者同时又有言语和动作的增多。但这种混合状态一般持续时间较短，多数较快的转躁狂或抑郁相，混合发作时临床上躁狂症状和抑郁症状均不典型，容易误诊。快速循环发作是指过去 12 个月中至少有 4 次心境障碍发作，不管发作形式如何，但符合轻躁狂或躁狂发作、抑郁发作，或混合性发作标准。

（二）治疗

药物治疗应根据具体临床表现选择相应的抗抑郁剂或心境稳定剂。

（1）长期治疗，主要以心境稳定剂治疗。

（2）对于双相障碍抑郁发作的患者，可以根据实际情况在心境稳定剂基础上联用抗抑郁剂，一旦抑郁症状缓解，抗抑郁药物应该减量到停药，以降低转躁的风险。

（3）每年均有一次以上发作者，就长期服用锂盐预防性治疗，预防性治疗的锂盐剂量因人而异，但应保证血锂浓度保持在 0.4～0.8mmol/L 范围内。

第三节　神经症

神经症（neurosis），是一组轻性精神障碍的总称，国际的诊断标准倾向于取消此概念，而把神经症的各个亚型归为其他各类疾病。而我国本土的精神疾病的诊断标准则仍然保留神经症的概念，并把它分为如下各个亚型。如果抛开其亚型的各自特点，神经症的共同特征如下。

（1）起病多与精神应激或心理社会因素有关。

（2）在目前医学水平上，无任何可证实的器质性基础。

（3）患者对自己的病有相当的自知力，一般均能主动求治。

（4）患者病前多有一定的素质与人格基础。

（5）无精神病性的症状。

（6）社会适应能力有一定困难，多表现为人际关系不良，处理各种矛盾、冲突、挫折的能力下降。绝大部分患者能够工作、学习和个人生活料理，但是感到精神痛苦和力不从心。

（7）主要表现有癔症症状（如分离型、转换型各种症状）、广泛性焦虑、惊恐发作、恐怖、强迫、抑郁、疑病和神经衰弱等症状。

由于神经症的上述特点，所以在治疗神经症过程中，心理治疗的作用非常重要，不但可以缓解症状，对于部分神经症患者还有根治的可能。治疗神经症的药物种类很多，如抗焦虑药以及促大脑代谢药等。药物治疗系对症治疗,药物治疗的优点是控制靶症状起效较好,尤其是早期与心理治疗合用,有助于缓解症状,提高患者对治疗的信心。在药物治疗前一定要说明药物的特点、起效时间及不良反应等,以使患者有充分的心理准备,提高药物治疗的依从性。

一、焦虑症

焦虑症(anxiety)又称焦虑性神经症(anxiety neurosis),以焦虑、紧张、恐惧的情绪障碍,伴有自主神经系统症状和运动不安等为特征,并非由于实际的威胁所致,且其紧张惊恐的程度与现实情况很不相称。临床上分为广泛性焦虑症(generalized anxiety disorder)和惊恐发作(pailic attack)两个亚型,而惊恐发作又称急性焦虑发作。

(一)临床表现

1.广泛性焦虑症

又称慢性焦虑症,占焦虑症的 57%。主要临床症状表现为:

(1)心理障碍(精神性焦虑)表现为客观上并不存在某种威胁或危险和坏的结局,而患者总是担心、紧张和害怕。尽管也知道这是一种主观的过虑,但患者不能控制使其苦恼。患者提心吊胆,有的甚至惶恐不可终日。此外尚有易激惹、对声音过敏、注意力不集中、记忆力不好,由于焦虑常伴有运动性不安,如来回踱步,或不能静坐。常见患者疑惧,两眉紧锁,两手颤抖,面色苍白,或出汗等。

(2)躯体症状(躯体性焦虑):自主神经功能以交感神经系统活动过度为主,如口干、上腹不适、恶心、吞咽困难、胀气、肠鸣、腹泻、胸紧、呼吸困难或呼吸迫促、心悸、胸痛、心动过速、尿频、尿急、阳痿、快感缺乏和月经时不适或无月经,此外有昏晕、出汗、面色潮红等。

(3)运动症状:与肌紧张有关,有紧张性头痛,常表现为顶、背区的紧压感;肌肉紧张痛和强直,特别是背部和肩部;手有轻微震颤,精神紧张时更为明显。另外有不安宁、易疲乏、睡眠障碍,常表现为不易入睡,入睡后易醒,常诉噩梦、夜惊,醒后很恐惧,不知为何害怕。

2.惊恐发作

又称急性焦虑症,据统计约占焦虑症的 41.3%,故并不少见。急性惊恐发作时,常有明显的自主神经症状,如心悸(占 92.3%),有剧烈的心跳、心慌、呼吸困难(占 84.6%)、胸闷、胸痛、四肢发麻,甚至不能控制的发抖出汗。因此患者惊恐万分,似有濒死之感。有时害怕自己完全失去控制而精神失常,因之大声呼救者,不乏其人,据统计约有 61.5%。发作时短则 1～20min,长可达数小时,有时发作后可以卧床不起,数日后恢复。绝大部分人在惊恐发作时到医院的急诊室或急救中心就医,而到了医院做各种检查又没有可靠的器质性疾病的依据,症状也自然缓解。有的人一生中只数次发作,有的可以反复发作多次。

据统计 1/3 的患者,病程在半年至 2 年,2/3 的患者在 2 年以上。有 41%～59%患者能恢复或改善,多数焦虑症有较好的预后,少数预后欠佳。女性、年轻、病程短、病前性格良好的患者预后颇佳,反之预后不良。有晕厥、激动、人格解体、癔症性格特征、轻生念头者则预后欠佳。

(二)治疗

1.心理治疗

(1)首先引导患者认识疾病的性质为功能性而非器质性,是可以治愈的,以消除患者的疑虑。尤其在疾病的症状有所好转时,更要适时地解释疾病的性质。

（2）部分患者有精神因素为诱因，则指导患者正确对待病因，进而去除病因。也就是引导患者正确处理矛盾、冲突和挫折。

（3）鼓励患者正确地安排工作、学习，患者不宜全休在家，否则更会焦虑不安。

（4）急性焦虑症，惊恐发作，明确反复发作原因往往与患者担心、害怕、焦虑有关。愈害怕发作则发作愈频繁，增强患者治疗信心。

（5）行为治疗：患有惊恐发作的患者，大多对自己的行为加以限制，因为害怕因劳累而突然死去，这是一种错误的认知，行为上的训练是十分必要的。通过行为训练证明其并没有器质性疾病，以转变患者的错误认知，对患者的治疗信心将是极大的鼓舞，对患者行为的改善也十分有益。

2.药物治疗

（1）苯二氮䓬类：这类药物的中枢作用部位主要在边缘系统和网状结构。对大脑边缘系统选择性抑制，可减轻焦虑紧张情绪。此外，尚有镇静、催眠、肌肉松弛和抗痉挛作用，但无抗精神病效应。由于过度焦虑是焦虑障碍的基本症状之一，故这类药物广泛适用于焦虑障碍的各种类型；也常用于临床内、外科患者伴有焦虑症状者，以稳定情绪、解除紧张、镇静和催眠。

1)阿普唑仑：属三环苯丙二氮䓬类，在苯二氮䓬环上加一个三唑环，其镇静作用为地西泮的25～30倍。常作为抗焦虑的首选药物。控制惊恐作用迅速；并可用于社交焦虑障碍和广泛焦虑障碍。与三环类抗抑郁剂和选择性5-羟色胺再摄取抑制剂合用，可相互增强抗焦虑和抗抑郁作用。常用剂量为0.4～0.8mg，日2～3次。作为催眠用，可用0.4～0.8mg，睡前服。每日总量不宜超过4mg。其主要不良反应为头晕、无力、嗜睡。艾司唑仑为阿普唑仑去甲衍生物。主要用于催眠，剂量为1～2mg睡前服；也可用作抗焦虑药，剂量为12mg，日2～3次。同类衍生物常用的还有三唑仑和咪达唑仑，均为短效催眠药。剂量为：三唑仑0.25～0.5mg，咪达唑仑7.5～15mg，都于睡前服，由于其致依赖性较强，现临床上很少使用。

2)地西泮：为苯二氮䓬类代表性药物，具有抗焦虑、镇静催眠、肌肉松弛及抗惊厥作用。用于抗焦虑的常用剂量为2.5～5mg，日3次；催眠用2.5～5mg睡前服；常见的不良反应有嗜睡、乏力、肌张力低、易摔倒等。服药期间必须避免驾驶汽车及高空作业；婴儿、青光眼及重症肌无力禁用。同类药物氯氮䓬、奥沙西泮、劳拉西泮，均为常用的抗焦虑药，这类药物的不良反应较轻，但长期使用大剂量亦可出现困倦、眩晕、无力、嗜睡、便秘；严重者可发生意识模糊、震颤、共济失调；也可引起抑郁状态。这类药物比较安全，服药过量大多不致死亡；但长期用较大剂量易导致药物依赖性，突然停药可产生兴奋、失眠和抽搐发作等戒断反应。

（2）非苯二氮䓬类：常用药物为丁螺环酮（buspirone）。该药为5-HT1A受体激动剂。起效较慢，常需2～4周才能显效。无镇静作用，不产生药物依赖，撤药反应轻微；除单胺氧化酶抑制剂外，与其他药物无相互作用，可与多种药物合用为其优点。在治疗焦虑障碍初期，可与苯二氮䓬类药物合用，待焦虑症状减轻，再逐渐减去苯二氮䓬类单用丁螺环酮维持疗效。常用剂量为5～20mg，日3次。

（3）三环类抗抑郁药多种三环类均有抗焦虑作用。常与苯二氮䓬类合用以控制焦虑。丙米嗪用于惊恐障碍可减轻预期焦虑。多塞平及阿米替林对有肠易激惹综合征及功能性消化不良的焦虑患者有效；常用剂量25～50mg，日2～3次。

(4)选择性 5-羟色胺再摄取抑制剂均有一定的抗焦虑作用,其中以帕罗西汀的抗焦虑作用较强。在减轻患者抑郁症状的同时,焦虑情绪也相应减轻。由于其起效较慢,治疗焦虑障碍常与苯二氮䓬类合用。

(5)β肾上腺素能受体阻断剂焦虑症患者躯体症状或震颤明显时,可选用普萘洛尔 10～20mg,日 2～3 次。但应注意观察心率,心率每分钟不宜低于 60 次。如引起心动过缓,可停药,口服阿托品 0.3～0.6mg,或山莨菪碱(anisodamine)10mg;必要时,可皮下或静脉注射阿托品 1～2mg。普萘洛尔可诱发心力衰竭,原有心脏病者应特别慎重,使用前应请心脏科医师会诊,征询意见。有支气管哮喘史者禁用。慢性焦虑症,也可配合生物反馈疗法或松弛疗法。

二、恐惧症

恐惧症(phobia)或称恐惧性神经症,是以恐惧症状为主要临床相的神经症。患者对某种特定的客体或处境或与人交往时而发生强烈恐惧,并采取回避方式来解除这种焦虑不安。其特征为:

(1)患者对某种场合存在的客体发生强烈恐惧,明知过分、不合理、不必要,又无法控制,伴有明显的焦虑不安及自主神经症状。

(2)一定有回避行为,愈是回避说明病情愈重。

(3)因为要回避则常影响正常的生活。

(一)临床表现

恐惧症的表现有多种形式,但常见的指对物体、场所及社交等方面的恐怖。

1.单纯性恐惧症(simple phobia)

是恐惧症中最常见的一种类型,儿童时期常见。成人如对动物的恐怖常来自于童年时代,可表现为害怕特定的物体或进入特定的处境,如蜘蛛、蛇或高处、黑暗、幽闭、空旷处、雷雨等发生恐怖。对动物的恐怖也叫动物恐惧症。如对雷雨的恐怖者,不仅雷雨时变得恐怖,而且对可能发生雷雨的天气,如阴天,湿度大时也可能感到强烈的焦虑不安,甚至为了消除焦虑而主动离开这个地方,以避免雷雨的情景发生。

2.广场恐怖(agorapho bia)

不仅指对一些空旷的广场和人员稀少的街上和商店感到恐怖,而且对公开场所也发生恐怖,有时感到在人群聚集的地方,担心不易很快离去,或无法求援的焦虑。这种地方包括公共汽车站、火车站、书店和超市以及理发店和大街上、剧院和电影院当中的任何一排的座位而不能迅速离开的地方。患者常常害怕到公共场所,害怕自己当众晕倒或被众人注视。由此,这类患者常喜欢待在家里不敢出门,免得在公共场所感到焦虑不安。

3.社交恐怖(social phobia)

较上述两类型少见。主要在社交场所感到害羞、局促不安、尴尬、笨拙、迟钝,怕成为人们耻笑的对象,进一步影响他的姿势或操作。因此这类患者不敢在公共场所讲话或书写、吃饭。常见的有视线恐怖、赤面恐怖、表情恐怖和自臭恐怖等等。所谓视线恐怖主要指患者感到自己的视线里可能包含一种自己不能容忍的含义,如感到自己的目光里有色迷迷的含义,或者包含有贪婪的意思,因此患者感到害怕被人误解而不敢与别人的视线接触。或者感到别人的目光犀利、逼人而不敢与别人的目光对视。此谓视线恐怖。赤面恐怖指在社交场合感到脸红,从而不敢与人交往。而表情恐怖是指在公共的场合感到自己的表情、姿势不自然,害怕被别人看出来而回避与人交往。自臭恐怖则是指感到自己的身体可能有一种别人不喜欢的气味而回避与人交往。以上都是社交恐惧症的亚型。

(二)治疗

1.心理治疗

重点要鼓励患者面对现实,发挥主动性,树立战胜疾病的信心,配合医生的要求进行训练,使患者容易接受行为疗法,并坚持下去,最终获得成功。

行为疗法是治疗本病的最重要的手段,常用的方法如系统性脱敏,暴露或冲击疗法,肌肉松弛训练等。如一位患者害怕传染病,因而不敢走近传染病院,医生可逐渐陪同患者一起走进传染病院,经过多次反复训练,恐惧症状会有明显改善。除此之外,对于神经症的一切整合性心理治疗也适用于恐惧症的患者。如对患者的人本主义心理治疗、人际心理治疗等等技巧都适用于恐惧症的患者。

2.药物治疗

抗焦虑药和抗抑郁剂常用于治疗恐惧症,其疗效主要在于解除焦虑和抑郁。单胺氧化酶抑制剂可以减轻广场恐惧症状,但停止服用则有较高的复发率;三环类抗抑郁剂具有同样的效应和复发率。5-羟色胺再摄取抑制剂也可用于恐惧症的治疗。所以药物治疗只是一种暂时的效应。

三、强迫症

强迫性神经症(obsessive compulsive neurosis)是一种以强迫观念和强迫动作为特征的疾病,其共同特点为:

(1)患者意识到这种强迫观念、意向和动作是不必要的,但不能为主观意志加以控制。患者明知不必要,主观上努力去抵制,但是,就是控制不住。患者正是为这种想控制又控制不住的内心冲突而不安。

(2)患者为这些强迫症状所苦恼和不安。

(3)患者可仅有强迫观念和强迫动作,或既有强迫观念又有强迫动作,而强迫动作可认为是为了减轻焦虑不安而做出来的准仪式性活动。

(4)患者自知力相对保持完好,有明确的病感,而对症状的认识(病识)在疾病较严重时可能是模糊的,但是求治心切。

(一)临床表现

1.强迫观念

(1)强迫性怀疑(obsessive doubt)对业已完成的事仍然放心不下,如门已锁好,但仍怀疑是否锁好,或信已投出,怀疑是否贴了邮票,医生处方后,怀疑剂量是否过小;总是疑虑不安,常驱使反复查对才能放心。

(2)强迫性回忆(obsessive reminiscence)对于往事、经历,反复回忆,明知缺乏实际意义,没有必要,但无法摆脱。如脑海里总是回忆起从前的一首歌,一部电影,患者不想再想下去,但是,却挥之不去。

(3)强迫性穷思竭虑(obsessive ruminations)对于些缺乏实际意义的问题,如对于大自然的现象,日常生活中常见的事实也无休止地加以思索,如"树上的叶子为什么会落下","人为什么要分男女","G字母为什么就这样写"等等。强迫性穷思竭虑大部分是合理而过分的想法,本身并不十分荒谬。

(4)强迫性对立思维(obsessive contradictory ideas)患者脑中总是出现一些对立的思想,如当看到"快乐"二字时,则出现对立词"悲伤";谈到"战争"时,则立刻反映出"和平"等相反的概念,患者十分苦恼,并努力想控制。

2.强迫意向及动作

(1)强迫意向(obsessive intentions):患者在做某事时则出现相反的意愿。如一位外科医生已经洗好了手,将准备上手术台时,则出现要解大便的想法,无法克制,但决不采取行动;因此有这种想法的外科医生总想回避上手术台做手术,以免引起恐惧和焦虑不安。此种症状属于强迫症在情绪方面的表现,恐惧的内容与强迫性思维有联系,称强迫性恐惧。

(2)强迫洗涤(obsessive washirlgs):怕不清洁而得患某种传染病,患者接触了自认为不清洁的物品,而反复洗手,明知手已清洁,无须再洗,但无法控制,并可发展为洗衣服及洗澡,在洗涤时可伴有强迫记数和要求对称等等。强迫洗涤的时间可长达几小时或通宵达旦。极为严重的患者不但自己这样做,还要求自己的家人也按照自己的要求去做,从而限制家人。

(3)强迫记数(obsessive counts):患者不可克制的计数,与强迫性联想有关,明知不对,但是控制不了,如看到了电线杆,就控制不住地要数下去;反复数楼层、数楼梯等等也很常见。或有时患者认为某个数字是吉利的,如,患者认为66这个数是吉利的,于是干什么都要66次,否则就感到不安。这个症状与强迫禁忌有关。

(4)强迫性仪式动作(obsessive rituals):这是一种对抗性的仪式动作,目的是用来对抗强迫观念。当出现强迫观念时,患者就念一句口号或做一项动作,用于抵消强迫观念。刚开始时,这样的做法果然有效,可时间长了,就不灵了。于是,患者又加一项动作,由于注意的转移,果然又奏效,时间一长,又不灵了。因此,患者可能发展成一系列复杂的仪式动作,如果其中有一项做得不对,就要全部作废,从头再来。仪式动作在开始能够缓解焦虑,但是长时间地做复杂的仪式动作后,患者又更加感到焦虑,加重焦虑。

(二)治疗

1.心理治疗

主要采取解释心理治疗,提高患者对本病的认识,分析患者的人格缺陷,引导其正确对待疾病,减少精神上的负担和焦虑,说明这些均可使病情迁延,或症状加重;要树立战胜疾病的信心。

行为方法约60%有中度仪式动作的强迫症患者采用行为疗法能基本改善,但不完全,当这种治疗减少强迫性仪式动作时,对伴有的强迫思维也有改善。对没有仪式动作的强迫性神经症效果相当差。

2.药物治疗

氯米帕明(clomipramine)最为常用,剂量为150～300mg/d,分2次口服,一般2～3周起效。一般从小剂量开始,4～6周无效者可考虑换用或合用其他药物,治疗时间不宜短于6个月,部分患者需长期用药。SSRIs类药物也可用于治疗强迫症,效果同三环类相当,且不良反应少,对于难治病例,也可以两者合用。

3.精神外科治疗

有报道对严重强迫性障碍患者的近期效果显著,但其远期价值颇有争议,尚缺乏前瞻性研究。仅当其他方法未奏效时,才可能考虑手术疗法。

四、躯体形式障碍

躯体形式障碍(somatoform disorders)又称疑病症(hypochondria)、疑病性神经症(hypo-chondriacnetlrosis),主要指本病患者担心或相信患有一种或多种严重躯体疾病的持久的先占观念,患者诉躯体不适症状,反复就医,虽经反复医学检查阴性和医生的解释没有相应疾病的证据也不能打消顾虑,常伴有焦虑或抑郁。对身体畸形的疑虑或先占观念也属于本症。

(一)临床表现

1.疑病的心理障碍

有两种表现,一为疑病感觉,感觉身体某部或对某部位的敏感增加,进而疑病,或过分关注。患者的描述较含糊不清,部位不恒定。但另一种患者的描述形象逼真,生动具体,认为患有某种疾病,患者本人也确信实际上并不存在,但要求各种检查,要医生同情,尽管检查正常,医生的解释与保证并不足以除其疑病信念,仍认为检查可能有误。于是患者担心忧虑,惶惶不安,焦虑,苦恼。此为一种疑病观念,系一类超价观念。带有强烈的情感色彩。

2.疼痛

是本病最常见症状,约有 30% 的患者有疼痛症状,常见部位为头部、下腰部或肩膀痛。这种疼痛描述不清,有时甚至诉全身疼痛,但查无实据,患者常四处求医辗转于内外科之间毫无结果,最后才到精神科,常伴有失眠、焦虑和抑郁症状。

3.躯体症状

表现多样而广泛,涉及身体许多不同区域,如口内有一种特殊味道,恶心,吞咽困难,反酸,胀气,腹痛,心悸,左侧胸痛,呼吸困难,担心患有高血压或心脏病。有些患者疑有五官不正,特别是鼻子、耳朵以及乳房形状异样,还有诉体臭等等。在日本,把这样的躯体症状叫"丑貌恐怖"和"自臭恐怖"。

急性起病者预后颇佳,如抑郁症和焦虑症伴有疑病症状,或在其他疾病的基础上发病,则预后好。一般病程在 2 年以上者,多演变为慢性迁延,预后与下列因素有关:有明显精神因素,患者满怀信心,努力求治者,预后好。具有疑病性格者,易为慢性,信心不足,则预后不佳。

(二)治疗

以心理治疗为主,药物治疗为辅。

1.支持性心理治疗

开始要耐心细致地听取患者的诉述,让他们出示各种检查结果,持同情关心的态度,尽量不要挑动患者的症状或要他们承认疑病是不可信的,这样往往适得其反,弄巧成拙;应尽量回避讨论症状,与患者建立良好的关系。可取得亲属的协助,在患者信赖医生的基础上,然后引导患者认识疾病的本质,不是什么躯体疾病,而是一种心理障碍,这种心理障碍就需要用心理的办法去治疗。如果患者的暗示性很高,可以作一些暗示疗法。可获得较好的效果。但如果失败,则就增加了治疗的困难。另外,环境的转移,生活方式的改变,转移患者的注意力,引导患者作另一种有趣的事情,也可获得一定的改善。在疑病症的心理治疗中,医患关系是一个十分敏感而困难的问题,然而又必须精心处理好的问题,它是一切心理治疗的基础。

2.森田疗法

患疑病症的人都具有疑病素质,即森田神经质。因此森田疗法是十分必要的,也是比较有效的方法。让患者不去理会症状,不去体验症状,树立与症状相容的观念,即所谓"顺其自然"。然后再"为所当为",也就是主动地顺其自然,做现实生活中需要自己去做的、必须去做的事情。如果做到了"顺其自然,为所当为"而"忍受痛苦"就"烦恼解脱"了。这就是森田的治疗精髓。

3.药物治疗

为了消除患者的焦虑、抑郁、失眠等症状,可酌情应用安定和其他抗抑郁剂。

第四节　器质性精神障碍

器质性精神障碍是指由于脑部疾病或躯体疾病引起的精神障碍。由脑部疾病导致的精神障碍,称之为脑器质性精神障碍,包括脑变性疾病、脑血管病、颅内感染、脑外伤、脑肿瘤、癫痫等所导致精神障碍。躯体疾病所致精神障碍由脑以外的躯体疾病引起的,如躯体感染、内脏器官疾病等。但是,脑器质性精神障碍与躯体疾病所致精神障碍不能截然分开。器质性精神障碍常见下面的临床综合征。

1.谵妄

谵妄是一组表现为急性、一过性、广泛性的认知障碍,尤其以意识障碍为主要特征。因急性起病、病程短暂、病变发展迅速,故又称为急性脑综合征。

2.痴呆

痴呆是较严重的、持续的认知障碍。临床上以缓慢出现的智能倒退为主要特征,伴有不同程度的人格改变,但没有意识障碍。引起病缓慢,病程较长,故又称为慢性脑综合征。

3.遗忘综合征

遗忘综合征又称柯萨可夫综合征,是由脑器质性病理改变所导致的一种选择性或局灶性认知功能障碍,以近事记忆障碍为主要特征,无意识障碍,智能相对完好。

一、器质性精神障碍

(一)阿尔茨海默病

阿尔茨海默病(AD)是一组病因未明的原发性退行性脑变性疾病。65岁以前者旧称老年前期痴呆,或早老性痴呆。

AD通常起病隐匿,为持续性、进行性病程,无缓解,由发病至死亡平均病程8~10年。AD的临床症状可分为两方面,即认知功能减退症状和非认知性精神症状,根据疾病的发展和认知功能缺损的严重程度,可分为轻度、中度和重度。轻度患者近记忆障碍常为首发及最明显症状,患者对较复杂之工作不能胜任,尚能完成已熟悉的日常事务或家务,患者的个人生活基本能自理;人格改变往往出现在疾病的早期,孤独,自私,兴趣减少,对人冷淡,甚至对亲人漠不关心,情绪不稳。中度表现为日益严重的记忆障碍,有时因记忆减退而出现错构和虚构,言语功能障碍明显,出现命名困难;患者已不能工作,难以完成家务劳动;患者的精神和行为障碍也比较突出,情绪波动不稳;怀疑被他人偷窃,怀疑配偶不贞;可伴有片段的幻觉;行为紊乱。重度患者记忆力、思维及其他认知功能皆严重受损,不认识亲人,患者只有自发言语,最终丧失语言功能。并逐渐丧失行走能力,只能终日卧床,大、小便失禁。

(二)血管性痴呆

血管性痴呆(VD)是指由于脑血管病变导致的痴呆。过去曾称为多发性梗死型痴呆,近年来病理形态学研究发现,除了多发性梗死性病变外还有其他脑血管病变,故现已改称为血管性痴呆。

血管性痴呆较急,病程呈阶梯式恶化且波动较大。较多出现夜间精神紊乱,人格改变较少见,早期自知力存在,可伴发抑郁、情绪不稳和情感失控等症状。VD认知功能缺损通常较局限,记忆缺损可能不太严重。

(三)颅脑外伤所致的精神障碍

虽然医疗服务已降低了颅脑外伤的死亡率,但外伤后精神障碍依然十分普遍。目前认为外伤后果可能由外伤器质因素和心理因素共同作用所致。

临床表现:

1.**急性精神障碍**

(1)意识障碍严重受创者若丧失意识时间超过数小时,完全康复的机会可能降低。

(2)脑外伤后急性障碍:昏迷患者会经过一段意识模糊和智能下降的阶段,才能完全恢复正常,这类情况亦称外伤后精神混乱状态,亦可出现谵妄状态。

(3)记忆障碍脑外伤后遗忘是一种顺行性遗忘,患者对脑外伤当时及其后一段时间的经历发生遗忘。通常数分钟至数周不等。

2.**慢性精神障碍**

(1)智能障碍严重的脑外伤可引起智力受损,出现遗忘综合征甚至痴呆。

(2)人格改变患者的人格改变多伴有智能障碍,一般表现为情绪不稳、焦虑、抑郁、易激惹甚至阵发暴怒,也可变得孤僻、冷漠、自我中心、丧失进取心等。

(3)外伤后精神病性症状部分头部外伤的患者经过一段时间后会出现精神病性症状,如精神分裂症样症状与情感症状等。

(4)震荡后综合征:这是各种脑外伤后最普遍的慢性后遗症。主要表现为头痛、眩晕、注意力不集中、记忆减退、对声光敏感、疲乏、情绪不稳及失眠等。

(四)颅内感染所致精神障碍

颅内感染可分别位于蛛网膜下腔(脑膜炎)、脑实质(脑炎)或局限于脑或脑膜并形成包围区域(脑脓肿),但实际上损害很少呈局限性。

1.**病毒性脑炎**

病毒性脑炎系指由病毒直接感染所致,其中以单纯疱疹病毒性脑炎最为常见,一般发病无季节性和区域性,故常称为散发性病毒性脑炎,多为急性或亚急性起病,部分患者病前有上呼吸道或肠道感染史。急性起病者常有头痛、疲惫,可伴脑膜刺激征,部分病例可有轻度或中度发热。精神运动性抑郁症状较多见,迟钝、呆板,甚至呈木僵状态。也可表现为精神运动性兴奋,行为紊乱,无故哭笑。也有视听幻觉、各种妄想等。

2.脑膜炎

(1)化脓性脑膜炎病原菌有脑膜炎双球菌等。起病急,可表现为头痛、发热、呕吐、怕光、易激惹、癫痫发作等。精神症状以急性脑器质性综合征为主,患者可有倦怠,可表现为意识障碍,昏睡甚至昏迷,可伴有幻觉、精神运动性兴奋等。颈部强直及克氏征阳性是诊断的重要依据。治疗以抗生素为主,配合对症治疗和支持疗法。

(2)结核性脑膜炎由结核杆菌侵入脑膜引起。在前驱期,以情感症状为主,如情绪不稳,易激惹或缺乏主动性。随后可有发热、头痛、呕吐、意识障碍、脑膜刺激征和脑神经损害等症状。此外,患者可出现记忆障碍,但大多可在接受治疗后复原。残留的精神症状包括认知障碍与人格改变。治疗以抗结核药物为主。

3.梅毒所致精神障碍

一期梅毒常表现为局部溃疡,可伴有焦虑、紧张、沮丧等情绪反应,不伴有严重的精神症状。在初次感染后6～24周,进入二期梅毒,中枢神经系统可能受累,常见有疲乏、厌食和体重减轻,伴有多个器官系统感染的症状,可出现梅毒性脑膜炎,表现为头痛、颈项强直、恶心、呕吐和局灶性神经系统体征。5年内出现三期梅毒包括神经梅毒。

麻痹性痴呆,通常在感染后15～20年内出现。典型病程常表现为隐匿起病,初时出现构音障碍、反射亢进和癫痫样发作,可伴有记忆障碍、易激惹情绪波动等。发生痴呆时可有:欣快、幼稚的自夸和夸大妄想等。

神经梅毒的治疗均是选择青霉素或其他抗生素,但治疗剂量需确保脑脊液中达到有效治疗浓度。未使用抗生素的患者可在感染后数年内死亡。抗精神病药和抗抑郁药可用于对症治疗。

(五)颅内脑肿瘤所致精神障碍

颅内肿瘤可损害正常脑组织、压迫邻近脑实质或脑血管,造成颅内压增高,出现神经系统的病理症状、癫痫发作或精神症状。但有部分颅内肿瘤患者早期缺乏神经系统的定位体征而只有精神症状,易导致误诊而延误患者治疗。颅内肿瘤患者精神症状常见。肿瘤的性质、部位、生长速度、有颅内高压及患者的个性特征等因素均可影响精神症状的产生与表现。颅内肿瘤所致的精神症状中智能障碍最常见。患者可表现为注意力不集中、记忆减退或思维迟缓,严重者可出现类似痴呆的表现。不同部位的肿瘤可产生不同种类的幻觉,如枕叶肿瘤可产生简单的原始性幻视等。其他精神症状包括焦虑、抑郁、躁狂、分裂样或神经症性症状。

(六)癫痫性精神障碍

癫痫是一种常见的神经系统疾病,虽然大部分癫痫患者没有或只有轻微精神症状,但处理癫痫伴发的精神障碍却较困难。需要精神科、神经内科共同合作,才能达到理想效果。发作前精神障碍表现为先兆或前驱症状。先兆是一种部分发作,在癫痫发作前出现,通常只有数秒,很少超过1min。前驱症状发生在癫痫发作前数小时至数日,尤以儿童较多见。表现为易激惹、紧张、失眠、坐立不安,甚至极度抑郁,症状通常随着癫痫发作而终止。发作时精神障碍包括自动症、神游症、朦胧状态。发作后精神障碍可出现自动症、朦胧状态,或产生短暂的偏执、幻觉等症状,通常持续数分钟至数小时不等。发作间精神障碍以人格改变较为常见。临床也可见到类精神分裂症样症状、以焦虑为主的情感症状等。癫痫患者的自杀率是常人的 4～5 倍,因此应注意预防患者自杀。

二、躯体疾病所致精神障碍

(一)内脏疾病伴发精神障碍

1.肝脏疾病

(1)肝豆状核变性是一种铜代谢障碍的隐性遗传病,精神症状可出现在疾病的早期,随着病情的发展,精神症状渐趋明显。于儿童期起病者,病情发展快,可表现为情绪不稳,随后出现假性延髓病(假性球麻痹)和锥体外系症状,如肌痉挛和肌强直。于青少年期和成人期起病者,病程多迁延,可出现震颤、强直和运动减少,极少数患者可出现抽搐,随后可伴随情绪高涨,有时可出现幻觉一妄想综合征,亦可出现敌对和其他反社会人格改变,不久可发展为痴呆。精神症状无特异性,临床诊断可根据角膜 kf 环尿和大便铜排泄量增加,以及血浆铜蓝蛋白减少确诊。

(2)肝性脑病指由于严重肝病导致的神经精神障碍。初期以情绪改变和行为异常为主。可有欣快或情感淡漠两种主要症状,伴有乏力、迟钝等并有嗜睡。继而可表现为意识障碍,并有定向障碍和认知功能减退,包括记忆障碍,可出现谵妄和幻觉,视幻觉尤其明显。存在扑翼样震颤和脑电图异常。脑电波变化在早期表现为慢波增多,后来出现三相波。后期以昏睡、神经系统体征及精神症状为主,可出现幻觉。若病情不能控制,可出现昏迷。

2.肾脏疾病

(1)尿毒症:是一种以多种代谢紊乱为特征的疾病,体内含氮代谢产物等有毒物质聚集。可由急性或慢性肾功能衰竭导致。精神症状可表现为意识障碍、类躁狂、类抑郁、类神经症状,慢性尿毒症的患者可出现逐渐加重的智能障碍。

(2)透析所致的精神障碍:部分患者经透析后会产生透析性脑病或称为平衡失调综合征。这是由于透析时可导致血和脑脊液中尿素比例失调,脑脊液渗透压升高,以致引起颅内压升高与脑细胞肿胀,表现为头晕、头痛、情绪波动以至意识障碍。

透析的慢性作用可造成持久的神经系统症状和智能的进行性下降。亦可表现为痴呆,即所谓透析性痴呆。这一综合征通常出现在透析两年或以上之患者。研究显示可能与透析液含有高铝有关。如今将有害的铝清除后,已明显减少此问题。

3.呼吸系统疾病

几乎所有严重的呼吸系统疾病都可产生精神症状。呼吸困难可引起焦虑低氧血症和高碳酸血症。低氧血症可引起认知功能障碍与意识障碍。中度的高碳酸血症会引起头痛、头晕、淡漠、健忘,而重度高碳酸血症可导致木僵或昏迷。肺栓塞可能表现为突然的惊恐发作,因此,术后或静脉炎的患者出现突然的惊恐发作应留意是否并发肺栓塞。

(二)内分泌障碍伴发的精神障碍

1.肾上腺功能异常

(1)皮质醇增多症:皮质醇增多症半数以上的患者存在精神症状,以抑郁最常见。而常见的认知功能损害有注意损害和记忆减退,部分患者可出现幻觉、妄想和人格解体。因类固醇治疗或肾上腺癌引起的精神症状则以躁狂症状或精神病性症状为突出表现。精神症状通常在类固醇治疗两周内出现,症状随着类固醇剂量的增加而加重。此外,当突然停止使用类固醇时,可出现抑郁、情绪不稳、记忆损害、谵妄等。

(2)肾上腺皮质功能减退症:急性肾上腺皮质功能减退症常威胁生命,可发展成谵妄、木僵或昏迷。慢性肾上腺皮质功能减退的症状隐袭,类似于抑郁症。典型患者可表现为易疲劳、肌肉痉挛、乏力、体重减轻、食欲下降、情感淡漠、易激惹和情绪低落等,注意和记忆也可受影响,幻觉、妄想则少见。

2.甲状旁腺功能异常

(1)甲状旁腺功能亢进症:精神症状常见,主要为类似抑郁的表现,也可出现记忆减退和思维迟缓。若起病隐匿,症状可能被忽略而漏诊。甲状旁腺危象可出现急性器质性精神障碍,表现为意识混浊、幻觉、妄想和攻击行为等。患者可反复抽搐、出现昏睡和昏迷。

(2)甲状旁腺功能减退症:精神症状表现为注意难于集中、智能损害和假性神经症。假性神经症在儿童表现为暴怒发作和夜惊,在成人则表现为抑郁和易激惹。

3.甲状腺功能障碍

(1)甲状腺功能亢进症:精神症状主要表现为精神运动性兴奋,包括失眠、话多、易激惹、烦躁等。严重者可出现精神病性症状如幻觉和被害妄想等。与躁狂发作的表现有类似之处,但缺乏典型的愉悦心境。甲状腺症状危像是一种急症,因急性疾病和接受外科手术而诱发甲状腺激素水平骤增,表现为发热、谵妄甚至昏迷。淡漠型甲状腺功能亢进较少见,多发生于中、老年人中,表现为淡漠等临床症状类似痴呆。

(2)甲状腺功能减退症:患者常有抑郁表现,言语缓慢、反应迟钝、记忆力减退和注意力不集中。严重的出现淡漠、退缩和痴呆表现。黏液水肿性精神失常综合征可伴有幻觉和妄想。甲状腺功能减退与难治性抑郁症有关。

(三)结缔组织疾病伴发的精神障碍

结缔组织疾病常有多系统、多脏器受累,症状复杂多变,常伴发神经精神障碍,一些患者可以精神神经症状为首发表现。这类疾病包括类风湿性关节炎、系统性红斑狼疮(sLE)等。

三、治疗原则

(1)病因治疗。首先治疗原发疾病,停用可能引起精神障碍的药物。

(2)使用精神药物应更慎重,起始剂量应该更低,剂量应逐渐增加,当症状稳定时,应考虑逐渐减量。

(3)加强护理,防止意外,注意其他并发症。

四、药物选择

以意识模糊为主的急性脑综合征如谵妄状态,患者紧张恐惧、烦躁不安。有幻觉、错觉、思维紊乱和攻击行为,生活不能自理时,可用较大剂量的氯丙嗪,50~100mg肌注,每4h1次,或氟哌啶醇,5~10mg肌注,每2h1次。如能口服药物,则宜及时给予奥氮平5mg或利培酮1mg,每日3次。如为肺脑综合征或肝脑综合征类的意识障碍,不能采取上述大剂量抗精神病药物,只宜以躯体治疗为主,必要时可用氟哌啶醇5~10mg肌注,每日2~3次。大剂量氯丙嗪可促使病情恶化,需特别注意。

如患者意识障碍不明显,而以类似精神分裂症、躁狂症或抑郁症的临床症状为主者,可参照精神分裂症和心境障碍的治疗方案,给予治疗。焦虑、失眠症状突出者,可给予地西泮 5mg 或阿普唑仑 0.4～0.8mg,日 3 次,控制焦虑;必要时,睡前可再加用多塞平或阿米替林 50～100mg。以智能障碍为主的慢性脑综合征,如痴呆状态、遗忘障碍及人格改变,一般不用精神病药物。

治疗轻、中度老年痴呆主要目标为改善记忆和认知功能。常用药物有胆碱酯酶抑制剂、改善脑循环药、钙离子通道拮抗剂等,详见相关章节。

第五节　睡眠障碍

正常人每日对睡眠的需要量因年龄、个体差异而不同。刚出生的婴儿每日平均睡眠时间为 16h,儿童一般需要睡眠时间为 10h,成人为 6～8h,老年期睡眠时间明显减少。调查发现睡眠质量对健康的影响较睡眠数量更为重要。睡眠障碍通常可分为四大类:睡眠的发动与维持困难(失眠)、白天过度睡眠(嗜睡)、24h 睡眠一觉醒周期紊乱(睡眠一觉醒节律障碍)、睡眠中的异常活动和行为(睡行症、夜惊、梦魇)。失眠可能是除疼痛以外最常见的临床症状,在女性和老年人中更为多见。

一、失眠症

失眠症(insomnia)是指睡眠的始发(sleep onset)和维持(sleep maintenanee)发生障碍致使睡眠的质和量不能满足个体正常需要的一种状况。失眠的表现有多种形式,包括难以入睡、睡眠不深、易醒、多梦早醒、醒后不易再睡、醒后不适感、疲乏,或白天困倦。失眠可引起患者焦虑、抑郁,或恐怖心理,并导致精神活动效率下降,妨碍社会功能。

(一)临床表现

失眠的表现形式有难以入睡、睡眠不深、多梦、早醒,或醒后不易再睡、醒后不适感、疲乏或白天困倦等;失眠往往引起患者白天不同程度地自感未能充分休息和恢复精力,因而躯体乏困,精神萎靡,注意力减退,思考困难,反应迟钝。由于失眠带来的上述不适以及对失眠的担心常常引起情绪沮丧,焦虑不安。使得失眠一担心一焦虑一失眠的连锁反应不断循环,反复强化迁延难愈。

(二)治疗

治疗失眠,决不能仅仅依靠镇静安眠药物,而是要医患共同努力,密切配合。主要的方面有病因的解决、对失眠的正确理解、坚持治疗计划、对治疗有信心。主要的方法如下。

1.认知疗法

不少患者对睡眠有较高期望,他们过分关注自己的睡眠,夸大地认为自己睡眠时间严重不足,致使脑力、体力无法充分恢复。许多患者常称自己通宵做梦,甚至噩梦不断,使大脑根本得不到休息。并认为失眠导致身体严重受损。大多数患者已经采用过一些防治措施,疗效欠佳,对治疗缺乏信心。施行认知疗法时,帮助患者对失眠引起的症状及苦恼有一个客观的正确的理解和认识以减少消极情绪。

2.行为治疗

在患者对失眠有正确认识的基础上建立一套能促进良好睡眠的行为方式包括正常的觉醒一睡眠节律,采取增强白天的精神和体力活动,按时起床,从事一切正常的日常活动,即使瞌睡难忍也要振奋精神这样才能使机体自然而然地在夜间处于休息状态有利于睡眠。另外,入睡前后使身体和心理充分放松可采用睡前温水洗脚,进食易消化的食物,避免过于兴奋的娱乐活动,也可进行放松训练,采用深呼吸、想象等方式放松自己。

3.药物治疗

服用安眠药应根据按需服用的原则,即根据患者的睡眠要求用药,只在出现失眠的晚上服用。针对不同的失眠类型选择合适的药物。对入睡困难的患者选用半衰期短的镇静催眠药,如吡唑坦(商品名思诺思,10mg)、三唑仑及水合氯醛;对维持睡眠困难的患者,应选用延长NREM睡眠第三、四期和REM睡眠期的药物,上半夜易醒者可选用咪达唑仑、三唑仑、阿普唑仑等,下半夜易醒者可选用艾司唑仑、氯硝西泮和氟西泮,对晨间易醒者可选用长或中半衰期的镇静催眠药,如地西泮、艾司唑仑、氯硝西泮和氟西泮等。

二、嗜睡症

嗜睡症(hypersomnia)指白天睡眠过多。目前病因不清。未见流行病学调查的资料。临床上较失眠少见。

(一)临床表现

指白天睡眠过多。表现为特别在安静或单调环境下,经常困乏思睡,并可不分场合甚至在需要十分清醒的情况下,也出现不同程度、不可抗拒的入睡。过多的睡眠不是由于睡眠不足、药物、酒精、躯体疾病所致,也不是某种精神障碍(如神经衰弱、抑郁症)症状的一部分。过多的睡眠引起显著的痛苦或社交、职业或其他重要功能的受损。常见的损害是认知和记忆功能障碍,表现为记忆减退,思维能力下降,学习新鲜事物出现困难,甚至意外事故发生率增多。这些问题常使患者情绪低落,甚至被别人误认为懒惰、不求上进,造成严重的心理压力。

(二)治疗

首先必须尽可能地了解病因,以便解除和根治病因。其次是药物治疗,用药原则是必须个体化,不同症状使用不同药物,严格用药剂量和服药时间,产生耐药者要更换新药。白天嗜睡可采用小剂量中枢兴奋剂,如利他灵、苯丙胺等。用兴奋剂后,会加重夜间睡眠障碍,可适当加服短效安眠药。第三是行为治疗,应严格遵守作息时间,每天准时入睡和起床,白天可定时小睡。白天增加活动以改善白日的过度嗜睡从而改善夜间睡眠。医生可要求患者记录瞌睡时间,检查患者未能遵守指定的上床睡眠时间、忘记服药和其他使情况恶化的行为,通过奖励法和惩罚方式,规范其行为。

三、睡眠一觉醒节律障碍

常人通常以一昼夜的1/3时间用来睡眠,即夜间入睡白天醒来,形成了睡眠一觉醒节律。但个别人其睡眠一觉醒节律的生物钟异常。睡眠一觉醒节律障碍(wake sleep rhythm disorders)是指睡眠一觉醒节律与常规不符而引起的睡眠紊乱。本病多见于成年人,儿童期或青少年期发病者少见。

（一）临床表现

睡眠—觉醒节律紊乱、反常。有的睡眠时相延迟，比如患者常在凌晨入睡，次日下午醒来，在常人应入睡的时候不能入睡，在应觉醒的时候需要入睡。有的入睡时间变化不定，总睡眠时间也随入睡时间的变化而长短不一；有时可连续 2～3 日不入睡，有时整个睡眠时间提前，过于早睡和过于早醒。患者多伴有忧虑或恐惧心理，并引起精神活动效率下降，妨碍社会功能。

（二）治疗

由于患者作息时间与正常的社会作息时间不符，常给工作、学习或生活带来困难和不便。治疗方法主要是调整患者入睡和觉醒的时间以恢复到正常人的节律。可逐步调整或一次性调整立刻达到正常作息时间，并需不断巩固、坚持下去。为防止反复，常须结合药物巩固效果。

四、睡行症

睡行症（sleep walking disorder）过去习惯称为梦游症。指一种在睡眠过程尚未清醒时起床在室内或户外行走，或做一些简单活动的睡眠和清醒的混合状态。发作时难以唤醒，刚醒时意识障碍，定向障碍，警觉性下降，反应迟钝。本症在儿童中发病率较高，可达 1％～15％，成人低于 1％，男孩多见，可伴有夜惊症及遗尿症。发生于：NREM 睡眠阶段。目前病因仍不明确。

（一）临床表现

患者在入睡后不久，突然从床上起来四处走动，常双目向前凝视，一般不说话，询问也不回答。患者还可有一些复杂的行为，如能避开前方的障碍物，能劈柴、倒水、开抽屉等。但难于被唤醒，常持续数分钟到数十分钟，自行上床，或被人领回床上，再度入睡。待次日醒来，对睡行经过完全遗忘。睡行多发生于入睡后不久，发作时脑电图可出现高波幅慢波。但在白天及夜间不发作时脑电图正常。多能自动回到床上继续睡觉。通常出现在睡眠的前 1/3 段的深睡期。次日醒来对发生经过不能回忆。

（二）治疗

由于发作时患者意识不清，不能防范危险，有发生意外的可能性，所以首先要清除危险品，保证安全。一般情况下儿童患者随着年龄的增长此病可不治自愈。成年的、症状较严重的患者可考虑干预措施。如使用镇静催眠类药物或抗抑郁剂。

五、夜惊

夜惊（sleep terror）指一种常见于儿童的睡眠障碍，主要为反复出现从睡眠中突然醒来并开始惊叫，通常发生在睡眠前 1/3 阶段，在入睡后 15～30min；发生于 NREM 睡眠时段。

（一）临床表现

儿童在睡眠中突然惊叫、哭喊伴有惊恐表情和动作，两眼直视，手足乱动，以及心率增快、呼吸急促、出汗、瞳孔扩大等自主神经兴奋症状。通常在夜间睡眠后较短时间内发作，每次发作持续 1～10min。难以唤醒，当时意识呈朦胧状态。醒后意识和定向障碍，不能说出梦境内容，对发作不能回忆。

（二）治疗

安排儿童的生活要有规律，避免白天过度劳累、过于兴奋。睡前不讲紧张兴奋的故事、看惊险恐惧的影片，不用威胁的方式哄儿童入睡。睡前让儿童充分放松，在轻松愉快的心情下安然入睡。必要时也可少用些安定类的药物。

六、梦魇

梦魇(nightmare disorder)指在睡眠中被噩梦突然惊醒,引起恐惧不安、心有余悸的睡眠行为障碍。发病率儿童为 20%,成人为 5%～10%。

(一)临床表现

梦魇的梦境多是处于危险境地,使患者恐惧、紧张、害怕、呻吟、惊叫或动弹不得直至惊醒。一旦醒来就变得清醒,对梦境中的恐怖内容能清晰回忆,并仍处于惊恐之中。通常在夜间睡眠的后期发作。发生于 REM 睡眠阶段。

(二)治疗

偶尔发生梦魇属于自然现象,不需特殊处理。对发作频率较高者给生活造成严重影响的要予以干预。首先,找出病因对因处理,如睡前不看恐怖性书籍和电影,缓慢停用镇静安眠药,睡前放松调整睡姿以保证良好睡眠。由生活应激事件引起的梦魇要采用心理治疗的方法,使其了解梦魇产生的原因,正确认识梦魇以消除恐惧心理。患者的症状往往随年龄增大而有所减轻。

第七章　心血管系统疾病的药物治疗

第一节　原发性高血压

高血压（hypertensicm）是以体循环动脉压持续升高为主要特点伴或不伴有多种心血管危险因素的临床综合征。高血压可导致靶器官如心、脑、肾和血管的损害，影响这些器官的结构和功能，迄今仍是心血管疾病死亡的主要原因之一。

高血压可分为原发性高血压（essentiaI laypertension）即高血压病和继发性高血压（secondaryhypertension）即症状性高血压两大类。原发性高血压占高血压的90％以上。继发性高血压指的是某些确定的疾病和原因引起的血压升高，约占高血压不到10％。

高血压病的患病率西方发达国家多在20％以上，我国则较低，但近20多年呈增加趋势。

一、临床表现

（一）症状

大多数起病缓慢、渐进，一般缺乏特殊的临床表现。约1/5患者无症状，仅在体检或因其他疾病就医时测量血压才被发现。一般常见症状有头晕、头痛、心悸、后颈部疼痛、疲劳等，呈轻度持续性，在紧张或劳累后加重。也可出现视力模糊、鼻出血等较重症状。还有的表现为神经症状如失眠、记忆力减退、注意力不集中、耳鸣、情绪易波动等。病程后期有心、脑、肾等靶器官受损或有并发症时，可出现相应的症状。

（二）体征

1.血压变化

血压随季节、昼夜、情绪等因素有较大波动。冬季血压较高，夏季较低；血压有明显昼夜波动，一般夜间血压较低，清晨起床活动后血压迅速升高，形成清晨血压高峰。患者在家中的自测血压值往往低于诊所血压值。

2.并发症

高血压时体征一般较少。主要是出现并发症的表现：①左心室肥厚的可靠体征为抬举性心尖区搏动，心尖冲动左移，提示左心室增大，心脏听诊可有主动脉瓣区第二心音亢进、收缩期杂音或收缩早期喀喇音。合并冠心病时可有心绞痛、心肌梗死和猝死的表现。晚期可发生心力衰竭。②少数患者在颈部或腹部可听到血管杂音，提示颈动脉狭窄、肾动脉狭窄等。③脑血管并发症早期可出现短暂性脑缺血发作（trarlsiellt ischernial attach TIA），还可发生脑血栓、脑栓塞以及脑出血等。④肾脏受累时尿液中可有少量蛋白和红细胞，严重者可m现肾功能减退的表现。⑤累及眼底血管时可出现视力进行性减退。

二、治疗

(一)降压治疗的目的与原则

原发性高血压目前尚无根治方法,降压治疗的最终目的是减少高血压患者心、脑血管病的发生率和死亡率。高血压治疗原则如下。

1.降压药治疗对象

①高血压≥160/100mmHg。②高血压合并糖尿病,或者已经有心、脑、肾靶器官损害和并发症患者。③凡血压持续升高,改善生活行为后血压仍未获得有效控制患者。④高危和极高危患者必须使用降压药物治疗。

2.降压的目标水平

一般主张血压控制目标值至少<140/90mmHg。合并糖尿病或慢性肾脏病患者,血压控制目标值<130/80mmHg。老年收缩期性高血压的降压目标水平,收缩压(SBt)140～150mmHg,舒张压(DBP)<90mmHg但不低于65～70mmHg。

(二)非药物治疗

改善生活行为,适用于所有高血压患者,包括:①减轻体重:尽量将:BMI控制在<25。②减少钠盐摄入:每人每日食盐量以不超过6g为宜。③补充钙和钾盐:每人每日吃新鲜蔬菜400～500g,喝牛奶500ml,可以补充钾1000mg和钙400mg。④减少脂肪摄入:膳食中脂肪量应控制在总热量的25%以下。⑤戒烟、限制饮酒:饮酒量每日不可超过相当于50g乙醇的量。⑥增加运动:运动有利于减轻体重和改善IR。可根据年龄及身体状况选择慢跑或步行,一般每周3～5次,每次20～60min。

(三)降压药物治疗

1.降压药物种类

目前常用降压药物可归纳为五大类,即利尿剂、8受体阻滞剂、钙通道阻滞剂(CCB)、血管紧张素转换酶抑制剂(ACEI)和血管紧张素Ⅱ受体阻滞剂(ARB)。

2.降压药物作用特点

(1)利尿剂

降压作用:主要通过排钠,减少细胞外容量,降低外周血管阻力。降压起效较平稳、缓慢,作用持久,服药2～3周后作用达高峰。

适应证:适用于轻、中度高血压,尤其适用于盐敏感性高血压、老年人收缩期高血压、肥胖及心力衰竭伴高血压的治疗。

分类:有噻嗪类、襻利尿剂和保钾利尿剂3类。噻嗪类使用最多。常用制剂名称、剂量及用法见表7-1。

表 7-1　常用利尿药物名称、剂量及用法

药物分类	药物名称	剂量	用法(每日)
噻嗪类	氢氯噻嗪(hydrochlorothiazide)	12.5mg	1～2次
	氯噻酮(chlorthalidone)	25～50mg	1次
保钾利尿剂	螺内酯(spironolactone)	20～40mg	1～2次

药物分类	药物名称	剂量	用法（每日）
襻利尿剂	氨苯蝶啶（triamterene）	50mg	1～2 次
	阿米洛利（amiloride）	5～10mg	1 次
	呋塞米（furosemide）	20～40mg	1～2 次
其他	吲达帕胺（indapamide）	1.25～2.5mg	1 次

不良反应及禁忌证：不良反应主要是乏力、尿量增多。其中：①噻嗪类长期应用主要不利作用是低血钾症和影响血脂、血糖、血尿酸代谢。糖尿病及高脂血症者慎用，痛风及肾功能不全者禁用。②保钾利尿剂可引起高血钾，不宜与 ACEI、ARB 合用，肾功能不全者禁用。③襻利尿剂主要用于：肾功能不全时，利尿迅速，主要不利作用是低血钾、低血钠、低血压。④另有制剂引达帕胺，兼有利尿及血管扩张作用，能有效降压而较少引起低血钾。

注意事项：利尿剂的不利作用多发生在大剂量时，因此现在推荐使用小剂量，以氢氯噻嗪为例，每天剂量不超过 25mg。

（2）β受体阻滞剂

降压作用：可能通过抑制中枢和周围的 RAAS，以及血流动力学自动调节机制。β阻滞剂不仅降低静息血压，而且能抑制体力应激和运动状态下血压急剧升高。降压起效较迅速、强力。

适应证：适用于各种不同严重程度高血压，尤其是心率较快的中、青年患者或合并心绞痛患者，对老年人高血压疗效相对较差。该药可用于高血压患者初始和长期治疗。

分类：有选择性（β₁）、非选择性（β₁ 与 β₂）和兼有 α 受体阻滞 3 类。临床上治疗高血压宜使用选择性 β1 阻滞剂或者兼有 α 受体阻滞作用的 β 阻滞剂，常用 β 受体阻滞剂名称、剂量及用法见表 7-2。

表 7-2 常用 β 受体阻滞剂名称、剂量及用法

药物分类	药物名称	剂量	用法（每日）
非选择性（β₁ 与 β₂）2 次	普萘洛尔（propranolol）	10～20mg	2～3 次
有选择性（β₁）	美托洛尔（metoprolol）	25～50mg	
	阿替洛尔（atenolol）	50～100mg	1 次
	倍他洛尔（betaxolol）	10～20mg	1 次
	比索洛尔（bisoprolol）	5～10mg	1 次
兼有 α 受体阻滞	卡维地洛（carvedilol）	12.5～25mg	1～2 次
	拉贝洛尔（labetalol）	100mg	2～3 次

注意事项：较高剂量 β 受体阻滞剂治疗时突然停药可导致撤药综合征。β 受体阻滞剂增加胰岛素抵抗，还可能掩盖和延长降糖治疗过程中的低血糖症，使用时应加以注意，如果必须

使用时,应使用高度选择性 β_1 受体阻滞剂。

不良反应及禁忌证:主要有心动过缓、乏力、四肢发冷,还影响糖、脂代谢及诱发高尿酸血症。对于老年高血压伴代谢综合征或易患糖尿病的高血压患者不应作为初始治疗药物。急性心力衰竭、支气管哮喘、慢性阻塞性肺疾病、病态窦房结综合征、房室传导阻滞和外周血管病患者禁用。

(3)钙通道阻滞剂(CCB):又称钙拮抗剂

降压作用:主要通过阻滞细胞外钙离子经电压依赖 L 形钙通道进入血管平滑肌细胞内,减弱兴奋—收缩偶联,降低阻力血管的收缩反应性,从而使血管平滑肌松弛、心肌收缩力降低,使血压下降。降压起效迅速,降压疗效相对较强。

适应证:适用于各种不同程度高血压。尤其适用于老年人收缩期高血压。

分类:CCB 分为二氢吡啶类和非二氢吡啶类,前者以硝苯地平为代表,后者有维拉帕米和地尔硫草。根据药物作用持续时间,又可分为短效和长效。长效钙通道阻滞剂包括长半衰期药物,例如氨氯地平;脂溶性膜控型药物,例如拉西地平和乐卡地平;缓释或控释制剂,例如非洛地平缓释片、硝苯地平控释片。应优先考虑使用长效制剂。常用 CCB 名称、剂量及用法见表 7-3。

表 7-3　常用 CCB 名称、剂量及用法

药物分类	药物名称	剂量	用法(每日)
二氢吡啶类	硝苯地平(nifedipine)	5～10mg	3 次
	硝苯地平控释剂(nifedipine GITS)	30～60mg	1 次
	尼卡地平(nicardipine)	40mg	2 次
	尼群地平(nitredipine)	10mg	2 次
	非洛地平缓释剂(felodipine SR)	5～10mg	1 次
	氨氯地平(amlodipine)	5～10mg	1 次
	拉西地平(lacidipine)	4～6mg	1 次
	乐卡地平(lercanidipine)	10～20mg	1 次
非二氢吡啶类	维拉帕米缓释剂(verapamil SR)	240mg	1 次
	地尔硫草缓释剂(verapamil SR)	90～180mg	1 次

CCB 主要优势:除心力衰竭外 CCB 较少有禁忌证;不影响血脂、血糖等代谢;高钠摄入、非甾体类抗炎症药物不影响降压疗效;在嗜酒的患者也有显著降压作用;可用于老年患者以及合并糖尿病、冠心病或外周血管病患者;长期治疗时还具有抗动脉粥样硬化作用。

CCB 主要缺点:主要不良反应为血管扩张所致的头痛、面部潮红、踝部水肿。踝部水肿系由于毛细血管前血管扩张而非水钠潴留所致。二氢吡啶类开始治疗有反射性交感活性增强,引起心率增快。非二氢吡啶类抑制心肌收缩及自律性和传导性,不宜在心力衰竭、窦房结功能低下或心脏传导阻滞患者中应用。

(4)血管紧张素转换酶抑制剂(ACEI)

降压作用:主要通过抑制循环和组织的转换酶(ACE),使血管紧张素Ⅱ生成减少,同时抑制激肽酶使缓激肽降解减少。降压起效缓慢,逐渐增强,在3~4周时达最大作用,限制钠盐摄入或联合使用利尿剂可使起效迅速和作用增强。ACEI具有改善胰岛素抵抗和减少尿蛋白作用。

适应证:在肥胖、糖尿病和心脏、肾脏靶器官受损的高血压患者具有相对较好的疗效,特别适用于伴有心力衰竭、左室肥厚、心肌梗死后、糖耐量减退或糖尿病肾病的高血压患者。

分类:根据化学结构分为巯基、羧基和磷酸基3类。常用ACEI名称、剂量及用法见表7-4。

表7-4 常用ACEI名称、剂量及用法

药物分类	药物名称	剂量	用法(每日)
巯基类	卡托普利(captopril)	12.5~50mg	2~3次
羧基类	依那普利(enalapril)	10~20mg	2次
	贝那普利(benazepril)	10~20mg	1次
	赖诺普利(1isinopIil)	10~20mg	1次
	雷米普利(ramipril)	2.5~10mg	1次
	培哚普利(perindopril)	4~8mg	1次
磷酸基类	福辛普利(fosinopril)	10~20mg	1次
	西拉普利(cilazapiil)	2.5~5mg	1次

不良反应:主要是刺激性干咳和血管性水肿。干咳发生率10%~20%,可能与体内缓激肽增多有关,停用后可消失。其他可能发生的不良反应有低血压、高钾血症、皮疹以及味觉障碍。

禁忌证:高血钾症、严重肾衰竭(血肌酐超过3mg/dl)、妊娠妇女和双侧肾动脉狭窄或单侧肾动脉严重狭窄患者禁用。严重主动脉瓣狭窄、梗阻性肥厚型心肌病亦列为禁忌。

(5)血管紧张素Ⅱ受体阻滞剂(ARB)

降压作用:主要通过阻滞组织的血管紧张素Ⅱ受体亚型AT_1,更充分有效地阻断血管紧张素Ⅱ的水钠潴留、血管收缩与重构作用。常用ARB药物名称、剂量及用法见表7-5。

表7-5 常用ARB名称、剂量及用法

药物名称	剂量	用法(每日)
氯沙坦(losartan)	50~100mg	1次
缬沙坦(valsartan)	80~160mg	1次
厄贝沙坦(irbesartan)	150~300mg	1次
替米沙坦(telmisartan)	40~80mg	1次
坎地沙坦(candesartan)	8~16mg	1次
奥美沙坦(olmesartan)	20~40mg	1次

降压作用起效缓慢,但持久而平稳,一般在6～8周时才达最大作用,作用持续时间能达到24h以上。低盐饮食或与利尿剂联合使用能明显增强疗效。

最大的特点:直接与药物有关的不良反应很少,不引起刺激性干咳,持续治疗的依从性高。在治疗对象和禁忌证方面与ACEI相同。不良反应还可有直立性低血压、高钾血症、皮疹、血管神经性水肿、腹泻、肝功能异常、肌痛和偏头痛等。

除了上述五大类主要的降压药物外,还有一些药物,包括交感神经抑制剂(利舍平);直接血管扩张剂(肼屈嗪);α₁受体阻滞剂(哌唑嗪)等,但因副作用较多,目前不主张单独使用,在复方制剂或联合治疗时还仍在使用。

3.降压药物的相互作用

利尿剂能增加其他降压药的作用,其中噻嗪类利尿剂与ACEI或ARB合用,降压效果加强同时还能降低低钾血症发生的不良反应;保钾利尿剂、ACEI或ARB均可致血钾水平升高,故保钾利尿剂不宜与ACEI、ARB合用。13受体阻滞剂与二氢吡啶类CCB合用,增加降压效果,同时降低二氢吡啶类引起的反射性交感神经兴奋所致的心率增快副作用;但J3受体阻滞剂与非二氢吡啶类CCB不宜合用,以免增加心率减慢的副作用。CCB与利尿剂或ACEI或ARB以及二氢吡啶类CCB与β受体阻滞剂合用均有协同的降压作用。ACEI、ARB都能引起血钾升高等副作用,故ACEI与ARB不宜合用。

4.降压治疗方案

大多数无并发症或并发症患者可以单独或者联合使用噻嗪类利尿剂、J3受体阻滞剂、CCB、ACEI和ARB,治疗应从小剂量开始,逐步递增剂量,应优先考虑使用长效制剂。现在认为,2级高血压(≥160/100)患者在开始时就可以采用两种降压药物联合治疗,有利于提高降压疗效,同时减少不良反应。

联合治疗应采用不同降压机制的药物。比较合理的两种降压药联合治疗方案是:利尿剂与β受体阻滞剂;利尿剂与ACEI或ARB;二氢吡啶类CCB与J3受体阻滞剂;CCB与利尿剂或ACEI或ARB。3种降压药合理的联合治疗方案必须包含利尿剂。另外,最近有一种固定剂量的单片复方制剂,此种制剂在每片中含有固定剂量的2种降压药物,应用方便,患者依从性好。已在我国上市的有:氯沙坦钾50mg/氢氯噻嗪12.5mg、缬沙坦80mg/氢氯噻嗪12.5mg、厄贝沙坦150mg/氢氯噻嗪12.5mg以及缬沙坦80mg/氨氯地平5mg。

采用合理的治疗方案一般可使患者在治疗后3～6个月内达到血压控制目标值。

降压药和治疗方案选择应该个体化,需长期治疗,停服降压药后多数患者在半年内又回复到原来的高血压水平,故患者的治疗依从性十分重要。在血压平稳控制1～2年后,可以根据需要逐渐减少降压药品种与剂量。

(四)有并发症和并发症的降压治疗

1.高血压合并脑血管病

不能耐受血压下降过快或过大,容易发生直立性低血压,因此应该缓慢、平稳降压。可选择ARB、长效钙拮抗剂、AcEI或利尿剂。从单种药物小剂量开始,再缓慢递增剂量或联合治疗。

2.高血压合并冠心病

合并稳定性心绞痛患者,应选择 β 受体阻滞剂、ACEI 和长效 CCB;发生过心肌梗死患者应选择 ACEI 和 β 受体阻滞剂,预防心室重构。应选用长效制剂,减少血压波动,尤其清晨血压高峰。

3.高血压合并心力衰竭

无症状左心室功能不全的降压治疗,应选择 AcEI 和 β 受体阻滞剂,注意从小剂量开始;在有心力衰竭症状的患者,应采用利尿剂、ACEI 或 ARB 和 β 受体阻滞剂联合治疗。

4.高血压合并慢性肾衰竭

终末期肾脏病时常有高血压,降压治疗的目的主要是延缓肾功能恶化。通常需要 3 种或 3 种以上降压药方能达到目标水平,宜选用 CCB,而 ACEI 或 ARB 在早、中期能延缓肾功能恶化,在病情晚期(肌酐清除率<30ml/min 或血肌酐超过 265μmol/L,即 3.0mg/dl)有可能反而使肾功能恶化。血液透析患者仍需降压治疗。

5.高血压合并糖尿病

糖尿病患者的高血压患病率比非糖尿病患者高 2~3 倍。糖尿病合并高血压约 80% 患者死于心、脑血管病。应该积极降压治疗,通常需要 2 种以上降压药物联合治疗。ARB 或 ACEI、长效钙拮抗剂和小剂量利尿剂是较合理的选择。ACEI 或 ARB 能有效减轻和延缓糖尿病肾病的进展。

6.老年高血压

年龄超过 60 岁达到高血压诊断标准者既为老年高血压。降压治疗可降低老年高血压患者的致残率和病死率。优先选择的药物有 CCB、ACEI 或 ARB 以及利尿剂。强调和缓降压。

第二节　冠状动脉粥样硬化性心脏病

冠状动脉粥样硬化性心脏病(coronary atherosclerotic heart disease)指冠状动脉粥样硬化使血管腔狭窄或阻塞,或(和)因冠状动脉功能性改变(痉挛)导致心肌缺血缺氧或坏死而引起的心脏病,统称冠状动脉性心脏病(coronary heart disease),简称冠心病,亦称缺血性心脏病(ischemic heartdisease)。

冠心病是严重危害人类健康的常见病。临床主要表现为心绞痛、心律失常、心力衰竭,严重时发生急性心肌梗死或猝死。

冠心病的治疗主要包括药物治疗、介入治疗及外科手术治疗 3 种方式。药物治疗是一切冠心病治疗的基础。

本节将重点讨论心绞痛和心肌梗死的药物治疗。

一、稳定型心绞痛

稳定型心绞痛(stable angina pectoris)亦称稳定型劳力性心绞痛,是在冠状动脉固定性严重狭窄的基础上,由于心肌负荷的增加引起心肌急剧的、暂时的缺血与缺氧的临床综合征。其特点为阵发性的前胸压榨性疼痛或憋闷感觉,主要位于胸骨后部,可放射至心前区和左上肢尺侧,常发生于劳力负荷增加时,持续数分钟,休息或用硝酸酯制剂后消失。

(一)临床表现

心绞痛以发作性胸痛为主要临床表现,疼痛的特点为:

(1)部位主要在胸骨体中段或上段之后可波及心前区,有手掌大小范围,甚至横贯前胸,界限不很清楚。常放射至左肩、左臂内侧达环指和小指,或至颈、咽或下颌部。

(2)性质胸痛常为压迫、发闷或紧缩性,也可有烧灼感,但不像针刺或刀扎样锐性痛,偶伴濒死的恐惧感觉。发作时,患者往往被迫停止正在进行的活动,直至症状缓解。

(3)诱因发作常由体力劳动或情绪激动(如愤怒、焦急、过度兴奋等)所诱发,饱食、寒冷、吸烟、心动过速、休克等亦可诱发。

(4)持续时间疼痛出现后常逐步加重,然后在 3~5min 内渐消失,可数天或数星期发作一次,亦可一日内多次发作。

(5)缓解方式一般在停止原来诱发症状的活动后即可缓解;舌下含用硝酸甘油也能在几分钟内使之缓解。

(二)治疗原则

心绞痛的治疗原则是降低心肌耗氧量,改善冠状动脉的血供,同时治疗动脉粥样硬化和预防血栓形成。长期服用阿司匹林 75~100mg/d 和给予有效的降血脂治疗可促使粥样斑块稳定,减少血栓形成,降低不稳定型心绞痛和心肌梗死的发生率。

(三)药物治疗

1.药物治疗原则

稳定型心绞痛的治疗有两大目的:第一是预防心肌梗死和死亡;第二减轻心绞痛症状和减少心肌缺血的发生。一级预防和二级预防试验证实阿司匹林和降脂治疗能够降低病死率和非致死性心肌梗死的危险,硝酸盐和钙拮抗剂还没有证明上述的作用,β受体阻滞剂在梗死后患者可以减少病死率和再梗死率。

2.药物作用和机制

(1)硝酸酯类硝酸酯是非内皮依赖性的血管扩张剂,无论内皮细胞功能和结构是否正常,均可发挥明确的血管平滑肌舒张效应。硝酸酯进入血管平滑肌细胞后,通过释放一氧化氮(NO)刺激鸟苷酸环化酶,使环磷酸鸟苷(cGMP)浓度增加,降低细胞内的 Ca^{2+} 浓度,导致血管平滑肌舒张。硝酸酯的血管舒张应呈剂量依赖性,随着剂量递增,依次扩张静脉血管、大中动脉和阻力小动脉。硝酸酯类药物通过扩张静脉及外周动脉血管及冠状动脉,从而降低心肌氧耗量,增加侧支循环血流,还有降低血小板黏附等作用,从而改善心肌局部及整体做功。常用的硝酸盐药物有硝酸甘油、二硝酸异山梨酯、5-单硝酸异山梨酯等。

(2)β受体阻滞剂通过阻断儿茶酚胺类物质对心肌β受体的兴奋刺激作用而减慢心率、降低血压、减低心肌收缩力和减轻心肌耗氧量;同时还使非缺血区小动脉内径缩小,使更多的血液通过极度扩张的侧支循环流入缺血区,从而缓解心绞痛。β受体阻滞剂还具有预防和治疗快速性心律失常的作用,因而能起到预防猝死和减低病死率的作用。β受体阻滞剂有很多种,常用的有选择性的β受体阻滞剂美托洛尔、阿替洛尔和比索洛尔,非选择性β受体阻滞剂以普萘洛尔为代表,同时具有 $α_1$ 和非选择性β受体阻滞的药物主要有卡维地洛和阿罗洛尔等。

(3)钙离子拮抗剂:扩张外周阻力血管及冠状动脉起直接扩张作用,能够降低心肌氧耗及增加冠脉血流,某些钙拮抗剂还能减慢心率。钙离子拮抗剂与β受体阻滞剂不同,不能降低心梗后的死亡率。当β受体阻滞药无效或有禁忌证时,可考虑给予钙拮抗剂或联合用药。钙拮抗剂尤其适用于血管痉挛性心绞痛。临床常用的长效钙拮抗剂有硝苯地平缓释片、氨氯地平、非洛地平、拉西地平、地尔硫䓬缓释片和维拉帕米缓释片等。

3.治疗药物的选用

(1)发作时的药物治疗可使用作用较快的硝酸酯制剂。硝酸甘油(nitroglycenin):可用 0.3～0.6mg,置于舌下含化,迅速为唾液所溶解而吸收,1～2min 即开始起作用,约半小时后作用消失。对约92%的患者有效,其中76%在 3min 内见效。硝酸甘油贴片,0.2～0.8。mg/h,1次/12h,间歇治疗 8～12h;硝酸异山梨酯(isosorbide dinitrate):可用 5～10mg,舌下含化,2～5mi,1 见效,作用维持 2～3h。还有供喷雾吸入用的制剂。

(2)缓解期的药物治疗使用作用持久的抗心绞痛药物,以防心绞痛发作,可单独选用、交替应用或联合应用下列被认为作用持久的药物。

1)β受体阻滞剂:各种的β受体阻滞剂在给予足够剂量时治疗心绞痛均有效,对于控制劳力性稳定型心绞痛效果尤其明显。若无禁忌证,β受体阻滞剂应作为首选治疗药物。目前常用对心脏有选择性的制剂是美托洛尔(metoprolol)25～100mg,每日 2 次,口服,缓释片 95～190mg,每日 1 次,口服;阿替洛尔(aterlolo)12.5～25mg,每日 1 次,口服;比索洛尔(bisoprolol,康忻)2.5～5mg,每日 1 次,口服;也可用纳多洛尔(nadolol,康加尔多)40～80mg,每日 1 次,口服;塞利洛尔(celiprolol,塞利心安)200～300mg,每日 1 次,口服或用兼有 a 受体阻滞作用的卡维地洛(carvedilol)25mg,每日 2 次,口服;阿罗洛尔(arotinolol,阿尔马尔)10mg,每日 2 次,口服等。

2)硝酸酯制剂:硝酸异山梨酯片剂或胶囊,每日 3 次,口服,每次 5～20mg,服后半小时起作用,持续 3～5h;缓释制剂药效可维持 12h,可用 20mg,每日 2 次,口服。5 一单硝酸异山梨酯(isosorbides 5-mononitrate)是长效硝酸酯类药物,无肝脏首过效应,口服生物利用度几乎100%。每日 2 次,每次 20～40mg,口服。戊四硝酯制剂:服用长效片剂,硝酸甘油持续而缓缓释放,口服后半小时起作用,持续可达 8～12h,可每 8h 服 1 次,每次 2.5mg。用 2%硝酸甘油油膏或橡皮膏贴片(含 5～10mg)涂或贴在胸前或上臂皮肤而缓慢吸收,适于预防夜间心绞痛发作。

3)钙通道阻滞剂:常用的长效钙拮抗剂可每日 1 次口服,包括硝苯地平缓释片 30～160mg,每日 1 次,口服;氨氯地平 2.5～10mg,每日 1 次,口服;非洛地平 5～10mg,每日 1 次,口服;拉西地平 4～8mg,每日 1 次,口服;地尔硫䓬缓释片 90～360mg,每日 1 次,口服;维拉帕米缓释片 120～480mg,每日 1 次,口服。

4.药物不良反应及处理

β受体阻滞剂主要的副作用包括严重的心动过缓、低血压、支气管痉挛和心力衰竭。有严重心动过缓和高度传导阻滞、失代偿性慢性心力衰竭时,禁用β受体阻滞剂。外周血管疾病及严重抑郁是应用 J3 受体阻滞剂的相对禁忌证。慢性肺心病的患者可小心使用;对伴有明显的支气管痉挛或支气管哮喘的患者,应避免使用。停用β受体阻滞剂时应逐步减量,如突然停用有诱发心肌梗死的可能;硝酸酯类药物副作用有头晕、头胀痛、头部跳动感、面红、心悸等,偶有血压下降。初次用药可先含半片以避免和减轻副作用。钙拮抗剂的副作用包括低血压、周围性水肿、心功能下降、便秘、头痛、头晕、无力,因此在使用时注意从小剂量开始以防其不利影响。水肿一旦发生,可减少剂量、停用药物或联合应用其他药物。β受体阻断剂可防止二氢吡啶类引起的心动过速。地尔硫䓬和维拉帕米能减慢房室传导,常用于伴有心房颤动或心房扑动的心绞痛患者。这两种药不应用于已有严重心动过缓、高度房室传导阻滞和病态窦房结综合征的患者。

5.治疗药物的相互作用

硝酸甘油等硝酸酯制剂不能与那非西汀(万艾可)合用,以避免引起严重低血压、心肌梗死甚至猝死。硝酸盐在肥厚梗阻性心肌病及严重主动脉瓣狭窄的患者应避免使用,因可导致晕厥。β受体阻滞剂与硝酸酯类合用有协同作用,因而用量应偏小,开始剂量尤其要注意减小,以免引起直立性低血压等副作用。β受体阻滞剂与强心苷合用可发生房室传导阻滞、心动过缓。β受体阻滞剂与噻嗪类利尿剂合用可增强降压作用。钙通道阻滞剂若与β受体拮抗剂合用,易引起低血压、心动过缓、传导阻滞,甚至停搏;钙通道阻滞剂与地高辛合用可使后者的血药浓度升高,如需合用时应调整地高辛剂量;二氢吡啶类CCB可与硝酸酯同服;维拉帕米和硫氮䓬酮不宜与β受体阻断剂合用;停用CCB时应逐渐减量,然后停服,以免引起冠脉痉挛。

二、不稳定型心绞痛

冠心病中除上述典型的稳定型劳力性心绞痛之外,心肌缺血所引起的缺血性胸痛尚有各种不同的表现类型。其中除变异型心绞痛(prinzmetal's variant angina)具有短暂ST段抬高的特异的心电图变化而仍为临床所保留外,其他如恶化型心绞痛、卧位型心绞痛、静息心绞痛、梗死后心绞痛、混合性心绞痛等,目前已趋向于统称之为不稳定型心绞痛(unstable angina,uA)。

(一)临床表现

胸痛的部位、性质与稳定型心绞痛相似,但具有以下特点之一:

(1)原为稳定型心绞痛,在1个月内疼痛发作的频率增加,程度加重、时限延长、诱发因素变化,硝酸类药物缓解作用减弱。

(2)1个月之内新发生的心绞痛,并因较轻的负荷所诱发。

(3)休息状态下发作心绞痛或较轻微活动即可诱发,发作时表现有sT段抬高的变异型心绞痛也属此列。

此外,由于贫血、感染、甲亢、心律失常等原因诱发的心绞痛称之为继发性不稳定型心绞痛。

UA与NsTEMI同属非ST段抬高性急性冠脉综合征(ACS),两者的区别主要是根据血中心肌坏死标记物的测定,因此对非sT段抬高性ACS必须检测心肌坏死标记物并确定未超过正常范围时方能诊断UA。

由于UA患者的严重程度不同,其处理和预后也有很大的差别,在临床分为低危组、中危组和高危组。低危组指新发的或是原有劳力性心绞痛恶化加重,达CCSⅢ级或Ⅳ级,发作时ST段下移≤1mm,持续时间<20min,胸痛间期心电图正常或无变化;中危组就诊前1个月内

（但 48h 内未发）发作 1 次或数次，静息心绞痛及梗死后心绞痛，持续时间＜20min，心电图可见 T 波倒置＞0.2mV，或有病理性 Q 波；高危组就诊前 48h 内反复发作，静息心绞痛伴一过性 ST 段改变（＞0.05mV）新出现束支传导阻滞或持续性室速，持续时间＞20min。

（二）治疗原则

UA 急性期卧床休息 1～3 日，吸氧、持续心电监护。抗缺血治疗，抗血小板和抗凝治疗，使用 ACEI、β 受体阻滞剂、他汀类药物。有些患者经过强化的内科治疗，病情即趋于稳定。另一些患者经内科保守治疗无效，可能需要早期介入治疗。

（三）药物治疗

1.药物治疗原则

强化调脂和抗血小板治疗，联合使用低分子肝素和阿司匹林，常规给予 ACEI 或 ARB，缓解心绞痛可使用硝酸酯、β 受体阻滞剂或长效 CCB。短效二氢吡啶类 CCB 应与 β 受体阻断剂联合应用。

2.药物作用和机制

（1）抗血小板药物：阿司匹林是最常用的抗血小板药物，它通过不可逆抑制前列腺素合成酶，致使 TXA2 的合成减少，而后者引起血小板聚集、血管收缩，从而达到抑制血栓形成的目的。阿司匹林口服后吸收很快，30～40。min 血药浓度达到高峰，但肠溶制剂则需 3～4h 达到高峰，但作用于血小板对环氧化酶的抑制是持久的，由于血小板不断更新，故停用阿司匹林后 5～6 日，50％的血小板功能恢复正常。不能服用阿司匹林的患者，可选用氯吡格雷（clopidogrel）。氯吡格雷属于噻吩吡啶类衍生物，具有抗血小板聚集作用及抗血栓形成作用。其作用机制为选择性地与血小板表面腺苷酸环化酶偶联的二磷酸腺苷（ADP）受体结合，抑制纤维蛋白原与其血小板受体 GPⅡb/Ⅲa 结合而发挥作用，也有研究表明氯吡格雷抑制血小板功能与选择性减少有介导二磷酸腺苷（ADP）激活腺苷环化酶抑制作用的 ADP 受体数目有关。

（2）抗凝药物：包括普通肝素和低分子肝素。肝素的抗凝作用是通过加强和加速抗凝血酶Ⅲ（ATⅢ）的作用而发挥的。肝素与 ATⅢ 形成复合体后，促进凝血酶—ATⅢ 复合体形成，从而抑制凝血酶的作用。凝血酶-ATⅢ 复合体形成后将减少对肝素的亲和力，使肝素得以解脱，在反应中再起催化作用。肝素也抑制活化的因子Ⅸ、Ⅹ、Ⅺ、Ⅻ、Ⅶ。另外肝素有抗动脉粥样硬化作用，它能使脂蛋白脂酶释放到血循环中，并稳定其活性，使血脂降低。此外，肝素因带强负电荷，进入血循环后被血管内皮吸附，由此增强血管壁的抗血栓作用。肝素尚有抗炎和抗过敏作用。低分子肝素（LMWH）是普通肝素通过酶法或化学方法降解而成，分子量平均在 4000～5000（12～22 个糖单位），与普通肝素相比，其抗凝血酶的作用弱，因而出血等不良反应少，血小板减少及骨质疏松等并发症较普通肝素低。临床常用药物有达肝素（法安明）、依诺肝素（克赛）和那曲肝素（速碧林）。

（3）调脂药物：他汀类药物竞争性抑制胆固醇合成中的限速酶 3-羟基-3-甲基戊二酰辅酶A（HMG-CoA）还原酶，可使甲羟戊酸合成减少，有效地抑制胆固醇合成；促进浓度依赖的低密度脂蛋白（LDL）受体密度上调及活性增强，加速 LDL 的分解代谢，并能减少极低密度脂蛋白（VLDL）合成，使 VLDL 转化 LDL 减少，从而降低血浆低密度脂蛋白胆固醇（LDL-C）水平。他汀类药物对 CAD 患者可以明显降低致命性及非致命性心肌梗死以及血管重建的危险性，甚至在那些血脂水平低的患者也具有相似的益处。他汀类药物除降血脂作用外,还有延缓斑块进展,使斑块稳定和抗炎等有益作用。临床常用的他汀类药物有辛伐他汀、阿托伐他汀、普伐他汀、氟伐他汀、洛伐他汀和匹伐他汀等。

(4)血管紧张素转换酶抑制剂:通过抑制肾素-血管紧张素-醛固酮系统而扩张血管,改善心室重构及心功能,减少心绞痛的发作。不稳定型心绞痛患者中,合并糖尿病、左心室收缩功能不全或有高血压、心肌梗死病史的高危患者应该使用 AcE 抑制剂,而血压和血脂都已控制良好的低危患者加用 ACE 抑制剂也能获益。常用的 ACE 抑制剂包括:卡托普利、雷米普利、培哚普利、依那普利、赖诺普利、贝那普利、西拉普利、咪达普利和福辛普利等。

(5)血管紧张素Ⅱ受体拮抗剂:血管紧张素Ⅱ受体拮抗剂(ARBs)选择性与血管紧张素Ⅱ受体中的 AT1 受体结合,阻断 AngⅡ介导的血管收缩、水钠潴留及醛固酮分泌等,从而降低血压,增加肾血流,保护心肾功能。ARB 可改善心肌重构,降低心衰的发生率,从而降低死亡率。临床常用的 ARB 包括:氯沙坦、缬沙坦、厄贝沙坦、坎地沙坦、替米沙坦等。

3.治疗药物的选用

(1)一般处理卧床休息,床边 24h 心电监测。烦躁不安、剧烈疼痛者可给以吗啡 5～10mg,皮下注射。如患者未使用他汀类药物,无论血脂是否增高均应及早使用他汀类药物。

(2)缓解疼痛:本型心绞痛单次含化或喷雾吸入硝酸酯类制剂往往不能缓解症状,一般建议每隔 5min 一次,共用 3 次,后再用硝酸甘油或硝酸异山梨酯持续静脉滴注或微泵输注,以 $10\mu g/min$ 开始,每 3～5min 增加 $10\mu g/min$,直至症状缓解或出现血压下降。硝酸酯类制剂静脉滴注疗效不佳,而无低血压等禁忌证者,应及早开始用 β 受体阻滞剂,口服 β 受体阻滞剂的剂量应个体化。少数情况下,如伴血压明显升高,心率增快者可静脉滴注艾司洛尔 $250\mu g/(kg \cdot min)$,停药后 20min 内作用消失。也可用非二氢吡啶类钙拮抗剂,如硫氮䓬酮 $1～5\mu g/(kg \cdot min)$ 持续静脉滴注,常可控制发作。治疗变异型心绞痛以钙通道阻滞剂的疗效最好。本类药也可与硝酸酯同服,其中硝苯地平尚可与 β 受体阻滞剂同服。阿司匹林、氯吡格雷和肝素(包括低分子量肝素)是 UA 中的重要治疗措施,阿司匹林:75～150mg/d,长期口服;开始 2～3 日可口服 0.3g/d。氯吡格雷:首剂 300mg,次日后改为 75mg/d。普通肝素 50～100mg/次,加入液体中静脉滴注,每日 1 次,5～7 日为一疗程,适用于不稳定型心绞痛患者。低分子肝素的疗效优于普通肝素,且疗程可适当延长。

三、心肌梗死

心肌梗死(myocardial infarction,MI)是心肌缺血性坏死。为在冠状动脉病变的基础上,发生冠状动脉血供急剧减少或中断,使相应的心肌严重而持久地急性缺血导致心肌坏死。急性心肌梗死(AMI)临床表现有持久的胸骨后剧烈疼痛、发热、白细胞计数和血清心肌坏死标记物增高以及心电图进行性改变;可发生心律失常、休克或心力衰竭,属急性冠脉综合征(ACS)的严重类型。根据患者发病时心电图 ST 段抬高与否,可分为 ST 段抬高的心肌梗死(STsegment elevation myocardialinfarction,STEMI)和无 ST 段抬高的心肌梗死(non-ST-seginentlevation rnyocardialinfarction,NSTEMI)两大类。

（一）临床表现

1.先兆

患者在发病前数日常有乏力，胸部不适，活动时心悸、气急、烦躁、心绞痛等前驱症状，其中以新发生心绞痛（初发型心绞痛）或原有心绞痛加重（恶化型心绞痛）为最突出。

2.症状

（1）疼痛是最先出现的症状，多发生于清晨，疼痛部位和性质与心绞痛相同。但程度重，持续时间长，休息或硝酸甘油无效，可伴濒死感。

（2）全身症状有发热、心动过速、白细胞增高和红细胞沉降率增快等，由坏死物质被吸收所引起。

（3）胃肠道症状疼痛剧烈时常伴有频繁的恶心、呕吐和上腹胀痛，与迷走神经受坏死心肌刺激和心排血量降低组织灌注不足等有关。

（4）心律失常：各种心律失常中以室性心律失常最多，尤其是室性期前收缩，如室性期前收缩频发（每分钟 5 次以上），成对出现或呈短阵室性心动过速，多源性或落在前一心搏的易损期时（R 在 T 波上），常为心室颤动的先兆。房室传导阻滞和束支传导阻滞也较多见，室上性心律失常则较少，多发生在心力衰竭者中。

（5）低血压和休克疼痛期中血压下降常见，未必是休克。如疼痛缓解而收缩压仍低于 80mmHg，有烦躁不安、面色苍白、皮肤湿冷、脉细而快、大汗淋漓、尿量减少（＜20ml/h），神志迟钝，甚至晕厥者，则为休克表现。休克多在起病后数小时至数日内发生，主要是心源性，为心肌广泛（40% 以上）坏死，心排血量急剧下降所致。

（6）心力衰竭主要是急性左心衰竭，可在起病最初几天内发生，或在疼痛、休克好转阶段出现，为梗死后心脏舒缩力显著减弱或不协调所致。出现呼吸困难、咳嗽、发绀、烦躁等症状，严重者可发生肺水肿，随后可有颈静脉怒张、肝大、水肿等右心衰竭表现。右心室 MI 者可一开始即出现右心衰竭表现，伴血压下降。

（二）治疗原则

AMI 患者就诊后应尽快根据临床表现、心电图及肌钙蛋白 T 或 I(cTnT 或 cTnI)，对患者危险度进行分层评估，以利于制定适宜的治疗对策。对于 sTEMI，治疗原则是尽快恢复心肌的血液灌注（到达医院后 30min 内开始溶栓或 90min 内开始介入治疗）以挽救濒死的心肌、防止梗死扩大或缩小心肌缺血范围，保护和维持心脏功能，及时处理严重心律失常、泵衰竭和各种并发症，防止猝死。而对患者迅速的抗血小板和抗凝治疗才是治疗的关键。

（三）药物治疗

1.药物治疗原则

基本治疗原则是镇痛、减轻心脏负荷、降低心肌耗氧量、抗凝、溶栓。可选用哌替啶、吗啡镇痛，硝酸甘油静脉滴注降低心肌耗氧量。在发病 1～2h 内溶栓，可降低病死率 50%。

2.药物作用和机制

（1）溶栓药物：溶栓药物多为纤溶酶原激活物或类似物，能够直接或间接激活纤溶酶原，变成纤维蛋白溶解酶（纤溶酶）并降解纤维蛋白。纤溶酶能够降解不同类型的纤维蛋白（原），包括纤维蛋白原、单链纤维蛋白，但对交链纤维蛋白多聚体作用弱。溶血栓药可分为 3 代，第一代溶栓药物不具有纤维蛋白选择性,第二代溶栓药物半衰期短,再闭塞的发生率较高,需要同时使用肝素,第三代溶栓药物半衰期长,适合静脉推注,可用于院前溶栓。临床常用的溶栓药物:链激酶、尿激酶、阿替普酶(rt-PA)等。

(2)血小板膜糖蛋白Ⅱb/Ⅲa受体拮抗剂:血小板糖蛋白Ⅱb/Ⅲa受体阻断剂有3种:①单克隆抗体类:阿昔单抗(abciximab c7E3 Fab,ReoPro)。②多肽类:依替巴肽(eptifibatide integriIin)。③非多肽类:替罗非班(tirofiban,AggraSTat)。血小板膜糖蛋白(GP)Ⅱb/Ⅲa受体拮抗剂具有更强的抗血小板作用。欣维宁是目前国内唯一的血小板膜糖蛋白(GP)Ⅱb/Ⅲa受体拮抗剂,主要成分为盐酸替罗非班。

(3)抗凝药物:包括间接凝血酶抑制剂(依赖抗凝血酶Ⅲ)如肝素、低分子肝素,直接凝血酶抑制剂如水蛭素(hirudin)及其衍生物 ximeIagatran。水蛭素(hirudins)是一种强效的二价直接凝血酶抑制剂,其半衰期为60min,主要通过肾脏清除。阿加曲班(argatroban)是精氨酸衍生的小分子肽,只与凝血酶活性部位结合,在肝脏代谢并产生多种活性中间代谢产物。比伐卢定(bivalirudin)是由20个氨基酸组成的多肽,可与凝血酶的活性部位及阴离子结合部位相互作用。

(4)新型抗凝药物:Xa因子抑制剂和口服直接凝血酶抑制剂。Xa因子抑制剂如fondaparinttx,磺达肝癸钠注射液(安卓)。fondaparinux(分子量为1728)是一种合成戊糖,戊糖序列是与抗凝血酶结合及灭活凝血因子的关键结构,可以促进抗凝血酶介导的因子Xa抑制。该药物的抗Xa因子活性随血浆药物浓度的增高而增加,用药后3h内达高峰。肾脏是唯一清除途径,其血浆半衰期为17~21h。利伐沙班(商品名Xarelto)是口服Xa因子直接抑制剂。利伐沙班通过高度选择性直接抑制Xa因子可终止凝血酶爆发式生成。口服给药的利伐沙班吸收迅速,给药后2~4h即达到血药浓度峰值,与食物同服不受影响;10mg利伐沙班绝对生物利用度接近100%;利伐沙班每日一次给药;治疗窗宽,无须常规凝血功能监测;无须根据年龄、性别、体重和种族调整剂量。口服直接凝血酶抑制剂如 ximelagatran,是与凝血酶活性位点直接结合并产生抑制作用的前体药物,经小肠吸收后迅速被转化为 melagatran,经肾脏清除。血浆半衰期为3~4h,口服给药,每日2次。ximelagatran抗凝反应的可预测性良好,不需要凝血监测。肾功能不全患者和老年人需要调整剂量。

3.治疗药物的选用

(1)STEMI 的溶血栓治疗

1)第一代溶栓剂:非特异性纤溶酶原激活剂,常用的有链激酶和尿激酶。链激酶(streptokinase,SK):在无禁忌证情况下,发病6h内静脉给予SK剂量为150万单位/30~60min,可配合肝素或低分子肝素应用。由于SK抗体可以减弱药物作用,且易引起过敏反应,所以用SK后5日~12个月内或近期患过链球菌感染者不能重复使用SK,若再次发生心肌梗死,可用其他溶栓剂。AMI溶栓治疗应尽早开始,治疗结束后12h用抗凝药(如低分子肝素皮下注射)以防血栓再形成。尿激酶(urokinase,uK):150万单位(2.2万单位/kg)溶于100ml注射用水,30~60min内静脉滴入。溶栓结束12h皮下注射普通肝素7500U或低分子肝素,共3~5日。剂量可依患者体重体质情况及溶栓效果等情况做调整。只供静脉和血管内注射,应定时进行凝血、纤溶相关检测,注意出血倾向及处理。

2)第二代溶栓剂:特异性纤溶酶原激活剂。临床最常用的是人重组组织型纤溶酶原激活剂阿替普酶(rt-PA,alteplase):①90min 加速给药法:首先静脉推注 15mg,随后 30min 持续静脉滴注 50mg,剩余的 35mg 于 60min 持续静脉滴注,最大剂量 100mg。②3h 给药法:首先静脉推注 10mg,随后 1h 持续静脉滴注 50mg,剩余剂量按 10mg/30min 静脉滴注,至 3h 末滴完,最大剂量 100mg。用 rt-PA 前先用肝素 5000U 静脉注射,用药后继续以肝素每小时 700~1000U 持续静脉滴注共 48h,以后改为皮下注射 7500U 每 12h 一次,连用 3~5 日(也可用低分子量肝素)。以部分凝血活酶时间(aPTT)结果调整肝素给药剂量,并使 aPTT 在 50~70s 范围内维持 48h。在静脉滴注 rt-PA 前应先给予阿司匹林抗血小板治疗。最近如有大血管穿刺,应考虑穿刺部位出血的危险;严重肝功能不良的患者,如凝血功能显著下降,则不应使用本药,本药不应与其他药物混合给药或与其他药物共用静脉通路。

3)第三代溶栓剂:采用基因工程改良天然溶栓药物及 t-PA 的衍生物。其溶栓治疗的选择性更强,血浆半衰期延长,适合弹丸式静脉推注,药物剂量和不良反应均减少,使用方便。葡激酶(staphylokinase,SAK):30min 内静脉滴注葡激酶 15~30mg,如使用总量为 15mg,首剂先静脉滴注 3mg,后 12mg 在 30min 内静脉滴注完。瑞替普酶(重组纤溶酶原激活剂)(reteplase,r-PA):10MU 瑞替普酶溶于 5~10ml 注射用水,静脉推注大于 2min,30min 后重复上述剂量。肝素和阿司匹林可与瑞替普酶同时应用,但应严密监测,防止出血,静脉注射本药时不应与其他药物混合,应单独应用静脉通路。替奈普酶(tenecteplase,TNK-tPA):根据体重,在 5~10s 内单次冲击量给药,推荐量 0.5~0.55mg/kg。兰替普酶(lanoteplase,nPA):兰替普酶血浆半衰期较长,为 30~45min,其 60min 和 90min 的 TIMI~3 级率均高于 rt-PA,纤维蛋白特异性与 r-PA 相当,增加 PA-1 活性也较缓慢,它主要经肝脏代谢,随尿排出,不被纤溶酶原激活药的抑制物所抑制,适合于冲击量给药,根据体重在 5~10s 内冲击量给药 120kU/kg。

(2)抗血小板药物治疗

1)NSTEAMI 患者,即刻阿司匹林 75~300mg 口服,随后均长期治疗,每天 75~150mg。STEMI:患者无论是否接受纤溶治疗,初诊时阿司匹林 150~300mg 嚼服,随后无限期治疗,每天 75~150mg;因阿司匹林的生物利用度及抗血小板作用可能延迟,PCI 术前至少 2h 给予阿司匹林 75~300mg。阿司匹林能减少介入治疗后心脏缺血性并发症发生,一般建议剂量是 100~300mg/d,从术前 2~3 日开始使用。既往未服用阿司匹林的 AMI 患者,在决定进行紧急介入治疗后应立即给予 300mg 水溶性阿司匹林制剂口服;若无水溶性阿司匹林制剂,可应用肠溶片嚼服,以促进药物尽快经胃肠道吸收。当阿司匹林与抗凝血药联用时,剂量应不超过每日 80~100mg,宜在医生指导下用药。阿司匹林的禁忌证包括:不能耐受和过敏(表现为哮喘)、活动性出血、严重未控制的高血压、活动性消化性溃疡、活动性出血、血友病或可疑颅内出血。

2)氯吡格雷(clopidogrel,波立维):氯吡格雷是新型 ADP 受体拮抗剂,多用于对阿司匹林过敏或禁忌的患者或者与阿司匹林联合用于置入支架的 ACS 患者,对于拟行介入治疗的 AMI 患者,术前均应在阿司匹林基础上加服氯吡格雷,初始剂量 300mg,如为择期手术,可给予 75mg/d,累加剂量应达 300mg,以后剂量 75mg/d 维持,置入裸支架患者至少服用 1 个月,置入药物涂层支架患者推荐至少服用 12 个月。对于不行介入治疗的 AMI 患者,建议加服氯吡格雷 75mg/d,连续 1 个月。正在服用氯吡格雷患者,如准备进行 CABG,可能的情况下,至少停用 5 日,最好 7 日,除非血运重建紧急程度大于出血危险。拟行择期冠状动脉旁路移植手术的患者,建议择期手术前停用氯吡格雷 5～7 日。

3)血小板膜糖蛋白Ⅱb/Ⅲa 受体拮抗剂:目前国内主要应用欣维宁。NSTEMI 患者,欣维宁与肝素联用由静脉输注,起始 30min 滴注速率为 0.4kg/(kg·min),起始输注量完成后,继续以 0.1/μg/(kg·min)的速率维持静脉滴注,静脉滴注 48～108h。对于接受介入治疗患者,欣维宁与肝素联用由静脉输注,起始推注剂量为 10μg/kg,在 3min 内推注完毕,而后以 0.15μg/(kg·min)的速率维持滴注,静脉滴注 24～36h。

(3)抗凝药物治疗

1)普通肝素(UFH):NSTEAMI 急性期,普通肝素(UFH)静脉冲击量 60～70U/kg(最大量 5000U),然后以 12～15U/(kg·h)(最大量 1000U)静点,逐渐调节以达到 aPTT 值目标值范围在 50～75s。治疗结束时逐渐停用可能有助于减少反跳性血栓形成及缺血/血栓事件的发生。STEMI:在下列情况应使用肝素:使用肝素依赖性溶栓药溶栓者静脉使用肝素;未进行溶栓治疗且无肝素使用禁忌证的患者,皮下注射肝素;体循环血栓栓塞高危者(大面积或前壁心肌梗死、心房颤动、既往有栓塞史和左心室附壁血栓)静脉使用肝素。链激酶溶栓的高危患者,可以考虑静脉普通肝素 5000U 冲击量,随后以 1000U/h(>80kg)或 800U/h(<80kg),aPTT 目标值为 50～75s,或者皮下注射普通肝素 12500U,q12h,维持 48h。采取非选择性纤溶剂且具有体循环或静脉血栓栓塞风险的高危患者(大面积或前壁心肌梗死、泵衰竭、栓塞史、心房颤动、已发现左室血栓、心源性休克),给予静脉普通肝素。tPA、阿替普酶、替奈普酶或瑞替普酶溶栓的患者,按体重调整给予肝素(60U/kg 冲击量,最大量 4000U)随后 12U/(kg·h)(最大量 1000U/h)维持 48h,调整剂量保持 aPTT 在 50～75s。没有进行再灌注治疗的 STEMI,没有抗凝禁忌,静脉或皮下 uFH 至少 48h。临床中延长卧床时间和/或限制活动时,应该持续抗凝,直至患者可以活动。在冠状动脉介入治疗中,由于有急性血栓闭塞的危险,一般应用肝素。由于需要达到的抗凝水平超过 APTT 测量范围,在导管室测定 ACT 来确定 PCI 术中肝素的剂量。未联用 GPⅡb/Ⅲa 抑制剂时,建议肝素剂量为 60～100IU/kg、靶 ACT250～350s(HemoTec 法)或 300～350s(Htemachron 法);联合使用 GPⅡb/Ⅲa 抑制剂时,靶 ACT为 200s。延长肝素用药时间并不能减少缺血并发症,尚可增加鞘血管部位的出血,无并发症的成功 PCI(包括单纯 PTcA 和支架植入)术后不常规应用静脉肝素。

2)低分子量肝素(lowmolecular weight heparin,LMWH):与 UHF 比较,LWMH 至少与 UFH 等效,但在安全性和操作方便等方面具有优势。低分子肝素已取代普通肝素作为 NSTEACS 急性期治疗的一线用药。低分子肝素在心肌梗死中的应用同上述普通肝素,在临床应用中抗凝剂量易掌握,个体差异小较为安全,作用时间长,皮下注射每日 1～2 次,常用剂量:伊诺肝素(克赛)1mg/kg,每日 2 次;达肝素(法安明)120U/kg,每日 2 次;那屈肝素(速碧林)0.01ml/kg,每日 2 次。

(4)硝酸酯类:硝酸酯是急性心肌梗死抗缺血治疗不可或缺的药物。对无禁忌证的急性缺血患者应立即舌下含服硝酸甘油 0.3～0.6mg,每 5min 重复 1 次,总量不超过 1.5mg。在最初

24～48h内,若患者存在进行性缺血、高血压和肺水肿可静脉滴注硝酸甘油,非吸附性输液器起始剂量5～10/zg/min(普通聚氯乙烯输液器25μg/min),每3～5min以5～10μg/min递增剂量,剂量上限一般不超过200μg/min。剂量调整主要依据缺血症状和体征的改善以及是否达到血压效应。若缺血症状或体征无减轻逐渐递增剂量至如下血压效应:既往血压正常者收缩压不应降至110mmHg(1mmHg=0.133kPa)以下;高血压患者,平均动脉压的下降幅度不应超过25%。连续静脉滴注24h可产生耐药,临床若需长时间用药,应小剂量间断给药,缺血一旦缓解,即应逐渐减量,并向非耐药剂型的口服药过渡,如二硝基异山梨酯缓释片或5一单硝基异山梨酯缓释片。

硝酸酯类在急性心肌梗死的应用主要是大面积前壁心肌梗死的患者,有复发性心肌缺血梗死后心绞痛的患者,有心力衰竭肺水肿、肺出血或高血压的患者,可以静脉应用,继之口服或局部贴片的应用,但不宜应用于低血压、血容量不足或有右心室梗死的患者,下壁心肌梗死合并心动过缓者易发生低血压反应,须小心监测下应用。

(5)β受体阻滞剂:β受体阻滞剂可缩小未接受溶栓药物治疗患者的心肌梗死面积,亦减少室性期前收缩和室颤的发生率,对接受了溶栓药物治疗的患者,β受体阻滞剂减少梗死后缺血和非致命性ML急性期口服β阻滞剂适用于无禁忌证的所有患者。静脉应用β阻滞剂适用于较紧急或严重的情况如急性前壁MI伴剧烈缺血性胸痛或显著的高血压,且其他处理未能缓解的患者。口服应从小剂量开始,逐渐递增,可达到下列剂量并维持应用:美托洛尔平片25～50mg,每日2次,口服;或缓释片50～100mg,每日1次,口服;比索洛尔5～10mg,每日1次,口服;阿替洛尔25～50mg,每日2次,口服;普萘洛尔10～80mg每日2～3次。静脉给药:美托洛尔首剂2.5mg缓慢静注(5～10min),如需要,30min后可重复1次。其他静脉制剂亦可应用:艾司洛尔首剂0.25mg/kg,缓慢静注(5～10min),必要时以0.025～0.15mg/(kg·min)维持;拉贝洛尔5～10mg,静注(3～5min),必要时以1～3mg/min维持。静脉给药后均应口服β阻滞剂维持。

β受体阻滞剂的禁忌证为:有HF临床表现(如Killip≥Ⅱ级)、伴低心排出量状态如末梢循环灌注不良、伴较高的心源性休克风险(包括年龄>70岁、基础收缩压<110mmHg、心率>110次/min等),以及二、三度房室传导阻滞。对于伴严重的COPD或哮喘、基础心率<60次/min的患者,β受体阻滞剂亦须慎用。

(6)钙拮抗剂:当β受体阻滞剂治疗心肌缺血无效或有禁忌(如伴有支气管痉挛性疾病),同时不伴有心力衰竭、左室功能不全的心肌缺血,或AVB和快速房颤时可给予维拉帕米或地尔硫䓬。短效二氢吡啶类药物(硝苯地平)可反射性增快心率,使血儿茶酚胺水平升高.导致血压过度波动,加重心肌缺血,可增加心肌梗死或死亡风险,故禁用于STEMI及无ST段抬高的ACS患者的常规治疗。常用药物及用法。

1)地尔硫䓬:30～60mg,每日3次,口服。静脉滴注,使用方法为5～15mg/(kg·min),可持续24～48h,在静脉滴注过程中需密切观察心率、血压的变化,如静息心率低于50/min,应减少剂量或停用,静脉滴注时间不宜超过48h。AMI后频发梗死后心绞痛者以及对β受体阻滞药禁忌的患者使用此药可获益。对于AMI合并左心室功能不全、房室传导阻滞、严重窦性心动过缓及低血压(≤90mmHg)者,该药为禁忌。

2)维拉帕米:40～80mg,每日 3 次,口服。静脉滴注,5～10mg 加入 10%～25%葡萄糖溶液 40ml,5～10min 内缓慢滴注,该药的禁忌证同地尔硫草。

3)长效钙拮抗剂:氨氯地平 5mg,每日 1 次,口服;非洛地平 5mg,每日 1 次,口服。

(7)血管紧张素转换酶抑制剂(ACEI):AMI 早期口服 ACEI 可降低死亡率,这种效益在 AMI 发生后最初 7 日内特别明显。因此,ACEI 应在发病 24h 内开始应用。在无禁忌证的情况下,溶栓治疗后病情稳定即可开始使用 ACEL 合并心力衰竭、左室功能异常、心动过速或前壁心肌梗死等高危患者得益最大。ACEI 治疗应从小剂量开始,逐渐增加剂量。卡托普利的起始剂量为 6.25～12.5mg,住院期间上调到 25mg,每日 3 次,口服;出院后再逐渐增加到目标剂量 50mg,每日 3 次。雷米普利起始剂为 2.5mg,每日 2 次,口服;能耐受者 2 日后改为 5mg,每日 2 次;不能耐受者用 2.5mg,每日 2 次维持。不能耐受初始剂量 2.5mg 者先予 1.25mg,每日 2 次,口服,2 天后改为 2.5mg,每日 2 次,最后酌情增加到 5mg,每日 2 次。赖诺普利首剂 5mg,24h 后再给 5mg,如能耐受,以后 10mg,1 次/d 治疗 6 周。福辛普利 10mg,每日 1 次,口服。

应用 ACEI 的主要禁忌证包括:①低血压,心肌梗死急性期收缩压低于 90mmHg。②明显肾功能衰竭(血肌酐>3mg)。③双侧肾动脉狭窄。④妊娠和哺乳妇女。⑤对 ACEI 有过敏者。

(8)血管紧张素 II 受体拮抗剂(ARB):ARB 能够抑制梗死后心肌扩张,抑制心脏重塑,改善血流动力学及心脏功能,对心肌梗死患者的心脏结构及功能具有良好的保护作用。常用的 ARB 如氯沙坦 50～100mg,每日 1 次,口服;缬沙坦 80～160mg,每日 1 次,口服;厄贝沙坦 75～150mg,每日 1 次,口服;坎地沙坦 4～8mg,每日 1 次,口服;替米沙坦 40～80mg,每日 1 次,口服等。

(9)他汀类药物:AMI 后使用他汀类越早、LDL-C 降的越低(要求达到 80mg/dl),再梗死、梗死面积扩大或其他心血管病事件就越少。AMI 早期应用他汀类的主要目的不仅是为了调脂治疗,更为重要的是发挥他汀类的非调脂作用,如稳定斑块。临床常用的他汀:阿托伐他汀 20～80mg,每日 1 次,口服;辛伐他汀 20～40mg,每日 1 次,口服;瑞舒伐他汀 5～20mg,每日 1 次,口服;普伐他汀 10～40mg,每日 1 次,口服;氟伐他汀 40～80mg,每日 1 次,口服;洛伐他汀 20～40mg,每日 1 次,口服等。

(10)极化液疗法:氯化钾 1.5g、胰岛素 10U 加入 10%葡萄糖液 500ml 中,静脉滴注,1～2 次/d,7～14 日为一疗程。可促进心肌摄取和代谢葡萄糖,使钾离子进入细胞内,恢复细胞膜的极化状态,以利心脏的正常收缩、减少心律失常,并促使心电图上抬高的 ST 段回到等电位线。

4.药物不良反应及处理

溶栓治疗的危险主要是出血,尤其是颅内出血(ICH),发生率为 0.9%～1.0%,致死率很高。预测危险因素包括高龄、女性、低体重、脑血管疾病史,以及入院时血压升高。降低出血并发症的关键是除外有严重出血危险的患者。一旦患者在开始治疗后 24h 内出现神经系统状态变化,应怀疑 ICH,并应:①停止溶栓、抗血小板和抗凝治疗。②立即进行影像学检查排除 ICH。③请神经科和(或)神经外科和血液学专家会诊。根据临床情况,ICH 患者应当输注冻干血浆、鱼精蛋白、血小板或冷沉淀物,一旦明确脑实质出血或脑室内出血或蛛网膜下出血或硬膜下血肿或硬膜外血肿,给予 10U 冷凝蛋白质,新鲜冰冻血浆可以提供 V 因子和Ⅷ因子,并能增加血容量。使用普通肝素的患者,用药 4h 内可给予鱼精蛋白(1mg 鱼精蛋白对抗 100U 普通肝素);如果出血时间异常,可输入 6~8U 的血小板。同时控制血压和血糖;使用甘露醇、气管内插管和高通气降低颅内压力;考虑外科抽吸血肿治疗。

阿司匹林主要不良反应是出血,特别是胃肠道(GI)出血,但小剂量 75~150mg/d 时较少。氯吡格雷的不良反应较少,可出现中性粒细胞减少(约 0.1%),停药后可恢复。氯吡格雷可发生血栓性血小板减少性紫癜(TTP),一般出现在服药的最初 2 周内,其他不良反应如胃肠道综合征、肝损害、出血并发症、瘙痒、荨麻疹亦可见。血小板膜糖蛋白(GP)Ⅱb/Ⅲa 受体拮抗药主要副作用有出血和可逆性血小板减少症。

肝素不良反应有出血倾向,血小板减少,偶见变态反应、发热、脱发、骨质疏松等,肝素过量或严重出血时应停用,并可给予鱼精蛋白。LMWH 仍可发生出血及血小板减少,但发生率较低。

硝酸酯的不良反应:①头痛:是硝酸酯最常见的不良反应,呈剂量和时间依赖性,如将初始剂量减半后可明显减少头痛的发生率,大部分患者服药 1~2 周后头痛可自行消失。阿司匹林亦可使之有效缓解。头痛的消失并不意味着抗心肌缺血效应的减弱或缺失。②面部潮红。③心率加快。④低血压:可伴随出现头晕、恶心等。⑤舌下含服硝酸甘油可引起口臭。⑥少见皮疹。⑦长期大剂量使用可罕见高铁血红蛋白血症。

β 阻滞剂不良反应:①心血管系统:严重心动过缓和房室传导阻滞,主要见于窦房结和房室结功能业已受损的患者。②代谢系统:胰岛素依赖型(1 型)糖尿病患者使用非选择性 β 阻滞剂后可掩盖低血糖的一些警觉症状(如震颤、心动过速),但低血糖的其他症状(如出汗)依然存在。③呼吸系统:β 阻滞剂可导致危及生命的气道阻力增加,故禁用于哮喘或支气管痉挛性慢性阻塞性肺病(cOPD)。④中枢神经系统:β 阻滞剂中枢神经系统不良反应包括疲劳、头痛、睡眠紊乱、失眠和多梦,以及压抑等。水溶性药物此类反应较为少见。患者的疲劳可能与骨骼肌血流减少有关,也可能与中枢作用有关。⑤性功能:一些患者可出现或加重性功能障碍。⑥反跳综合征:长期治疗后突然停药可发生,表现为高血压、心律失常和心绞痛恶化,与长期治疗中 β 肾上腺素能受体敏感性上调有关。

ACEI 不良反应:①咳嗽:最常见。可能与缓激肽的积聚有关,通常发生在用药 1 周至数月之内,程度不一,夜间更为多见。咳嗽较重的患者有时需要停药,停药后干咳一般在 1 周内基本消失。②低血压:低血压常见,多数无症状。少数患者发生有症状的低血压,特别是在首剂给药或加量之后。低血压最常见于使用大剂量利尿剂后、低钠状态、慢性心力衰竭等高血浆肾素活性的患者。③高钾血症:ACEI 抑制醛固酮分泌,可使血钾浓度升高,较常见于慢性心力衰竭、老年、肾功能受损、糖尿病、补充钾盐或合用保钾利尿剂、肝素或非甾体类消炎药物的患者。④急性肾功能衰竭:ACEI 用药最初 2 个月可增加血尿素氮或肌酐水平,升幅<30% 为预期反应,可继续治疗;肌酐上升过高(升幅>30%~50%)为异常反应,提示肾缺血,应停药,寻找缺血病因并设法排除,待肌酐正常后再用。肾功能异常患者使用 ACEI,以选择经肝肾双通道排泄的 ACEI 为好。肌酐>265μmol/L(3mg/dl)的患者宜慎用 ACEL 急性肾功能衰竭多发生于心力衰竭患者过度利尿、血容量低下、低钠血症、双侧肾动脉狭窄、孤立肾而肾动脉狭窄以及移植肾。老年心力衰竭患者以及原有肾脏损害的患者特别需要加强监测。⑤蛋白尿：ACEI 对肾脏病伴有蛋白尿例如糖尿病性肾病具有明显的肾脏保护作用，可改善肾小球内高压、高灌注和高滤过，可减少蛋白尿；但 ACEI 也可引起蛋白尿。⑥血管性水肿：罕见，但有致命危险。症状不一，从轻度胃肠功能紊乱（恶心、呕吐、腹泻、肠绞痛）到发生喉头水肿而呼吸困难及死亡，多发生在治疗第 1 个月内。停用 ACEI 后几小时内消失。⑦胎儿畸形：妊娠中晚期孕妇服用 ACEI 可引起胎儿畸形，包括羊水过少、肺发育不良、胎儿生长延缓、肾脏发育障碍、新生儿无尿及新生儿死亡等。新近报道提示，妊娠初 3 个月中服用 ACEI 也有可能引起胎儿畸形。

他汀类药物比较严重的不良反应主要有肝损伤、肌病和神经系统不良反应等；其他常见不良反应有腹胀、腹泻、便秘、头痛、失眠、皮疹、血栓性血小板减少等。此外，还可发生精神抑郁和多发生于面部、头皮、舌和四肢的感觉异常。①肝毒性：他汀类药物肝毒性发生率为 1%，且呈现剂量依赖性。服用他汀类药物致肝酶升高，若高于正常上限 3 倍，应立即停药，并加用保肝药物治疗；若低于正常上限 3 倍，应将他汀类药物减量，并同时加用保肝药物和辅酶 Q10；同时须严密监测肝功能。②肌肉毒性：肌病的发生率为 0.1%～0.2%，且与剂量相关。若出现肌病后继续用药，则可进展为急性肾衰和横纹肌溶解。横纹肌溶解症是他汀类药物严重的不良反应。临床表现为：肌痛、肌触痛、肌无力、肌病、跛行，严重者引起横纹肌溶解症。除肌肉症状外，还表现为：血清肌磷酸激酶（CK）升高达正常高限 10 倍以上，血清 ALT 升高到正常高限 3 倍以上，肌肉活检为非特异性炎症改变，肌电图显示肌病表现。他汀类药物致 CK 升高，若低于正常上限 5 倍，应将他汀类药物减量；若高于正常上限 5 倍，应即停药；同时须严密监测 CK，同时应排除其他药物或因素引起 CK 升高的可能，如剧烈运动、健美活动及肌肉损伤等。

钙拮抗剂的不良反应：低血压、周围性水肿、心功能下降、便秘、头痛、头晕、无力，因此在使用时注意从小剂量开始以防其不利影响。

5.治疗药物的相互作用

阿司匹林不能同时使用布洛芬。布洛芬可能阻断阿司匹林的抗血小板作用。非类固醇消炎药物不能替代阿司匹林的抗栓作用，不能停用阿司匹林，需要合用非类固醇消炎药物者应选择环氧化酶-2（COX-2）抑制剂。

硝酸酯类：①与普萘洛尔合用，有协同作用，并互相抵消各自的缺点，但剂量不可过大。②与抗高血压药或扩血管药合用时，加重直立性低血压。

β 受体阻断剂：①与口服抗高血压药物同时服用时可增加降血糖作用，低血糖征象容易被 β 受体阻断药掩盖。②普萘洛尔与维拉帕米同时应用可导致心脏骤停。③与噻嗪类利尿剂合用可增强降压作用。④与强心苷合用可发生房室传导阻滞、心动过缓。

钙通道阻滞剂：①维拉帕米与阿司匹林合用，出血时间较单独使用阿司匹林时延长。②与 β 受体阻滞剂合用，可增强对房室传导的抑制作用。③长期服用维拉帕米，使地高辛血药浓度增加 50%～75%。

他汀类药物避免与其抑制剂合用，其抑制剂包括唑类抗菌药、西咪替丁、克拉霉素、环孢素、地尔硫䓬、红霉素、利托那韦和其他抗反转录病毒药物、泰利霉素、维拉帕米、葡萄柚汁等，与上述药物合用可升高患者他汀类药物的血药浓度,从而增加不良反应,导致肝功能异常。

(四)介入治疗

AMI 的介入治疗 PCI 包括 PTCA、冠脉支架术以及冠状动脉内血栓旋切、激光治疗术等,临床应用上普遍应用的是冠脉支架术。直接 PCI 是指对未行溶栓治疗的 AMI 患者直接行 PCI 治疗。对于 STEMI,早期成功的血运重建(PCI)治疗能明显减少心肌梗死范围、改善长期存活率,从而挽救生命。对于无 sT 段抬高的 Acs 高危患者,在入院早期经强化抗栓(抗血小板、抗凝血酶)、抗心肌缺血治疗后,仍有复发性心肌缺血的高危患者,推荐早期施行 PCI,以预防其演变成 STEML 在有相应设施条件、每年可完成相当数量 PCI 的医院,并且梗死相关动脉病变解剖适合 PCI 者,应首选 PCI,而不是溶栓治疗。

第三节 心力衰竭

心力衰竭(heart failure)是指在足够静脉回流的前提下,各种心脏结构或功能性疾病导致心室充盈及(或)射血能力受损,使心脏排血减少、组织器官灌流不足,不能满足机体代谢需要,伴肺循环和(或)体循环瘀血的病理生理综合征。临床表现主要是呼吸困难和乏力而致体力活动受限和水肿。某些情况下心肌收缩力尚可使射血功能维持正常,但由于心肌舒张功能障碍左心室充盈压异常增高,使肺静脉回流受阻,而导致肺循环瘀血。后者常见于冠心病和高血压心脏病心功能不全的早期或原发性肥厚型心肌病等,称之为舒张期心力衰竭。心功能不全(cardiac insufficiency)或心功能障碍(cardiac dysfunction)理论上是一个更广泛的概念,包括了心脏排血功能已经下降,而无心力衰竭临床表现的无症状性心力衰竭。伴有临床症状的心功能不全称之为心力衰竭,而有心功能不全者,不一定全是心力衰竭。

一、心力衰竭的类型

临床经常采用下列分类方法。

(一)按心力衰竭发生的部位分类

1.左心衰竭

左心室失代偿而发生的心力衰竭,是临床上较常见的心力衰竭,常与右心衰竭同时存在。主要特征是肺循环瘀血和肺水肿,见于大多数心脏疾病。

2.右心衰竭

单纯右心衰竭较少见。主要见于肺源性心脏病、右心室梗死、某些先天性心脏病,如爱因斯坦(Ebstein)畸形等。主要特征是体循环静脉压增高,以体循环瘀血为主要表现。

3.全心衰竭

左心衰竭后肺动脉压力增高,使右心负荷加重。一旦右心功能失代偿,左、右心力衰竭同时存在时称为全心衰竭,为临床上最常见的心力衰竭。

单纯二尖瓣狭窄时引起的是一种特殊类型的心力衰竭,这种类型的心衰不涉及左心室的收缩功能,常因左心房压力升高而导致肺循环高压,有明显的肺瘀血和相继出现的右心功能不全。

（二）按心力衰竭发生的快慢分类

1.急性心力衰竭

急性心力衰竭系因突然加重心脏负荷（如血压突然升高、输液速度过快等）或严重的急性心肌损害（如急性心肌梗死），心功能正常或处于代偿的心脏短期内发生衰竭或使慢性心衰急剧恶化。临床上以急性左心衰常见，表现为急性肺水肿或心源性休克。

2.慢性心力衰竭

有一个缓慢的发生过程，一般是由心功能代偿向失代偿发展而来，亦可由急性心力衰竭演变而来。

（三）按心力衰竭的性质分类

1.收缩性心力衰竭

为最常见的心力衰竭类型，以收缩功能障碍为主，射血分数下降，往往同时存在心脏扩大与体循环和（或）肺循环瘀血的表现。

2.舒张性心力衰竭

舒张功能障碍而导致心室舒张末期压力增高及体循环和/或肺循环瘀血的临床表现，而收缩功能基本正常。多见于高血压、冠心病的某一阶段。

二、心功能分级

最常用的分级方案是 1994 年重新修订的纽约心脏病学会（NYHA）心功能分级方案。此外还有用于急性心肌梗死心功能分级的 Killip 和 Forrester 分级方案。

（一）NYHA 心功能分级

分为患者主观症状和医生根据查体及辅助检查对心脏病严重程度的客观评估两方面，但医生对心脏病的评估完全根据自己对各项检查的经验来判断，方案中未做出具体规定。

（1）根据患者的主观症状将心功能分为Ⅰ～Ⅳ级。

Ⅰ级：患者患有心脏病但日常活动量不受限制。

Ⅱ级：心脏病患者的活动量轻度受限制，休息时无自觉症状，但平时一般活动下出现疲乏、心悸、呼吸困难或心绞痛。

Ⅲ级：心脏病患者体力活动明显受限，轻度体力活动时患者出现上述症状。

Ⅳ级：心脏病患者不能从事体力活动，休息状态下也出现心衰的症状，体力活动后加重。

（2）医生根据心电图、负荷试验、X 线、超声心动图等各项检查，客观评估心脏病变的严重程度，分为 A、B、C、D 级。

A 级：无心血管疾病的客观证据。

B 级：轻度心血管疾病的客观证据。

C 级：中度心血管疾病的客观证据。

D 级：严重心血管疾病的客观证据。

患者主观症状及客观评定可以一致，也可以不一致。如重体力活动方出现气短，但检查发现心脏明显扩大，重度主动脉瓣关闭不全，则心功能诊断为Ⅱ级，客观评定 D 级，记作"心功能Ⅱ级 D"。

（二）6min 步行试验

本试验简单易行、安全方便，为一种评定慢性心力衰竭患者运动耐力的方法。要求患者在平直走廊里尽可能快的行走，测定 6min 的步行距离。如果 6min 步行距离＜150m，表明为重度心功能不全；150～425 为中度心功能不全；426～550 为轻度心功能不全。此外，常采用本试验评价心力衰竭治疗的临床疗效。

（三）Killip 分级

仅适用于急性心肌梗死的心功能分级。Ⅰ级：双肺底清晰。Ⅱ级：双肺底细湿啰音，但不超过中肺野。Ⅲ级：湿啰音超过中肺野，但血压基本正常。Ⅳ级：湿啰音超过中肺野，心源性休克。

三、慢性心力衰竭

慢性心力衰竭（chronic heart failure，CHF）又称慢性充血性心力衰竭（chronic congestive heart failure），是多数心血管疾病的主要死亡原因。欧美国家的患病率 1.5％～3％，据美国心脏病学会（AHA）2001 年的统计报告，全美有 500 万心衰患者。心力衰竭的年增长数 50 万，年死亡数为 30 万。引起慢性心力衰竭的基础心脏病在欧美国家主要是高血压和冠心病，我国过去以心脏瓣膜病为主，但近年来其所占比例已趋下降，而高血压、冠心病的比例明显上升。

（一）临床表现

左心衰竭和全心衰竭常见，单纯右心衰竭较少见。

1.左心衰竭的症状

（1）不同程度的呼吸困难：①劳力性呼吸困难：为最早出现的症状。主要原因是运动时回心血量增加，衰竭心脏不能等量将血液泵入动脉，使左心室舒张末期压力及左房压力上升，加重肺瘀血。引起呼吸困难的运动量随心衰程度加重而减少。②端坐呼吸：当休息状态下亦有肺瘀血时，则患者不能平卧，需端坐位以减少静脉回心血量和膈肌上抬，从而减轻呼吸困难程度。③夜间阵发性呼吸困难：患者入睡后突然憋气而惊醒，被迫采取端坐位，呼吸深快，严重的可伴哮鸣音，称为心源性哮喘。常于端坐休息后自行缓解。但如发生于老年冠心病患者往往很快发展为急性肺水肿，预后较差。其发生机制与平卧时回心血量增加、膈肌高位致肺活量减少、夜间迷走神经张力增高、小支气管收缩以及熟睡后对肺瘀血的感知能力下降等因素有关。④急性肺水肿：为心源性哮喘的进一步发展，是左心衰呼吸困难最严重的形式。

（2）咳嗽、咳痰：为肺泡和支气管黏膜瘀血所致，初期常于夜间卧位发生，坐位或立位可减轻，晚期坐位、立位也可发生，白色浆液性泡沫痰为其特点。为肺泡和支气管黏膜瘀血所致。

（3）咯血：痰中带血丝多为支气管黏膜毛细血管破裂所致。长期肺瘀血可在肺循环和支气管循环之间形成侧支循环，支气管黏膜下血管扩张，一旦破裂可引起大咯血。

（4）乏力、疲倦、头昏、心慌：这些症状与心排血量下降，组织器官灌注不足及代偿性心率加快有关。

（5）少尿、水肿及肾功损害症状：严重左心衰时，血流再分配，肾血流量减少，故尿量减少、水钠潴留而出现水肿，此即所谓"前向衰竭"。严重时可引起肾前性肾功能衰竭及相应症状。

2.右心衰竭的症状

(1)消化道症状:腹胀、食欲不振常见,偶有恶心、呕吐,系胃肠道及肝瘀血所致。

(2)劳力性呼吸困难:继发于肺部疾病及左心衰竭者呼吸困难明显。单纯右心衰竭亦可出现劳力性呼吸困难,但仍可平卧。此与左心衰竭肺瘀血引起的呼吸困难不同。其原因主要是心排血量下降和缺氧引起。

3.全心衰竭

右心衰竭继发于左心衰竭而形成全心衰竭,当右心衰竭出现以后,右心排血量减少,阵发性呼吸困难等肺瘀血症状反而有所减轻。原发性扩张型心肌病左右心室同时衰竭者,肺瘀血表现往往不严重。

(二)治疗

心力衰竭的治疗不能仅局限于缓解症状,必须采取综合治疗措施。包括病因治疗和消除诱因,调节心力衰竭的代偿机制,减少其负面效应如拮抗神经体液因子的过度激活等。

1.治疗目的

提高运动耐量,改善生活质量;阻止或延缓心室重塑防止心肌损害的进一步恶化;延长寿命,降低死亡率。

2.病因治疗

(1)基本病因治疗:大多数心力衰竭的基本病因明确,如高血压、冠心病、心脏瓣膜病、先天性心脏病等。在心力衰竭发生的早期尚有治疗的机会,病因治疗的最大障碍是发现和治疗过晚,很多患者常满足于短期治疗缓解症状,当发展为心力衰竭的晚期阶段,则失去了治疗的时机。

(2)诱因治疗:感染特别是呼吸道感染是常见诱因,其他如感染性心内膜炎等,应积极选用适当的抗菌药物治疗。心律失常,特别是心室率很快的心房颤动也是诱发心力衰竭的常见原因,如不能及时复律应尽快控制心室率。电解质、酸碱平衡紊乱和潜在的甲状腺功能亢进、贫血等也应注意检查并予以纠正。

3.一般治疗

(1)休息:控制体力活动,避免精神紧张均能减低心脏负荷,有利于心功能的恢复。但长期卧床易发生静脉血栓形成、肺栓塞、消化功能减退等并发症,同时引起肌肉萎缩、肌肉血供进一步减少而致运动耐量下降。因此,鼓励心力衰竭患者根据病情轻重不同,从床边小坐开始逐步增加症状限制性有氧运动如散步等,有利于提高患者的生活质量,甚至延长生存时间。

(2)限制钠盐摄入:适当限盐有利于减轻水肿及心脏负荷,但过分严格限盐同时应用强效排钠利尿剂易导致低钠血症。

(三)药物治疗

1.药物治疗原则

减轻心脏负荷,改善血流动力学;拮抗过度激活的肾素-血管紧张素-醛固酮系统和交感神经系统活性;改善心肌能量代谢、保护心肌细胞。

2.药物作用和机制

(1)利尿剂通过排钠排水、减轻心脏的前负荷,对缓解瘀血症状及减轻水肿效果显著。利尿药是唯一能够充分控制心力衰竭患者液体潴留的药物,适用于所有曾有或现有液体潴留证据的心力衰竭患者。利尿药能迅速缓解症状,但缺乏改善长期预后的证据,因此不能作为单一治疗,而应与 ACEI 和肾上腺素 β 受体拮抗药联合应用。

1)噻嗪类利尿剂:以氢氯噻嗪为代表。作用于远曲肾小管,抑制 Na^+、Cl^- 的重吸收,使水的重吸收减少,对碳酸酐酶有较弱的抑制作用,HCO_3^- 排出量增加。K^+ 排出也增多。

2)襻利尿剂:以呋塞米为代表,作用于 Henle 攀升支髓质部、皮质部,抑制对氯化钠的主动重吸收,在排钠的同时亦排钾。肾脏的稀释功能和浓缩功能受到抑制,尿量增加;抑制前列腺素分解酶的活性,使前列腺素 E_2 含量升高,扩张血管作用增强。

3)保钾利尿剂:①螺内酯:与醛固酮竞争性地作用于远曲小管和集合管上皮的醛固酮受体并与之相结合,抑制 Na^+ — K^+ 交换,减少 Na^+ 重吸收和 K^+ 的排泄。其利尿效应与体内醛固酮的浓度有关,仅当体内有醛固酮存在时才发挥作用。②氨苯蝶啶:直接作用于远曲肾小管。排钠保钾,利尿作用不强,常与噻嗪类及襻利尿剂合用。③阿米诺利(amiloride):作用机制与氨苯蝶啶相似,但利尿作用较强保钾作用弱。

(2)肾素-血管紧张素-醛固酮系统抑制剂:是已经证实为能显著降低心力衰竭患者死亡率的第一类药物,血管紧张素转换酶(ACE)抑制剂是治疗慢性收缩性心力衰竭的一线药物。所有慢性收缩性心力衰竭患者,包括Ⅰ~Ⅳ级心功能的患者都须使用 ACE 抑制剂,而且需要终身使用,除非有禁忌证或不能耐受。

1)血管紧张素转换酶(ACE)抑制剂:①抑制肾素血管紧张素系统(RAS),除对循环 RAS 的抑制可达到扩张血管、减轻心脏负荷、抑制交感神经兴奋性的作用以外,更重要的是对心脏组织中 RAS 的抑制,在改善和延缓心室重塑中起到关键作用。②抑制缓激肽降解使具有血管扩张作用的前列腺素生成增多,并产生抗组织增生作用。

近年来国外有很多大规模临床试验已经证实,即使是重度心力衰竭应用 ACE 抑制剂也可明显改善远期预后,降低死亡率。从心脏尚处于代偿期而无明显临床症状时,即开始给予 AcE 抑制剂的干预治疗是心力衰竭治疗方面的重要进展。

2)血管紧张素受体阻滞剂(ARBs):ARBs 通过拮抗血管紧张素Ⅱ与 AT_2 受体结合、松弛血管平滑肌、对抗醛固酮分泌、减少水钠潴留、阻止成纤维细胞的增殖和内皮细胞凋亡,减轻心力衰竭的临床症状。因缺少抑制缓激肽降解作用,其治疗心力衰竭的临床对照研究的经验尚不及 ACE 抑制剂。当心力衰竭患者因 ACE 抑制剂引起的干咳不能耐受者可改用 ARBs。

3)醛固酮受体拮抗剂:小剂量醛固酮受体拮抗剂(亚利尿剂量)螺内酯通过阻断醛固酮效应,可抑制心血管的重构。近年来的大样本临床研究证明,醛固酮受体拮抗剂明显改善慢性心力衰竭患者的远期预后,延长患者寿命。

(3)β 受体阻滞剂:通过拮抗交感神经的过度激活而起到对心血管系统的保护作用:①减轻去甲肾上腺素对心肌细胞的毒性作用。②减少交感神经末梢儿茶酚胺的释放,使心肌细胞膜 β_1 受体密度上调,增加受体密度和 β_1 受体功能。③减慢心率,改善心室舒张期的充盈能力和舒张功能,降低心肌耗氧,减少恶性心律失常的发生。④通过抑制心肌细胞膜上的 cAMP,减少心肌细胞 Ca^{2+} 内流,防止心肌细胞内 Ca^{2+} 超载,减轻心肌细胞损伤,有利于改善或延缓心室重塑。⑤抑制。肾素-血管紧张素-醛固酮系统活性,减少钠潴留,减轻心脏负荷,并具有一定的阻断血管紧张素对心肌的损害作用。

心力衰竭时心脏的代偿机制虽然在早期能维持心脏排血功能,但在长期的发展过程中将对心肌产生有害的影响,加速患者的死亡。代偿机制中交感神经兴奋性的增强是一个重要的组成部分,而β受体阻滞剂可有效拮抗这一效应。

多项大规模临床试验证实,β受体阻滞剂美托洛尔(metoprolol)、比索洛尔(bisoprolol)治疗心力衰竭可明显提高运动耐量、显著降低死亡率。在应用 ACEI 和利尿药的基础上加用 β受体阻滞剂长期治疗,能改善临床情况和左室功能,并进一步降低总死亡率和心脏猝死率。此外,卡维地洛(carvedilol)尚有扩张血管和抗氧化的作用。对于高血压、冠心病、原发性扩张型心肌病等原因引起的慢性心力衰竭疗效肯定。

(4)洋地黄类药物:尽管 1997 年结束的大系列前瞻性研究结果表明洋地黄不减少也不增加心力衰竭患者死亡率,但可明显改善患者的生活质量,故仍然是目前治疗心力衰竭的主要药物。①正性肌力作用:通过抑制心肌细胞膜上 Na^+-K^+-ATP 酶,使细胞内:Na^+ 浓度增高,K^+ 浓度降低,经 Na^+-Ca^{2+} 交换,细胞内 Ca^{2+} 增加,作用于收缩蛋白而发挥正性肌力作用。②电生理作用:一般剂量下,洋地黄可抑制心脏传导系统,对房室交界区的抑制最为明显。大剂量时可提高心房、交界区及心室的自律性,当血钾过低时,更易发生各种快速性心律失常。③迷走神经兴奋作用:通过直接兴奋迷走神经抑制心脏的传导系统,使心力衰竭时的心率减慢。迷走神经兴奋尚有对抗心力衰竭时交感神经过度激活的作用。④扩张周围血管作用:伴随心排血量的增加,改善外周血管灌注并兴奋压力感受器反射,抑制交感神经活性、外周血管阻力下降。

(5)非洋地黄类正性肌力药物:包括肾上腺素能受体兴奋剂和磷酸二酯酶抑制剂。肾上腺素能受体兴奋剂(多巴胺、多巴酚丁胺)通过 β 受体兴奋,经 G 蛋白-腺苷环化酶使 cAMP 生成增多;磷酸二酯酶抑制剂(氨力农、米力农)通过抑制 cAMP 分解而使 cAMP 增多。cAMP通过下游激酶使细胞内效应分子磷酸化而发挥强心作用。两者均有良好的改善血流动力学功效,使外周阻力下降,心肌收缩力增强,心排血量增加,心力衰竭症状改善。但长期应用后均使心力衰竭患者死亡率增加,因此,仅可短期应用于难治性和终末期心力衰竭以及心脏直视手术后低排状态。

(6)血管扩张剂:①硝普钠:在体内直接经化学反应提供 NO,直接松弛小动脉与小静脉血管平滑肌,从而同时减轻心脏前、后负荷,降低心肌氧耗量,可使心排血量增加。尚有改善心脏舒张功能的作用。②硝酸酯类:在体内经酶促反应提供 NO,小剂量以扩张小静脉为主,减轻心脏前负荷,左室充盈压降低、心室壁张力下降。大剂量时动、静脉同时扩张,减轻心脏前、后负荷,降低心肌氧耗量。

3.治疗药物的选用

(1)利尿剂

1)噻嗪类利尿剂:氢氯噻嗪为中效利尿剂,轻中度心力衰竭首选。可以 25mg,每周 2 次、隔日一次、每日 1～3 次等不同剂量应用,最大剂量可用到每日 100mg,分 3 次口服。如无效,再加大剂量很少能增加疗效。

2)襻利尿剂:呋塞米为强效利尿剂,每日 20～200mg,分 2～3 次口服。效果不佳或病情危急可用 20～40mg 静脉注射。

3)保钾利尿剂：①螺内酯一般用 20mg，每日 3 次，口服。②氨苯蝶啶利尿作用不强，常与噻嗪类及襻利尿剂合用。50～100mg，每日 2 次，口服。③阿米诺利可单独用于轻型心力衰竭患者，5～10mg，每日 2 次，口服。

（2）肾素—血管紧张素—醛固酮系统抑制剂

1)ACE 抑制剂：临床应用时主要根据半衰期长短、排泄途径及大规模临床试验结果加以选择。卡托普利(captopril)12.5～25mg，每日 2 次，口服；贝那普利(belaazepril)5～10mg，每日 1 次，口服；雷米普利(ramipril)初始剂量为每日 1.25～2.5mg，分 2 次口服，最大剂量每日 5mg，分 2 次口服；培哚普利(perindopril)初始剂量，1～2mg，维持剂量，2～4mg，每日 1 次，口服；福辛普利(fosinopril)10mg，可根据耐受情况逐渐加量至 40mg，每日 1 次，口服等。ACE 抑制剂应终身维持使用。

2)血管紧张素受体阻滞剂：坎地沙坦(candesatan)4～8mg，每日 1 次，口服；氯沙坦(lusartan)25～50mg，每日 1 次，口服；缬沙坦(valsartan)40～80mg，每日 1 次，口服等。

3)醛固酮受体拮抗剂：适用于心功能Ⅲ～Ⅳ级的中、重度心力衰竭患者，螺内酯 20mg，每日 1～2 次，口服。

（3）β受体阻滞剂：所有慢性收缩性心力衰竭、心功能Ⅰ～Ⅲ级的患者都须使用β受体阻断剂。在心力衰竭情况稳定后以小剂量开始，逐渐加量，适量长期或终身维持。起始剂量：琥珀酸美托洛尔 12.5mg，每日 1 次，口服；比索洛尔 1.25mg，每日 1 次，口服；卡维地洛 3.125mg，每日 2 次，口服；酒石酸美托洛尔 6.25mg，每日 3 次，口服。剂量确定应以心率为准，清晨静息心率 55～60 次/min，不低于 55 次/min 为最大耐受剂量或目标剂量。目标剂量：琥珀酸美托洛尔每日 200mg，口服；酒石酸美托洛尔 50mg，每日 3 次，口服；比索洛尔 10mg，每日 1 次，口服；卡维地洛 25mg，每日 2 次，口服。

（4）正性肌力药物

1)洋地黄类药物：①适应证：用于中、重度心力衰竭，心脏扩大或伴有快速心房颤动者疗效更佳。②禁忌证：洋地黄中毒者、预激综合征伴心房颤动、病态窦房结综合征、Ⅱ度或高度房室传导阻滞；单纯舒张性心力衰竭、窦性心律的单纯二尖瓣狭窄无右心衰竭者、肥厚性梗阻型心肌病等患者均应禁用。

2)非洋地黄类正性肌力药物：①肾上腺素能受体兴奋剂：多巴胺，小剂量 2～5μg/(kg·min)静脉滴注兴奋β受体和多巴胺受体，心肌收缩力增强，肾动脉扩张；大剂量 5～10μg/(kg·min)同时兴奋α受体，外周阻力增加，可出现不利于心衰治疗的负性作用。多巴酚丁胺，对心脏选择作用较强，对血管作用较弱，用法、用量与多巴胺相同。②磷酸二酯酶抑制剂：氨双吡酮(氨力农，amrinone)，负荷量 0.5～0.75mg/kg，稀释后静注，再以 5～10μg/(kg·min)静脉滴注，每日总量 100mg。甲氰吡酮(米力农，milrinone)，强心作用是氨力农的 10～20 倍。米力农用量：50μg/kg 稀释后静注，继以 0.375～0.75μg/(kg·min)静脉滴注维持。

（5）血管扩张剂：在以血管扩张为主要作用的药物中，已证实能提供一氧化氮(NO)的药物不增加也不减少心力衰竭患者的死亡率。

1)硝普钠：为常用静脉滴注制剂。20μg/min 开始，根据血压和心率调整用量，每 5min 可增加 5～10μg/min,直到产生疗效。最大量可用到 300μg/min。由于硝普钠见光易氧化,故应避光使用,且每次配制后不能超过 8h。长期大量使用可使高铁血红蛋白增加,但很少出现氰化物中毒。

2)硝酸酯类:在体内经酶促反应提供 NO,小剂量扩张小静脉为主,大剂量动静脉同时扩张。按给药方法分为静脉给药和口服或舌下含服 2 种剂型,按作用时间长短分为短效、中效及长效 3 类。常用的有硝酸甘油、硝酸异山梨酯(消心痛)、戊单硝基异山梨醇酯等。均有片剂和静脉滴注剂 2 种。硝酸甘油片 0.3～0.6mg,舌下含服,2～3min 起效,维持 15～30min,可重复使用。静脉滴注 10μg/min 开始,逐渐加量,维持量 50～100μg/min。硝酸异山梨醇酯片10mg,每日 3 次,或静脉滴注。戊单硝基异山梨醇酯 10～20mg,每日 3 次,亦可静脉滴注。硝酸酯类药物由于提供 NO 需巯基酶而易耐药。所以同时给含巯基 ACEI 可减少耐药。由于供NO 类药物有较强的扩血管作用,故对心内严重梗阻性疾病,如严重二尖瓣狭窄(尤其是无右心衰者)、主动脉瓣狭窄及肥厚梗阻型心肌病会引起严重的血压下降而应慎用。

4.慢性收缩性心力衰竭治疗小结

按心功能 NYHA 分级:

Ⅰ级:控制危险因素;ACE 抑制剂。

Ⅱ级:ACE 抑制剂;利尿剂;β受体阻滞剂;用或不用地高辛。

Ⅲ级:ACE 抑制剂;利尿剂;β受体阻滞剂;地高辛。

Ⅳ级:ACE 抑制剂;利尿剂;地高辛;醛固酮受体拮抗剂;病情稳定后恢复用 β受体阻滞剂。

5.舒张性心力衰竭的治疗原则

舒张性心功能不全时,由于心室舒张不良使 LVEDP 升高而致肺瘀血,多见于高血压和冠心病。若除外收缩功能不全,明确以舒张功能不全为主的诊断,客观检查应 EF 值正常,而心室不大。最典型的舒张功能不全见于肥厚型心肌病。治疗原则有别于收缩功能不全。

(1)β受体阻滞剂:长期应用可改善心肌顺应性,使容量—压力曲线下移。

(2)钙拮抗剂:降低心肌细胞内钙浓度,改善舒张功能,起效较快。

(3)ACE 抑制剂:长期应用可改善心脏及血管重构,从而改善舒张功能,尤其适用于高血压心脏病及冠心病。

(4)尽可能维持窦性心律及保证房室顺序收缩:以保证心室足够充盈压及充盈容量,尽可能减慢心率以保证足够的舒张期充盈时间。

(5)其他药物:肺瘀血症状明显者,可用利尿剂及供 NO 类药物。

(6)禁忌:无心房颤动及收缩功能障碍时,禁用洋地黄及其他正性肌力药物。

6.不良反应及处理

(1)利尿剂

1)噻嗪类利尿剂:使钾重吸收减少,同时抑制尿酸排泄,干扰糖及胆固醇代谢,长期大量使用有引起低血钾、血尿酸增加、糖尿病、高胆固醇血症等副作用,以及水电解质紊乱导致的口干、烦渴、肌肉痉挛、恶心、呕吐和极度疲乏无力等。

2)襻利尿剂:①与水电解质紊乱有关的症状,如直立性低血压,休克,低钾血症,低氯血症,低氯性碱中毒,低钠血症,低钙血症以及与此有关的口渴,乏力,肌肉酸痛,心律失常。②少见过敏反应(皮疹、间质性肾炎、心脏骤停),高糖血症,尿糖阳性,原有糖尿病加重,高尿酸血症。③耳鸣、听力障碍多见于大剂量静脉快速注射时(每分钟剂量大于 $4\sim15mg$),多为暂时性,少数为不可逆性,尤其当与其他有耳毒性的药物同时应用时。

3)保钾利尿剂:①高钾血症最为常见,尤其是单独用药、进食高钾饮食、使用钾剂或含钾药物如青霉素钾等以及存在肾功能损害、少尿、无尿时。即使与噻嗪类利尿药合用,高钾血症的发生率仍可达 $8.6\%\sim26\%$,且常以心律失常为首发表现,故用药期间必须密切随访血钾和心电图。②胃肠道反应,如恶心、呕吐、胃痉挛和腹泻。③少见的不良反应有:低钠血症,单独应用时少见,与其他利尿药合用时发生率增高;抗雄激素样作用或对其他内分泌系统的影响,长期服用螺内酯在男性可致男性乳房发育、阳痿、性功能低下,在女性可致乳房胀痛、声音变粗、毛发增多、月经失调、性功能下降;中枢神经系统表现,长期或大剂量服用保钾利尿剂可发生行走不协调、头痛等。

(2)肾素-血管紧张素-醛固酮系统抑制剂:ACE 抑制剂的副作用相对较少,$2\%\sim8\%$患者干咳,部分患者尤其是严重血流动力学障碍患者易出现低血压,宜减小首次剂量,有肾功能不全者慎用。临床上无尿性肾功能衰竭、妊娠哺乳期妇女及对 ACE 抑制剂药物过敏者禁用 ACE 抑制剂。双侧肾动脉狭窄、血肌酐水平明显增高($>225\mu mol/L$)、高血钾($>5.5mmol/L$)及低血压者也不宜应用本类药物。另外,用药后可有皮疹,上呼吸道症状(鼻炎),消化道症状(恶心、呕吐、腹泻、腹痛),血液异常(粒细胞减少),头痛,头晕,乏力,味觉异常等。偶见血管神经性水肿。血管紧张素受体阻滞剂与 ACE 抑制剂相关的副作用,除干咳外均可见于应用 ARBs 时,用药的注意事项也类同。对于近期有肾功能不全,血肌酐升高或高钾血症以及正在使用胰岛素治疗的糖尿病患者,不宜使用醛固酮受体拮抗剂。

(3)β受体阻滞剂:有脂溶性和水溶性之分,脂溶性β受体阻滞剂(如美托洛尔)可能引起睡眠障碍,水溶性β受体阻滞剂(如阿替洛尔)从肾脏排泄,肾受损时剂量应减量。索他洛尔可延长心电图 QT 间期,偶引起致命性室速,服用索他洛尔的患者应注意避免低血钾的发生。比索洛尔具有水、脂双溶性特点,但也可见轻度乏力、胸闷、头晕、嗜睡、心悸等不良反应。严重心动过缓(心率 <55 次/min)或二度、三度房室传导阻滞、支气管痉挛性疾病患者禁用 J3 受体阻滞剂。收缩压小于 90mmHg 者也不宜应用。

(4)洋地黄制剂:较常见的不良反应有食欲缺乏、恶心、呕吐、腹痛、无力,出现新的心律失常;较少见的有视力模糊或黄视、绿视、腹泻、抑郁或精神错乱;罕见的反应包括嗜睡、头痛、皮疹、荨麻疹;其中最严重的是心脏反应如心动过缓、室性期前收缩二联律、三联律、室性心动过速及房室传导阻滞等。

由于洋地黄制剂的治疗剂量与毒性剂量相接近,在用药过程中应密切观察疗效、监测毒性反应。

容易引起洋地黄中毒的因素:极度心脏扩大、心肌缺血、缺氧;水、电解质、酸碱平衡紊乱,尤其是低钾;慢效制剂由肾脏排泄,快速制剂主要由肝脏清除,故肝、肾功能不全者易蓄积中毒。

洋地黄中毒的表现:住院期间使用洋地黄药物的患者中毒率约 10% 。①心脏表现主要是心律失常和心肌收缩力减弱,心力衰竭加重。几乎所有类型的快速心律失常均可发生,最常见的是室性期前收缩,最严重的是心室扑动、心室颤动。对洋地黄中毒诊断特异性最高的是室性期前收缩二联律、非阵发性房室交界性心动过速和伴房室传导阻滞的房性自律性增加的心动过速。缓慢心律失常以房室传导阻滞多见,亦具诊断价值。②胃肠道表现主要是恶心、呕吐,需与心力衰竭加重、胃肠瘀血的症状鉴别。③神经系统表现有视力模糊、倦怠、黄视、绿视等,已比较少见。

尽管血地高辛浓度大于 2.0ng/ml 有助于洋地黄中毒的诊断,但必须结合临床表现确定其诊断意义。

洋地黄中毒的处理:①快速心律失常:停用洋地黄类药物,如血钾过低可用静脉补钾,血钾不低可应用利多卡因或苯妥英钠。除心室扑动、心室颤动外,禁用电复律。如为室性心动过速,上述处理收效不大,且有血压下降者亦可考虑同步直流电复律。②缓慢性心律失常:可用阿托品 0.5~1.0mg 皮下或静脉注射,或以异丙肾上腺素 1mg 加入 5% 葡萄糖 250ml 中静脉滴注,控制滴数使心室率维持在 60~70 次/min 又不发生室性心律失常。伴有血流动力学异常者,应给予心脏临时起搏治疗。③如为严重地高辛中毒可选用地高辛抗体,使心肌中的地高辛迅速与抗体结合,使之灭活解毒,其解毒效应迅速可靠,但也可能导致心功能不全的恶化。

(5)非洋地黄类正性肌力药物

1)肾上腺素能受体兴奋剂:可引起窦性心动过速所致的心悸,甚至房颤和房扑;剂量过大可诱发室性心律失常和心绞痛等。

2)磷酸二酯酶抑制剂:长期应用可发生血小板减少;可有心悸和恶心、呕吐、腹泻等消化系统反应;快速静脉滴注可引起室性心动过速,少有心包炎、胸膜炎、腹水和转氨酶升高等。

(6)血管扩张剂

1)硝普钠:可有恶心、呕吐、厌食等消化系统症状和疲劳、定向障碍、肌肉痉挛、头痛、皮疹、出汗、发热等;可有甲状腺功能减退、高铁血红蛋白血症、静脉炎等;大剂量连续使用时,有肝肾功能损害的患者,可引起血浆氰化物和硫氰化物浓度升高而中毒;因组织器官缺氧可导致顽固性代谢性酸中毒。

2)硝酸酯类:用药以后由于颅内血管紧张度降低,可致搏动性头痛、耳鸣、头昏、眩晕;血管扩张可致口腔灼热感、颜面潮红、心悸、直立性低血压;因扩张脑膜血管和视网膜血管,故脑出血、颅内压增高、青光眼患者应禁用。

7.治疗用药的相互作用

(1)利尿剂

1)噻嗪类和襻利尿剂:所导致的低钾血症可增强洋地黄类药物的毒性,与糖皮质激素类药物合用更易促使低钾血症的发生;与氨基糖苷类抗生素合用可加重听力损害,尤其在患者患有肾功能不全时;抑制肾脏对锂的排泄,可增加锂盐的毒性;与其他降压药物合用,可增加直立性低血压的发生。①噻嗪类利尿剂升高血尿酸及血糖水平,伍用抗痛风药和降血糖药时应注意监测并调整剂量;非甾体类消炎药或交感神经节阻滞药可减弱噻嗪类利尿剂的利尿、排钠作用。②襻利尿剂呋塞米与华法林合用时,可竞争性地与血浆蛋白结合,使华法林的血浆内游离药物浓度增加;与苯妥英钠合用,可降低呋塞米的利尿效应达 50%。

2)保钾利尿剂:螺内酯可加强其他利尿剂和降压药物的作用,同时应用时应注意调整药物剂量;与含钾药物如青霉素钾盐、久储的库存血或其他保钾利尿剂以及 ACE 抑制剂合用,更易发生高血钾;甘草类制剂可拮抗保钾利尿剂的作用,不宜伍用。

(2)肾素—血管紧张素—醛固酮系统抑制剂与 β-受体阻滞剂、利尿剂等降压药物合用,降压作用增强;与保钾利尿剂、含钾药物合用,会引起血钾升高,尤其是对有肾功能障碍的患者;治疗慢性心力衰竭时,与硝酸酯类药物、硝普钠等血管扩张剂合用,可产生协同作用。

(3)β受体阻滞剂与洋地黄类药物合用,可因房室传导阻滞而致心动过缓;与利舍平合用,可致 p 受体阻滞剂作用增强,引起心动过缓、低血压反应;与降糖药物合用时,需监测血糖、调整剂量;维拉帕米、奎尼丁、普鲁卡因胺和利多卡因等均能增强 p 受体阻滞剂对心肌的抑制作用和心脏传导异常;与硝酸酯类药物合用治疗心绞痛发作,以及与利尿剂、血管扩张剂等合用对伴有血压升高患者的治疗,均可发挥协同作用。

(4)洋地黄制剂胺碘酮、维拉帕米、阿司匹林、华法林等可通过竞争与清蛋白结合或竞争从肾脏排泄,易引起洋地黄游离血液浓度升高而发生洋地黄中毒;与排钾利尿剂、碳酸氢钠、皮质激素等合用时,可引起低血钾而增加洋地黄制剂对心脏的毒性;与抗心律失常药物、钙剂或拟肾上腺素类药物合用时,可因药物作用叠加而致心律失常;同时服用苯妥英钠、苯巴比妥、利福平、保泰松等,可使洋地黄类药物的代谢加快,血药浓度降低 50% 左右。

(5)非洋地黄类正性肌力药物

1)肾上腺素能受体兴奋剂:不宜与碱性药物合用,以免影响疗效;与洋地黄类药物、ACE 抑制剂合用可增加疗效;与氟烷、甲氧氟烷、环丙烷等麻醉药物合用,可引起室性心律失常;与单胺氧化酶抑制剂合用,可增强并延长多巴胺的效应;与胍乙啶、三环类抗抑郁药合用可增强多巴胺的效应,引起心律失常等;多巴胺与苯妥英合用,可发生低血压和心动过缓;多巴酚丁胺与 β受体阻滞剂合用,可增加外周血管阻力。

2)磷酸二酯酶抑制剂:不宜用含右旋糖酐或葡萄糖的溶液稀释;与呋塞米混合即产生沉淀;与丙吡胺合用可致低血压反应。

(6)血管扩张剂

1)硝普钠:与其他降压药物合用可使血压明显降低;与多巴酚丁胺合用,可使心排血量增加而肺毛细血管嵌压降低,增强心脏功能的改善作用;与拟交感胺类药物合用,本药的降压作用减弱。

2)硝酸酯类:与镇痛剂量的阿司匹林合用,可升高本药的血药浓度而导致血压降低、头痛等;麦角生物碱(如双氢麦角碱等)可对抗本药的抗心绞痛作用;本药可提高双氢麦角碱的生物利用度,增强其血管收缩作用;与 β受体阻滞剂、钙拮抗剂、其他血管扩张剂合用可引起低血压。

第四节 心律失常

心脏传导系统由负责正常冲动的形成与传导的特殊心肌细胞组成,分为窦房结、结间束、房室结、希氏束,左右束支以及普肯野纤维网等几个部分,接受交感神经与副交感神经支配。正常心脏的激动起源于窦房结,窦房结按一定的频率和节奏发放冲动,并按一定的传导速度顺次下传到心房,房室交界部,左右束支,浦肯野纤维,最后传到心室肌而使之除极。当激动的起源、频率、传导顺序及在心脏各部位传导速度中任何一环节发生了异常均可产生心律失常(arrhythmia)。

一、心律失常的分类

按心律失常发生原理,分为冲动形成异常和冲动传导异常两大类。

1.冲动形成异常

(1)窦房结心律失常:窦性心动过速、窦性心动过缓、窦性心律不齐、窦性停搏。

(2)异位心律:①被动性异位心律:逸搏(房性、房室交界区性、室性)、逸搏心律(房性、房室交界区性、室性)。②主动性异位心律:期前收缩(房性、房室交界区性、室性)、阵发性心动过速(房性、房室交界区性、室性)、心房扑动、心房颤动、心室扑动、心室颤动。

2.冲动传导异常

(1)生理性:干扰和房室分离。

(2)病理性:窦房传导阻滞、房内传导阻滞、房室传导阻滞、室内传导阻滞(左、右束支及左束支分支传导阻滞)。

(3)房室间传导途径异常:预激综合征。

二、窦性心律失常

(一)窦性心动过速

窦性心动过速可见于健康人吸烟、饮茶或咖啡、饮酒、体力活动及情绪激动时。某些病理状态,如发热、甲状腺功能亢进、贫血、休克、心肌缺血、充血性心力衰竭以及应用肾上腺素、阿托品等药物亦可引起窦性心动过速。

正常窦性心律的冲动起源于窦房结,频率为60~100次/min。心电图显示窦性心律的P波在工、Ⅱ、aVF导联直立,aVR倒置。PR间期0.12~0.20s。

1.心电图表现

符合窦性心律的上述特征,成人窦性心律的频率超过100次/min,为窦性心动过速(sinus tachycardia)。窦性心动过速通常逐渐开始和终止。频率大多在100~150次/min,偶有高达200次/min。

2.治疗原则

窦性心动过速的治疗应针对病因和去除诱因,如治疗心力衰竭、纠正贫血、控制甲状腺功能亢进等。必要时β受体阻滞剂或非二氢吡啶类钙通道阻滞剂可用于减慢心率。

(二)窦性心动过缓

窦性心动过缓常见于健康的青年人、运动员与睡眠状态。其他原因包括颅内疾患、严重缺氧、低温、甲状腺功能减退、阻塞性黄疸,以及应用拟胆碱药物、胺碘酮、β受体阻滞剂、非二氢吡啶类的钙通道阻滞剂或洋地黄等药物。窦房结病变和急性下壁心肌梗死亦常发生窦性心动过缓。

1.心电图表现

成人窦性心律的频率低于 60 次/min,称为窦性心动过缓(sinus bradycardia)。窦性心动过缓常同时伴有窦性心律不齐(不同 PP 间期的差异大于 0.12s)。

2.治疗原则

无症状的窦性心动过缓通常无须治疗。如因心率过慢,出现心排血量不足症状,可应用阿托品、麻黄碱或异丙肾上腺素等药物,或考虑心脏起搏治疗。

(三)病态窦房结综合征

病态窦房结综合征(sick sinus syndrome,SSS)简称病窦综合征,是由窦房结病变导致功能减退,产生多种心律失常的综合表现。患者可在不同时间出现一种以上的心律失常。

1.心电图主要表现

①持续而显著的窦性心动过缓(50 次/min 以下),且并非由于药物引起。②窦性停搏与窦房传导阻滞。③窦房传导阻滞与房室传导阻滞同时并存。④心动过缓-心动过速综合(bradycardia-tachycardia syndrome),是指心动过缓与房性快速性心律失常(心房扑动、心房颤动或房性心动过速)交替发作。

2.病窦综合征的其他心电图改变

①在没有应用抗心律失常药物时,心房颤动的心室率缓慢,或其发作前后有窦性心动过缓和(或)第一度房室传导阻滞。②房室交界区性逸搏心律等。

根据心电图的典型表现,临床症状与心电图改变存在明确的相关性,便可确定诊断。为确定症状与心电图改变的关系,可作单次或多次动态心电图或事件记录器检查,如在晕厥等症状发作的同时记录到显著的心动过缓,即可提供有力佐证。

3.治疗原则

若患者无心动过缓有关的症状,不必治疗,仅定期随诊观察。对于有症状的病窦综合征患者,应接受心脏起搏治疗。心动过缓-心动过速综合征患者在心动过速发作时,单独应用抗心律失常药物治疗可能加重心动过缓。应用起搏治疗后,针对患者发作的心动过速,可同时应用抗心律失常药物。

三、房性心律失常

(一)房性期前收缩

房性期前收缩(atrial premature beats)简称房性早搏、房早,起源于窦房结以外心房的任何部位。正常成人进行 24h 心电监测,大约 60% 有房性期前收缩发生。但一般不超过 200 次/24h。各种器质性心脏病患者均可发生房性期前收缩,并经常是快速性房性心律失常出现的先兆。患者可完全无症状或心悸。

1.心电图表现

①提前出现的 P′-QRS-T,P′形态与窦性波不同,多数 PP′-R>0.12s。②P′波形态:右房期前收缩 P′波形态大致正常;左房期前收缩 P′波形态不正常;心房下部期前收缩 P′为逆行 P′。③P′-P 间期正常或轻度延长。④QRS 正常或伴差异性传导。⑤代偿间歇不完全,少数情况下窦房结周围存在着传入阻滞时代偿间歇完全。

2.其他的心电图表现

①因房早出现得太提前,落在房室交接区的绝对不应期内,未传人心室而形成房早未下传。②房早到达心室时,正值心室处于相对不应期,此时大部分心肌复极完毕,但还有一部分心肌没恢复极化状态,故激动进入心室只能绕道而行,一般左束支比右束支先除极,先除极的部位先复极,故提前到达的激动只能沿着左束支进入心室而形成房早伴差异性传导。所以差异性传导多呈右束支阻滞型。

3.治疗原则

房性期前收缩通常元需治疗。当有明显症状或因房性期前收缩触发室上性心动过速时,应给予治疗。吸烟、饮酒与咖啡均可诱发房性期前收缩,应劝导患者戒除或减量。治疗药物包括镇静药、β受体阻滞剂等,也可选用洋地黄或钙通道阻滞剂。

(二)房性心动过速

房性心动过速(atrial tachycardia)简称房速。大多数伴有房室传导阻滞的阵发性房性心动过速因自律性增高引起。心肌梗死、慢性肺部疾病、大量饮酒以及各种代谢障碍均可为致病原因。洋地黄中毒特别在低血清钾时易发生这种心律失常。临床表现为发作呈短暂性、间歇性,或持续发生。

1.心电图表现

①心房率通常为 150~200 次/min。②P 波形态与窦性者不同,在 Ⅱ、Ⅲ、aVF 导联通常直立。③常出现二度Ⅰ型或Ⅱ型房室传导阻滞,呈现 2∶1 房室传导者亦属常见,但心动过速不受影响。④P 波之间的等电线仍存在(与心房扑动时等电线消失不同)。⑤刺激迷走神经不能终止心动过速,仅加重房室传导阻滞。⑥发作开始时心率逐渐加速。

2.治疗原则

如心室率达 140 次/min 以上,由洋地黄中毒所致,或临床上有严重充血性心力衰竭或休克征象,应进行紧急治疗。

(1)洋地黄中毒引起者:①立即停用洋地黄。②如血清钾不升高,首选氯化钾口服(半小时内服用完 5g,如仍未恢复窦性心律,2h 后再口服 2.5g)或静脉滴注氯化钾(每小时 10~20mmol,总量不超过 40mmol),同时进行心电图监测,以避免出现高血钾(T 波高尖)。③已有高血钾或不能应用氯化钾者,可选用利多卡因、β受体阻滞剂。心室率不快者,仅需停用洋地黄。

(2)非洋地黄中毒引起者:①积极寻找病因,针对病因治疗。②洋地黄、β受体阻滞剂、非二氢吡啶类钙通道阻滞剂可用于减慢心室率。③如未能转复窦性心律,可加用Ⅰ~A、Ⅱ~A,或Ⅲ类抗心律失常药。④少数持续快速自律性房速药物治疗无效时,亦可考虑作射频消融。

(三)心房扑动

心房扑动(atrial flutter)简称房扑。可发生于无器质性心脏病者,也可见于一些心脏病患者,病因包括风湿性心脏病、冠心病、高血压性心脏病、心肌病等。肺栓塞、慢性充血性心力衰竭、二及三尖瓣狭窄与反流导致心房扩大,亦可出现房扑。其他病因有甲状腺功能亢进、酒精中毒、心包炎等。心房扑动的心室率不快时,患者可无症状。房扑伴有极快的心室率,可诱发心绞痛与心力衰竭。

1.心电图表现

①心房活动呈现规律的锯齿状扑动波称为 F 波,扑动波之间的等电线消失,在Ⅱ、Ⅲ、aVF 或 V₁ 导联最为明显。典型房扑的心房率通常为 250～300 次/min;②心室率规则或不规则,取决于房室传导比率是否恒定。当心房率为 300 次/min,未经药物治疗时,心室率通常为 150 次/min。使用奎尼丁、普罗帕酮、莫雷西嗪等药物,心房率减慢至 200 次/min 以下,房室传导比率可恢复 1∶1,导致心室率显著加速。预激综合征和甲状腺功能亢进并发的房扑,房室传导可达 1∶1,产生极快的心室率。不规则的心室率系由于传导比率发生变化,如 2∶1 与 4∶1 传导交替所致。③QRS 波群形态正常,当出现室内差异传导、原先有束支传导阻滞或经房室旁路下传时,QRS 波群增宽、形态异常。

2.治疗原则

(1)应针对原发疾病进行治疗。

(2)最有效终止房扑的方法是直流电复律。通常应用很低的电能(低于 50J),便可迅速将房扑转复为窦性心律。

(3)钙通道阻滞剂维拉帕米或地尔硫䓬(硫氮䓬酮),能有效减慢房扑之心室率。超短效的 β 受体阻滞剂艾司洛尔亦可减慢房扑时的心室率。

(4)洋地黄制剂(地高辛或毛花苷 C)减慢心室率的效果较差,常需较大剂量始能达到目的。若单独应用洋地黄未能奏效,可联合应用 β 受体阻滞剂或非二氢吡啶类钙通道阻滞剂。选用胺碘酮 200mg,每日 3 次,用 1 周;减为 200mg,每日 2 次,用 1 周;再减为 200mg 每日 1 次;维持量可减至 200mg/d,5～7 日/周,对预防房扑复发有效。索他洛尔亦可用作房扑预防,但不宜用于心肌缺血或左室功能不全的患者。

(5)导管射频消融术可根治房扑。

(四)心房颤动

心房颤动(atrial fibrillation,Af)简称房颤,是一种十分常见的心律失常。房颤的发作呈阵发性或持续性。房颤可见于正常人,可在情绪激动、手术后、运动或大量饮酒时发生。心脏与肺部疾病患者发生急性缺氧、高碳酸血症、代谢或血流动力学紊乱时亦可出现房颤。房颤常发生于原有心血管疾病者,常见于风湿性心脏病、冠心病、高血压性心脏病、甲状腺功能亢进、缩窄性心包炎、心肌病、感染性心内膜炎以及慢性肺源性心脏病。房颤发生在无心脏病变的中青年,称为孤立性房颤。

房颤患者症状的轻重受心室率快慢的影响。心室率超过 150 次/min,患者可发生心绞痛与充血性心力衰竭。心室率不快时,患者可无症状。房颤并发体循环栓塞的危险性甚大。栓子来自左心房,多在左心耳部,因血流淤滞、心房失去收缩力所致。

1.心电图表现

①P 波消失,代之以小而不规则的基线波动,形态与振幅均变化不定,称为 f 波;频率 350～600 次/min。②心室率极不规则,房颤未接受药物治疗、房室传导正常者,心室率通常在 100～160 次/rain 之间。③QRS 波群形态通常正常,当心室率过快,发生室内差异性传导,QRS 波群增宽变形。

2.治疗原则

应积极寻找房颤的原发疾病和诱发因素,做出相应处理。

(1)急性心房颤动:初次发作的房颤且在24～48h以内,称为急性房颤。通常,发作可在短时间内自行终止。对于症状显著者,应迅速给予治疗。最初治疗的目标是减慢快速的心室率。静脉注射β受体阻滞剂或钙通道阻滞剂,洋地黄仍可选用,但已不作为首选用药,使安静时心率保持在60～80次/min,轻微运动后不超过100次/min。必要时,洋地黄与β受体阻滞剂或钙通道阻滞剂合用。

(2)慢性心房颤动:根据慢性房颤发生的持续状况,可分为阵发性、持续性与永久性3类。①阵发性房颤常能自行终止。当发作频繁或伴随明显症状,可应用口服普罗帕酮、莫雷西嗪或胺碘酮,可减少发作的次数与持续时间。②持续性房颤不能自动转复为窦性心律。复律治疗成功与否与房颤持续时间的长短、左房大小和年龄有关。如拟行药物复律,普罗帕酮、莫雷西嗪、索他洛尔与胺碘酮可供选用。复律后复发机会仍很高,上述药物亦可用作预防复发。选用电复律治疗,应在电复律前几天给予抗心律失常药,预防复律后房颤复发,部分患者亦可能在电复律前用药中已恢复窦性心律。③慢性房颤经复律与维持窦性心律治疗无效者,称为永久性房颤。此时,治疗目的应为控制房颤过快的心室率,可选用β受体阻滞剂、钙通道阻滞剂或地高辛。④对某些心房颤动起源明确的患者,应用口服剂型药物来控制快速心室率是最可取的方法,选药规则参见表7-6。

表 7-6   不同病因疾病时控制心房颤动心室率的药物选择

方法	心脏结构与功能正常	心肌梗死后/心肌缺血	心室肥大/肥厚型心肌病	扩张型心肌病
首选	维拉帕米 地尔硫草	β受体阻滞剂	β受体阻滞剂 维拉帕米	地高辛
次选	β受体阻滞剂	地高辛　维拉帕米	地尔硫草	β受体阻滞剂
待定	地高辛	地尔硫草	地高辛	维拉帕米 地尔硫草

(3)预防栓塞并发症:①过去有栓塞病史、瓣膜病、高血压、糖尿病、老年患者、左心房扩大、冠心病等是发生栓塞的危险因素。存在以上任何一种情况,均应接受长期抗凝治疗。②口服华法林,使凝血酶原时间国际标准化比值(INR)维持在2.0～3.0之间,能安全而有效预防脑卒中发生。不适宜应用华法林的患者以及无以上危险因素的患者,可改用阿司匹林(每日1.0～300mg)。③房颤持续不超过2日,复律前无须作抗凝治疗。否则应在复律前接受3周华法林治疗,待心律转复后继续治疗3～4周。紧急复律治疗可选用静注肝素或皮下注射低分子量肝素抗凝。

四、房室交界区性心律失常

(一)房室交界区期前收缩

房室交界区期前收缩(prcmature atrioventricular junctional beats)简称交界性早搏。病因与房性期前收缩类似。临床可完全无症状或有心悸、漏搏感。

1.心电图表现

①提前出现的 QRS 波群,形态通常正常,亦可出现室内差异性传导。②P'波为逆行性(Ⅱ、Ⅲ、aVF 导联 P 波倒置),可位于 QRS 波群之前(P-R 间期<0.12s)、之中(P'不可见)或之后(R-P'间期<0.20s)。③代偿间歇多完全。

2.治疗原则

参见房性期前收缩,通常无须治疗。

(二)房室结内折返性心动过速

房室结内折返性心动过速(atrioverltricular nodal reentrant tachycatdia,AVNRT)是最常见的阵发性室上性心动过速类型。

患者通常无器质性心脏病表现,不同性别与年龄均可发生。心动过速发作突然起始与终止,持续时间长短不一。症状包括心悸、胸闷、焦虑不安、头晕,少见有晕厥、心绞痛、心力衰竭与休克者。症状轻重取决于发作时心室率快速的程度以及持续时间,亦与原发病的严重程度有关。若发作时心室率过快,使心排血量与脑血流量锐减或心动过速猝然终止,窦房结未能及时恢复自律性导致心搏停顿,均可发生晕厥。

1.心电图表现

①心率 150~250 次/min,节律规则。②QRS 波群形态与时限均正常,但发生室内差异性传导或原有束支传导阻滞时,QRS 波群形态异常。③P 波为逆行性(Ⅱ、Ⅲ、aVF 导联倒置),常埋藏于 QRS 波群内或位于其终末部分,P 波与 QRS 波群保持固定关系。④起始突然,通常由一个房性期前收缩触发,其下传的 PR 间期显著延长,随之引起心动过速发作。

2.治疗原则

阵发性室上性心动过速,虽较多见于无器质性心脏病患者,但亦见于器质性心脏病。心动过速发作时间久者可引起低血压、休克、心力衰竭,因此不能掉以轻心。心动过速发作可能持续数秒到数小时,许多持续发作的患者需要通过治疗来终止心动过速。

(1)患者常掌握或交流终止心动过速的各种方法,这些方法包括躺平后静静的深呼吸、咳嗽;可自己或由他人协助轻压眼球;深吸气后屏住气,然后用力作呼气动作(Valsalva 动作);直接刺激咽后壁诱发恶心反射;按摩颈动脉窦等。

(2)维拉帕米是一个钙通道阻滞剂,可以终止和预防房室结折返性心动过速的发作。维拉帕米通过减慢快、慢径传导,延长其不应期,从而可以通过阻断前传,也可阻断快径逆传来终止房室结折返性心动过速。

(3)腺苷是一种引起房室结急性、一过性阻滞的药物,对房室结传导呈剂量依赖性效应,在低剂量时能观察到 AH 间期逐渐延长。而在大剂量时可完全阻断房室结。

(4)慢性反复发作的病例可以选择使用药物来防止房室结折返性心动过速。β 受体阻滞剂以及维拉帕米、地尔硫草常常是非常有效的药物。因药物只能终止或减少发作和预防复发,不能根治,对预激综合征及房室结内折返引起的室上性心动过速,采用导管射频消融治疗是目前最有效而彻底的治疗方法。

(三)预激综合征

预激综合征(preexcitation syndrome)又称 wolflparkinson-white 综合征(WPW 综合征),

是指心电图呈预激表现,临床上有心动过速发作。预激的解剖基础是存在一条或多条可兴奋的心肌组织,其绕过正常传导系统而保持了心房和心室之间的电连续性。

典型的旁路称为房室束或 Kent 束,它绕过房室结一希普系统,直接连接心房与心室。窦性心律时房室旁路特点是提前激动心室,部分或全部心室的除极时限早于经正常房室传导系统的除极时限。由预激产生的提前激动的 QRS 波群起始部分的顿挫称为 δ 波。

预激本身不引起临床症状。频率过于快速的心动过速(特别是持续发作心房颤动),可恶化为心室颤动或导致充血性心力衰竭、低血压。

1.房室旁路典型预激表现

①窦性心搏的 PR 间期短于 0.12s。②某些导联之 QRS 波群超过 0.12s,QRS 波群起始部分粗钝(称 delta 波),终末部分正常。③ST-T 波呈继发性改变,与 QRS 波群主波方向相反。根据心前区导联 ORS 波群的形态,以往将预激综合征分成两型,A 型 QRS 主波均向上,预激发生在左室或右室后底部;B 型在 V$_1$ 导联 ORS 波群主波向下,V$_5$、V$_6$ 导联向上,预激发生在右室前侧壁。

2.治疗原则

(1)若患者从无心动过速发作,或偶有发作但症状轻微者,无须给予治疗。如心动过速发作频繁伴有明显症状者应给予治疗。治疗方法包括药物和导管消融术。

(2)预激综合征患者发作正向房室折返性心动过速,可参照房室结内折返性心动过速处理。如迷走神经刺激无效,首选药物为腺苷或维拉帕米静脉注射,也可选普罗帕酮。洋地黄缩短旁路不应期使心室率加快,因此不应单独用于曾经发作心房颤动或扑动的患者。

(3)预激综合征患者发作心房扑动与颤动时伴有晕厥或低血压,应立即电复律。治疗药物宜选择延长房室旁路不应期的药物,如普鲁卡因胺或普罗帕酮。应当注意,静注利多卡因与维拉帕米会加速预激综合征合并心房颤动患者的心室率。假如心房颤动的心室率已很快,静脉注射维拉帕米甚至会诱发心室颤动。

(4)经导管射频消融旁路作为根治预激综合征室上性心动过速发作应列为首选。

五、室性心律失常

(一)室性期前收缩

室性期前收缩(premature ventricular beats),简称室性早搏。可发生于正常人,且发生室性期前收缩的机会随年龄的增长而增加。心肌炎、缺血、缺氧、麻醉和手术均可使心肌受到机械、电、化学性刺激而发生室性期前收缩。洋地黄、奎尼丁、三环类抗抑郁药中毒发生严重心律失常之前常先有室性期前收缩出现。电解质紊乱(低钾、低镁等),精神不安,过量烟、酒、咖啡亦能诱发室性期前收缩。常见于高血压、冠心病、心肌病、风湿性心脏病与二尖瓣脱垂患者。

室性期前收缩常没有与之直接相关的症状,患者是否有症状或症状的轻重程度与期前收缩的频发程度不直接相关。患者可感到心悸,类似电梯快速升降的失重感或代偿间歇后有力的心脏搏动。

1.心电图表现

(1)提前发生的 QRS 波群,时限通常超过 0.12s、宽大畸形,ST 段与 T 波的方向与 QRs 主波方向相反。

(2)室性期前收缩与其前面的窦性搏动之间期(称为配对间期)恒定。

(3)室性期前收缩很少能逆传心房激动窦房结,故窦房结冲动发放节律未受干扰,室性期前收缩后出现完全性代偿间歇,即包含室性期前收缩在内前后两个下传的窦性搏动之间期,等于两个窦性 RR 间期之和。

(4)室性期前收缩可孤立或规律出现。二联律是指每个窦性搏动后跟随一个室性期前收缩;三联律是每两个正常搏动后出现一个室性期前收缩;如此类推。连续发生两个室性期前收缩称成对室性期前收缩。连续 3 个或以上室性期前收缩称室性心动过速。同一导联内,室性期前收缩形态相同者,为单形性室性期前收缩;形态不同者称多形性或多源性室性期前收缩。

2.治疗原则

(1)无器质性心脏病:无明显症状者不必使用药物治疗。如患者症状明显,治疗以消除症状为目的。应减轻患者的焦虑与不安。避免诱发因素,如吸烟、咖啡、应激等。药物宜选用 13 受体阻滞剂、美西律、普罗帕酮、莫雷西嗪等。

(2)急性心肌缺血:在急性心肌梗死发病开始的 24h 内,患者有很高的原发性心室颤动的发生率。若急性心肌梗死发生窦性心动过速与室性期前收缩,早期应用 β 受体阻滞剂可能减少心室颤动的危险。急性肺水肿或严重心力衰竭并发室性期前收缩,治疗应针对改善血流动力学障碍,同时注意有无洋地黄中毒或电解质紊乱(低钾、低镁)。

(3)慢性心脏病变:心肌梗死后或心肌病患者常伴有室性期前收缩。β 受体阻滞剂对室性期前收缩的疗效不显著,但能降低心肌梗死后猝死发生率、再梗死率和总病死率。

(二)室性心动过速

室性心动过速(ventriculartachycardia)简称室速。常发生于各种器质性心脏病患者。常见于冠心病,特别是曾有心肌梗死的患者。其次是心肌病、心力衰竭、二尖瓣脱垂、心瓣膜病等,其他病因包括代谢障碍、电解质紊乱、长 QT 综合征等。室速也可发生在无器质性心脏病者。

室速的临床症状轻重视发作时心室率、持续时间、基础心脏病变和心功能状况不同而异。发作时间短于 30s(能自行终止)的非持续性室速患者通常无症状。持续性室速(发作时间超过 30s,需药物或电复律始能终止)常伴有明显血流动力学障碍与心肌缺血。临床症状包括低血压、少尿、晕厥、气促、心绞痛等。

1.室速的心电图表现

①连续出现 3 个或以上的室性期前收缩。②QRS 波群形态畸形,时限超过 0.12s;ST-T 波方向与 QRS 波群主波方向相反。③心室率通常为 100～250 次/min;心律规则,但亦可略不规则。④心房独立活动与 QRS 波群无固定关系,形成室房分离。偶尔个别或所有心室激动逆传夺获心房。⑤通常发作突然开始。⑥室速发作时少数室上性冲动可下传心室,产生心室夺获,表现为在 P 波之后,提前发生一次正常的 QRS 波群。室性融合波的 QRS 波群形态介于窦性与异位心室搏动之间,其意义为部分夺获心室。心室夺获与室性融合波的存在对确立室性心动过速诊断提供重要依据。⑦按室速发作时 QRS 波群的形态,可将室速区分为单形性室速和多形性室速。

2.心电图室性心动过速与室上性心动过速伴有室内差异性传导的鉴别

(1)支持室上性心动过速伴有室内差异性传导诊断的心电图表现①每次心动过速均由期前发生的 P 波开始。②P 波与 QRS 波群相关,通常呈 1：1 房室比例。③刺激迷走神经可减慢或终止心动过速。

(2)提示为室性心动过速的心电图表现①室性融合波。②心室夺获。③室房分离。④全部心前区导联 QRS 波群主波方向呈同向性:即全部向上或向下。

3.治疗原则

(1)确定处理措施:首先应决定哪些患者应给予治疗。目前除了 β 受体阻滞剂、胺碘酮以外,其他抗心律失常药物未能证实可降低心脏性猝死的发生率。而抗心律失常药物本身亦会导致或加重原有的心律失常。目前对于室速应遵循的治疗原则是:有器质性心脏病或有明确诱因应首先给以针对性治疗;无器质性心脏病患者发生非持续性短暂室速,如无症状或血流动力学影响,处理的原则与室性期前收缩相同;持续性室速发作,无论有无器质性心脏病,应给予治疗。

(2)终止室速发作:①室速患者如无显著的血流动力学障碍,首先给予静脉注射利多卡因或普鲁卡因胺,同时静脉持续滴注。静脉注射普罗帕酮亦十分有效,但不宜用于心肌梗死或心力衰竭的患者,其他药物治疗无效时,可选用胺碘酮静脉注射或改用直流电复律。如患者已发生低血压、休克、心绞痛、充血性心力衰竭或脑血流灌注不足等症状,应迅速施行电复律。洋地黄中毒引起的室速,不宜用电复律,应给予药物治疗。②对于血流动力学不稳定的室性心动过速伴有器质性心脏病的患者,植入式心律转复除颤器(IcD)治疗可提高生存率。对于经抗心律失常药物和 IcD 治疗仍有室性心动过速的患者,以及有症状性特发性室性心动过速的患者,可考虑行导管射频消融术。

(三)心室扑动与心室颤动

心室扑动与颤动(yeiltricular flutter and veiltricular fibrillation)常见于缺血性心脏病。此外,抗心律失常药物,特别是引起 QT 间期延长与尖端扭转的药物,严重缺氧、缺血、预激综合征合并房颤与极快的心室率、电击伤等亦可引起。心室扑动与颤动均为致命性心律失常。

1.心电图表现

①心室扑动呈正弦图形,波幅大而规则,频率 150～300 次/min(通常在 200 次/min 以上),有时难与室速鉴别。②心室颤动的波形、振幅与频率均极不规则,无法辨认 QRS 波群、ST 段与 T 波。③急性心肌梗死的原发性心室颤动,可由于舒张早期的室性期前收缩落在 T 波上触发室速,然后演变为心室颤动。

2.临床表现

突然意识丧失、抽搐、呼吸停顿甚至死亡、听诊心音消失、脉搏触不到、血压亦无法测到。

3.治疗原则

参见心脏骤停和心脏性猝死的抢救措施。

六、心脏传导阻滞

(一)房室传导阻滞

房室传导阻滞(atrioverltricular block,AVB)又称房室阻滞。阻滞可以发生在房室结、希氏束以及束支等不同的部位。

正常人或运动员发生的房室传导阻滞与迷走神经张力增高有关,常发生于夜间。其他导致房室阻滞的病变有:急性心肌梗死、冠状动脉痉挛、病毒性心肌炎、心内膜炎、心肌病、急性风湿热、钙化性主动脉瓣狭窄、心脏肿瘤(特别是心包间皮瘤)、先天性心血管病、原发性高血压、心脏手术、电解质紊乱、药物中毒等。

第一度房室阻滞患者通常无症状。第二度房室阻滞可引起心搏脱漏,可有心悸症状,也可无症状。第三度房室阻滞的症状取决于心室率的快慢与伴随病变,症状包括疲倦、乏力、头晕、晕厥、心绞痛、心力衰竭。如合并室性心律失常,患者可感到心悸不适。第一、二度房室阻滞突然进展为完全性房室阻滞时,因心室率过慢导致脑缺血,患者可出现暂时性意识丧失,甚至抽搐,称为 Adams-strokes 综合征,严重者可致猝死。

1.心电图表现

(1)第一度房室阻滞:每个心房冲动都能传导至心室,但 PR 间期超过 0.20s。房室传导束的任何部位发生传导缓慢,均可导致 PR 间期延长。

(2)第二度房室阻滞:通常分为 I 型和 II 型。I 型又称文氏阻滞(Wenche-bach block)。第二度 I 型房室传导阻滞表现为:①PR 间期进行性延长,直至一个 P 波受阻不能下传心室。②相邻 RR 间期进行性缩短,直至一个 P 波不能下传心室。③包含受阻 P 波在内的 RR 间期小于正常窦性 PP 间期的两倍。最常见的房室传导比率为 3:2 和 5:4。第二度 II 型房室传导阻滞表现为:心房冲动的传导突然阻滞,但 PR 间期恒定不变。下传搏动的 PR 间期大多正常。

(3)第三度(完全性)房室传导阻滞的特征:①心房与心室活动各自独立、互不相关。②心房率快于心室率,心房冲动来自窦房结或异位心房节律(房性心动过速、扑动或颤动)。③心室起搏点通常在阻滞部位稍下方。如位于希氏束及其近邻,心室率 40~60 次/min,QRS 波群正常,心律亦较稳定;如位于室内传导系统的远端,心室率可低至 40 次/min 以下,QRS 波群增宽,心室律亦常不稳定。

2.治疗原则

(1)应针对不同的病因进行治疗。第一度房室阻滞与第二度 I 型房室阻滞心室率不太慢者,无须特殊治疗。第二度 II 型与第三度房室阻滞如心室率显著缓慢,伴有明显症状或血流动力学障碍,甚至 Adams-Strokes 综合征发作者,应给予心脏起搏治疗。

(2)阿托品(0.5~2.0mg,静脉注射)可提高房室阻滞的心率,适用于阻滞位于房室结的患者。异丙肾上腺素(1~4μg/min 静脉滴注)适用于任何部位的房室传导阻滞,但应用于急性心肌梗死时应十分慎重,因可能导致严重室性心律失常。以上药物使用仅适用于无心脏起搏条件的应急情况。因此,对于症状明显、心室率缓慢者,应及早给予临时性或永久性心脏起搏治疗。

(二)室内传导阻滞

室内传导阻滞(intraventriculax block)又称室内阻滞,是指希氏束分叉以下部位的传导阻滞。室内传导系统由 3 个部分组成:右束支、左前分支和左后分支,室内传导系统的病变可波及单支、双支或 3 支。

右束支阻滞较为常见,常发生于风湿性心脏病、高血压性心脏病、冠心病、心肌病与先天性心血管病,亦可见于大面积肺梗死、急性心肌梗死后。此外,正常人亦可发生右束支阻滞。左束支阻滞常发生于充血性心力衰竭、急性心肌梗死、急性感染、奎尼丁与普鲁卡因胺中毒、高血压性心脏病、风湿性心脏病、冠心病与梅毒性心脏病。左前分支阻滞较为常见,左后分支阻滞则较为少见。

1.心电图表现

(1)右束支阻滞(right bundIe branch block,RBBB):①QRS 时限≥0.12s。②V_1、V_2 导联呈 rsR 波形,R 波粗钝。V_5、V_6 导联呈 qRS 波形,S 波宽阔。③T 波与 QRS 主波方向相反。不完全性右束支阻滞的图形与上述相似,但 QRS 时限<0.12s。

(2)左束支阻滞(left bundle branch block,LBBB):①QRS 时限≥0.12s。②V_5、V_6 导联 R 波宽大,顶部有切迹或粗钝,其前方无 q 波。Ⅰ、Ⅱ、V_4～V_6 导联 s 波增宽粗钝,aVR 导联 R 波宽钝。V_1、V_2 导联呈宽阔的 Qs 波或 rS 波形。③V_5～V_6 导联 T 波与 QRS 主波方向相反。不完全性左束支阻滞图形与上述相似,但 QRS 时限<0.12s。

(3)左前分支阻滞(left anterior fascicular block)①额面平均 QRS 电轴左偏达 -45°～-90°。②Ⅰ、aVL 导联呈 qR 波形,Ⅱ、Ⅲ、aVF 导联呈 rS 波形。③QRS 时限<0.12s。

2.治疗原则

束支阻滞的治疗主要是针对原有心脏疾病(如冠心病、高血压、心脏病、心肌病、先心病、心脏瓣膜病等)进行病因治疗,慢性单侧束支阻滞的患者如无症状,无须接受治疗。双分支与不完全性三分支阻滞是否一定进展为完全性房室传导阻滞,以及何时发生均难以预料,不必常规预防性起搏器治疗。急性前壁心肌梗死发生双分支、三分支阻滞伴有晕厥或 Adains-Stroke 综合征发作者,则应及早考虑心脏起搏治疗。

七、心律失常的药物治疗

(一)药物治疗原则

对心律失常患者抗心律失常药物治疗之前,应首先了解心律失常发生的原因、基础心脏病变及其严重程度,以及有无可纠正的诱因,如心肌缺血、电解质紊乱、甲状腺功能异常或抗心律失常药物的致心律失常作用。在基础心脏病的治疗以及病因和诱因纠正的同时,决定是否采用并如何有针对性地选择抗心律失常药物,以达到迅速终止心律失常的发作;显著减少心动过速的复发,从而减轻患者的症状;通过减少心律失常而改善患者预后的目的。

(二)药物作用和机制

抗心律失常药物是通过干扰心肌细胞除极或复极的不同方面而发挥作用的,并基于它们对动作电位的独特机制而进行分类。临床常用的抗心律失常药物分类是 Vaugllan Winiams 分类法,该法将药物抗心律失常作用的电生理效应作为分类依据,被分为四大类,其中Ⅰ类再分为 3 个亚类(表 7-7)。

表 7-7　抗心律失常药的 Vaughn Williams 分类法

分类	生理作用/效应	举例
Ⅰ 类	阻断钠通道；主要降低动作电位上升支(0 期)的最大速率	
Ⅰ_A	中等程度阻滞	奎尼丁,普鲁卡因胺,丙吡胺
Ⅰ_B	最低程度阻滞	利多卡因,妥卡尼,美西律,苯妥英钠
Ⅰ_C	最大程度阻滞	氟卡尼,普罗帕酮,莫雷西嗪
Ⅱ 类	β 肾上腺素能受阻滞剂	普萘洛尔,美托洛尔,阿替洛尔
Ⅲ 类	钾通道阻滞剂(除依布利特);主要延长动作电位时程	
	胺碘酮,索他洛尔,溴卞胺,依布利特	
Ⅳ 类	钙通道阻滞剂	维拉帕米,地尔硫䓬

1. Ⅰ 类抗心律失常药物

钠通道拮抗剂(膜稳定药)。能拮抗钠通道,抑制 0 相去极化速率,并延缓复极过程。

Ⅰ_A 类:中等程度阻断钠通道,对 0 相去极化与复极过程的抑制均较强。

Ⅰ_B 类:具有弱的钠通道阻断作用,对 0 相去极化与复极过程的抑制均较弱。

Ⅰ_C 类:是强力的钠通道阻滞剂,明显抑制 0 相去极化,但对复极的抑制作用较弱。

2. Ⅱ 类抗心律失常药物

拮抗心肌 β 受体,减慢心率,抑制房室传导。

3. Ⅲ 类抗心律失常药物

延长动作电位时程。

4. Ⅳ 类抗心律失常药物

选择性钙通道阻滞剂。通过作用于 L 型钙通道、阻滞 Ca^{2+} 内流而具有心脏的负性频率及负性传导作用。

(三)治疗药物的选用

1. Ⅰ_A 类

可用于室上性及室性心律失常的长期口服治疗。此类药物延长大多数心脏组织,包括附加旁道的传导时间及有效不应期,可以有效治疗房室结或房室折返性心动过速。如奎尼丁、普鲁卡因胺、乙酰卡尼、吡丙胺、比美诺、西苯唑啉等。

2. Ⅰ_B 类

主要用于治疗室性快速性心律失常。如利多卡因、苯妥英钠、美西律、阿普林定、妥卡尼、莫雷西嗪等。

3. Ⅰ_C 类

对于室性及室上性心律失常均有效。如普罗帕酮、恩卡尼、芬卡尼、氟卡尼、劳卡尼等。

4. Ⅱ_类

主要用于房性及室性期前收缩、窦性心动过速、室上性心动过速和心房颤动。如普萘洛尔、美托洛尔、阿替洛尔、纳多洛尔等。

5.Ⅲ_类

胺碘酮是同时具备所有Ⅳ类抗心律失常药物的生理学效应的Ⅲ类药物。对室上性及室性心律失常均有效，并可以安全地用于左心室功能障碍患者。是心衰伴心房颤动患者的首选治疗药物，且对于预防室速或室颤的复发较其他抗心律失常药物更为有效。另外，可以降低心梗患者的心律失常及非缺血性心衰患者的死亡率。索他洛尔同时具有Ⅲ类抗心律失常药物及β受体阻滞剂作用。对室性快速性心律失常的治疗尤为有效，对许多室上性快速性心律失常（如心房颤动等）也很有效。伊布利特是一种新型静脉用Ⅲ类抗心律失常药物，可用于急性终止新近发生的（＜90日）心房颤动，且能够提高电转复的成功率。此外有溴苄铵、多非利特、阿奇利特等。

6.Ⅳ_类

非二氢吡啶类钙通道阻滞剂。抗心律失常效应主要与能够减慢窦房结频率及减慢房室结的传导有关。能有效控制室上性快速性心律失常（如心房颤动或心房扑动）的速率。静脉应用这些药物能迅速终止某些室上性快速性心律失常，尤其是利用房室结作为折返环一部分的折返性快速性心律失常，如房室结及房室折返性心动过速。如地尔硫䓬、维拉帕米、戈洛帕米、法利帕米、阿尼帕米等。

（四）不良反应及处理

抗心律失常药物的不良反应，包括对心功能的影响，致心律失常作用和对全身其他脏器与系统的不良作用。

（1）抗心律失常药物的致心律失常作用：抗心律失常药物治疗导致新的心律失常或使原有心律失常加重，称为致心律失常作用（proarrhythmia）。发生率为5%～10%。各种抗心律失常药的发生机制不同，分别与复极延长、早期后除极导致尖端扭转型室速或减慢心室内传导、易化折返等有关。充血性心力衰竭、已应用洋地黄与利尿剂、QT间期延长者在使用抗心律失常药物时更易发生致心律失常作用。大多数致心律失常现象发生在开始治疗后数天或改变剂量时，较多表现为持续性室速、长QT间期与尖端扭转型室速。氟卡尼和恩卡尼致心律失常现象并不局限于治疗的开始，可均匀分布于整个治疗期间。

（2）消化系统不良反应：可发生恶心、呕吐、厌食等。以奎尼丁较为明显，其他有胺碘酮、普罗帕酮、普罗卡因胺、美西律、普萘洛尔、维拉帕米等。

（3）长期应用普鲁卡因胺可引起白细胞减少、狼疮样综合征；胺碘酮可引起角膜与皮下出现褐色微粒沉着，甚至发生甲状腺功能异常和间质性肺炎；奎尼丁治疗期间可发生金鸡纳反应和奎尼丁晕厥。

临床常见的抗心律失常药物的不良反应见表7-8。

表7-8 抗心律失常药物的不良反应

药物	主要不良反应
奎尼丁	恶心，腹泻，腹部痉挛；金鸡纳反应：听力降低，耳鸣，视力模糊，谵妄，皮疹，血小板减少症，溶血性贫血，低血压，奎尼丁晕厥
普鲁卡因胺	药物诱导性狼疮综合征，恶心，呕吐，皮疹；发热，低血压，精神病

药物	主要不良反应
丙吡胺	抗胆碱能作用：口干，视物模糊，便秘，尿潴留，闭角性青光眼；低血压
利多卡因	中枢神经系统：眩晕，口周麻木，上肢感觉异常，意识改变，昏迷，癫痫发作
妥卡尼	恶心，呕吐，粒细胞增多症；中枢神经系统：眩晕，震颤，上肢感觉异常，共济失调，精神错乱
美西律	恶心，呕吐；中枢神经系统：眩晕，震颤，上肢感觉异常，共济失调，精神错乱
氟卡尼	充血性心力衰竭；中枢神经系统：视力模糊，头痛，共济失调
普罗帕酮	恶心，呕吐，口腔金属味
莫雷西嗪	恶心，眩晕，头痛
β受体阻滞剂	支气管痉挛，心动过缓，疲乏，抑郁，阳痿，充血性心力衰竭
钙通道拮抗剂	充血性心力衰竭，心动过缓，心脏传导阻滞，便秘
胺碘酮	粒细胞缺乏症，肺纤维化，肝病，甲亢或甲减，角膜颗粒沉着，皮肤蓝色变，恶心，便秘，心动过缓
索他洛尔	与β受体阻滞剂同
溴苄胺	氨甲苯酸，短暂性高血压，心动过速及心律失常（儿茶酚胺释放）恶化
依布利特	心脏传导阻滞，低血压，恶心

针对可能发生的不良反应，应严格掌握抗心律失常药物的适应证。并非所有的心律失常均需应用抗心律失常药物，只有直接导致明显的临床症状或血流动力学障碍或具有引起致命危险的恶性心律失常，才需要有针对性地选择抗心律失常药物。众多无明显症状无明显预后意义的心律失常，如期前收缩，短阵的非持续性心动过速，心室率不快的心房颤动，Ⅰ度或Ⅱ度文氏阻滞，应采取病因治疗，一般不需要抗心律失常药物治疗。用药过程中应通过心电图及其他心电监测等方法重点检测心律与心率以及血压变化，如出现不良反应，应根据病情和不良反应程度，对治疗用药及时停药或减量，并积极给予相应的对症治疗。

（五）治疗用药的相互作用

1.奎尼丁

与西咪替丁和其他抗心律失常药物合用，可使本药血浓度增加；与地高辛合用可增加后者的血浓度，易致洋地黄中毒。洋地黄过量又可加重奎尼丁的致心律失常作用；与β受体阻滞剂合用，可加重对心脏传导系统的抑制作用；与抗高血压药物、血管扩张剂合用，可致血压降低；可使华法林等抗凝药物的作用增强；大剂量抗组胺药物增强本药的作用。

2.利多卡因

与β受体阻滞剂合用，可降低心排血量与肝脏血流量而增加本药的血浓度；西咪替丁降低本药的清除率而使血浓度升高，合用时应酌减剂量；与苯妥英、巴比妥类、利福平等肝酶诱导剂合用时，应增加本药剂量。

3.美西律

肝酶诱导剂可加速本药的代谢,使血浓度降低;甲氧氯普胺可加速本药的吸收;与其他抗心律失常药物合用,可增加本药的心脏作用;与利福平合用,可降低本药的血浓度;本药可使赖氨酸茶碱的血浓度升高;尿路酸化剂与碱化剂可分别加速与延缓本药的肾脏排泄。

4.普罗帕酮

与奎尼丁合用有协同抗心律失常作用;与地高辛合用可增加血清地高辛浓度;与麻醉药或抑制心肌收缩力的药物合用,可增强本药的作用;与降压药物合用,可使降压作用增强。

5.胺碘酮

能增强华法林的抗凝作用,如两者合用华法林的剂量应减半,并监测 INR 直至达到稳定状态;可使地高辛、普鲁卡因胺、氟卡尼及苯妥英等药物的血浓度增加,引起中毒;增加奎尼丁、美西律、普罗帕酮的血浓度,可致心脏传导阻滞或尖端扭转型室速;与 β 受体阻滞剂、洋地黄制剂、维拉帕米等合用,可发生窦性停搏等缓慢性心律失常。

6.伊布利特

与吩噻嗪类、三环类抗抑郁药、四环类抗抑郁药、抗组胺药等能延长 QT 间期的药物合用,导致心律失常的危险性增加;可使地高辛的血清浓度增加;β 受体阻滞剂和钙拮抗剂对本药无影响。

第五节　感染性心内膜炎

感染性心内膜炎(inective endocarditis,IE)即心脏内膜表面的微生物感染,伴赘生物形成。赘生物由大小不等、形状不一的血小板和纤维素团块组成,内含大量微生物和少量炎症细胞。瓣膜为最常受累部位,但感染也可发生在间隔缺损部位、腱索或心壁内膜。根据病程分为急性和亚急性。急性感染性心内膜炎的特征:①中毒症状明显。②病程进展迅速,数天至数周引起瓣膜破坏。③感染迁移多见。④病原体主要为金黄色葡萄球菌。亚急性感染性心内膜炎的特征:①中毒症状轻。②病程数周至数月。③感染迁移少见。④病原体以草绿色链球菌多见,其次为肠球菌。由于细菌毒力与人体抵抗力对比间常有个体差异,同一细菌感染在不同患者的致病过程中可以有不同的临床特点。近年来,因抗生素的广泛应用,急性和亚急性 IE 的临床表现已无明显界限,有时难以严格区分。感染性心内膜炎又可分为自体瓣膜心内膜炎、人工瓣膜心内膜炎和静脉药瘾者的心内膜炎。

一、临床表现

从短暂性菌血症的发生至症状出现之间的时间间隔长短不一,多在 2 周以内,但多数患者难以查寻到细菌进入的确切途径。

(一)发热

发热是感染性心内膜炎最常见的症状,除有些老年或心、肾衰竭重症患者外,几乎均有发热。亚急性者起病隐匿,可有全身不适、乏力、食欲不振和体重减轻等非特异性症状。可有弛张性低热,一般<39℃,以午后和晚间的体温较高。发热常伴有头痛、背痛和肌肉关节痛。急

性者呈暴发性败血症过程,常有高热寒战。突然发生心力衰竭者并不少见。

(二)心脏杂音

可闻及心脏杂音的患者占 80%～85%,由基础心脏病和(或)心内膜炎导致瓣膜损害所致。急性者要比亚急性者更易出现杂音的强度和性质的变化,或出现新的杂音。瓣膜损害所致的新的或增强的杂音主要为关闭不全的杂音,尤以主动脉瓣关闭不全多见。金黄色葡萄球菌引起的急性心内膜炎起病时仅 30%～45%有杂音,伴随瓣膜发生损害程度的加重,75%～80%的患者可出现新的心脏杂音。

(三)周围体征

近年已不多见,多为非特异性,包括:①淤点,可出现于任何部位,以锁骨以上皮肤、口腔黏膜和睑结膜常见,病程长者较多见。②指和趾甲下线状出血。③Roth 斑,为视网膜的卵圆形出血斑,其中心呈白色,多见于亚急性感染。④Osler 结节,为指和趾垫出现的豌豆大的红或紫色痛性结节,较常见于亚急性者。⑤Janeway 损害,为手掌和足底处直径 1～4mm 无痛性出血红斑,主要见于急性 IE 患者。引起这些周围体征的原因可能是微血管炎或微栓塞。

(四)动脉栓塞

赘生物引起动脉栓塞占 20%～40%,尸检检出的亚临床型栓塞更多。栓塞可发生在机体的任何部位。脑、心脏、脾、肾、肠系膜和四肢为临床所见的体循环动脉栓塞部位。脑栓塞的发生率为 15%～20%。在由左向右分流的先天性心血管病或右心内膜炎时,肺循环栓塞常见。如三尖瓣赘生物脱落引起肺栓塞,可突然出现咳嗽、呼吸困难、咯血或胸痛。肺梗死可发展为肺坏死、空洞,甚至脓气胸。

(五)感染的非特异性症状

1.脾大

见于 15%～50%且病程超过 6 周的患者,急性者少见。

2.贫血

多见于亚急性者,有苍白无力和多汗。主要由于感染抑制骨髓所致。多为轻、中度贫血,晚期患者有重度贫血。

二、并发症

(一)心脏

(1)心力衰竭:为最常见的并发症,主要由瓣膜关闭不全所致,主动脉瓣受损者最常发生,其次为二尖瓣和三尖瓣;瓣膜穿孔或腱索断裂导致急性瓣膜关闭不全时可诱发急性左心衰竭。

(2)心肌脓肿:常见于急性患者,可发生于心脏任何部位,以瓣周组织特别在主动脉瓣环多见,可导致房室和室内传导阻滞,心肌脓肿偶可穿破壁层心包导致化脓性心包炎。

(3)急性心肌梗死:大多由冠状动脉栓塞引起,以主动脉瓣感染时多见,少见原因为冠状动脉细菌性动脉瘤。

(4)化脓性心包炎:不多见,主要发生于急性患者。

(5)心肌炎。

(二)细菌性动脉瘤

占 3%～5%,多见于亚急性者。受累动脉依次为近端主动脉(包括主动脉窦)、脑、内脏和四肢,一般见于病程晚期,多无症状,为可扪及的搏动性肿块,发生于周围血管时易诊断,如发生在脑、肠系膜动脉或其他深部组织的动脉时,往往直至动脉瘤破裂出血时,方可确诊。

(三)迁移性脓肿

多见于急性患者,亚急性者少见,多发生于肝、脾、骨髓和神经系统。

(四)神经系统

(1)脑栓塞占其中 1/2,大脑中动脉及其分支最常受累。

(2)脑细菌性动脉瘤,除非破裂出血,多无症状。

(3)脑出血,由脑栓塞或细菌性动脉瘤破裂所致。

(4)中毒性脑病,可有脑膜刺激征。

(5)脑脓肿。

(6)化脓性脑膜炎,不常见。约 1/3 的患者有上述神经系统受累的表现,其中后 3 种情况主要见于急性患者,尤其是金黄色葡萄球菌性心内膜炎。

(五)肾脏

大多数患者有肾损害,包括:①肾动脉栓塞和肾梗死,多见于急性患者。②免疫复合物所致局灶性和弥漫性肾小球肾炎(后者可致肾衰竭),常见于亚急性患者。③肾脓肿不多见。

三、治疗原则

早期诊断、早期治疗,早期控制菌血症所导致的组织器官细菌感染和免疫性炎症反应。加强全身支持治疗,积极防治各种并发症,改善生活质量;对有手术适应证的重危患者,及时确定外科手术治疗时机,改善预后。

四、抗微生物药物治疗

(一)药物治疗原则

(1)早期应用,在连续送 3~5 次血培养后即可开始治疗。

(2)充分用药,选用杀菌性抗微生物药物,大剂量和长疗程,以完全消灭藏于赘生物内的致病菌。

(3)常规静脉给药,旨在迅速达到并保持高效而稳定的血药浓度。

(4)病原微生物不明时,急性者选用针对金黄色葡萄球菌、链球菌和革兰阴性杆菌均有效的广谱抗生素,亚急性者选用针对大多数链球菌(包括肠球菌)的抗生素。

(5)已分离出病原微生物时,应根据致病微生物对药物的敏感程度选择抗微生物药物。有条件者应测定最小抑菌浓度(MIC,nainnlum inhibitory concentration)以判定致病菌对某种抗微生物药物的敏感程度。

(二)药物作用和机制

1.青霉素类

(1)药物作用:对链球菌、肺炎球菌、敏感的葡萄球菌等革兰阳性球菌及脑膜炎球菌、淋球菌等革兰阴性球菌的拮抗作用较强。对革兰阴性杆菌(白喉杆菌)、螺旋体(梅毒螺旋体、回归热螺旋体、钩端螺旋体)、梭状芽孢杆菌(破伤风杆菌、气性坏疽杆菌)、放线菌及部分拟杆菌有拮抗作用。

(2)作用机制:β-内酰胺酶类抗生素与细菌细胞膜上的青霉素结合蛋白(PBP)结合而妨碍

细菌细胞壁黏肽的合成,使之不能交联而造成细胞壁的缺损,致使细菌细胞破裂而死亡。此过程发生在细菌细胞的繁殖期,故本类药物为细菌繁殖期杀菌药。

2.头孢菌素类

第一代头孢菌素对β-溶血性链球菌和其他链球菌,包括肺炎链球菌、葡萄球菌、流感嗜血杆菌、大肠杆菌、克雷白杆菌、奇异变形杆菌、沙门菌、志贺菌等有较敏感的拮抗性能。但对革兰阴性菌的β-内酰胺酶的抵抗力较弱。第二代头孢菌素对革兰阴性菌的作用较为优异。第三代头孢菌素对革兰阳性菌的效能低于第一代,但对革兰阴性菌的作用较第二代头孢菌素更为优越。第四代头孢菌素不仅具有第三代头孢菌素的抗菌性能,还对葡萄球菌有拮抗作用,如头孢吡肟(cefepime)等。

3.氨基苷类

(1)药物作用:对革兰阴性杆菌的杀灭作用较强,包括大肠杆菌、克雷伯菌属、肠杆菌属、变形杆菌属、沙雷菌属、产碱杆菌属、不动杆菌、志贺菌属、沙门菌属、枸橼酸杆菌等。

(2)作用机制:主要作用于细菌蛋白质合成过程,阻碍已合成蛋白的释放、使细菌细胞膜通透性增加,导致一些重要生理物质的外漏,引起细菌死亡。对静止期细菌的杀灭作用较强。

4.糖肽类

(1)药物作用:用于治疗革兰阳性菌如耐甲氧西林金黄色葡萄球(MRSA)和耐甲氧西林表皮葡萄球菌(MRSE)所致的系统感染、难辨梭状芽孢杆菌所致的肠道感染、耐氨苄西林的肠球菌感染。

(2)作用机制通过作用于细菌细胞壁,与胞壁黏肽合成中的D-丙氨酰-D-丙氨酸形成复合物,抑制细胞壁的合成。

5.喹诺酮类

(1)药物作用:主要作用于革兰阴性菌的抗菌药物。

(2)作用机制:以细菌的脱氧核糖核酸(DNA)为靶标。细菌的双股DNA扭曲成为襻状或螺旋状,使DNA形成超螺旋的DNA回旋酶,喹诺酮类妨碍此酶的形成,进一步造成染色体的不可逆性损害,阻止了细菌细胞的分裂。

6.尼立达唑类

甲硝唑在无氧环境中还原成氨基而显示抗厌氧菌作用。对拟杆菌属、梭形杆菌属、梭状芽孢杆菌属、部分真杆菌、消化球菌和消化链球菌有较好的拮抗作用。

7.抗真菌药

两性霉素B通过与敏感真菌细胞膜上的固醇相结合,损伤细胞膜的通透性,导致细胞内钾离子、核苷酸和氨基酸外漏,破坏细胞的正常代谢而抑制细胞生长。氟胞嘧啶涉及干扰嘧啶的代谢、RNA和DNA的合成及蛋白质的合成。

(三)治疗药物的选用

1.经验治疗

在病原菌尚未培养出时,急性者采用萘夫西林(nafcillin,新青霉素Ⅲ)2g,每4h1次,静脉注射或滴注,加氨苄西林(ampicillin)2g,每4h1次,静脉注射或加庆大霉素(gentamycin),每日160～240mg静注。亚急性者按常见的致病菌链球菌的用药方案以青霉素为主或加庆大霉素,青霉素 320 万～400 万单位,每 4～6h1 次,静脉滴注;庆大霉素剂量同上。

2.已知致病微生物时的治疗

(1)对青霉素敏感的细菌(MIC<0.1μg/ml):草绿色链球菌、牛链球菌、肺炎球菌等多属此类。①首选青霉素,每日 1200 万～1800 万单位,每 4h1 次,分次静脉滴注。②青霉素联合庆大霉素 1mg/kg,每 8h1 次,静注或肌注。③青霉素过敏时可选择头孢曲松(ceftrixone),每日 2mg,静脉注射或万古霉素 30mg/(kg·d),分 2 次,静脉滴注(24h 最大量不超过 2g);所有病例均至少用药 4 周。

(2)对青霉素耐药的链球菌(MIC>0.1μg/ml,>0.5μg/ml):①青霉素加庆大霉素,青霉素每日 1800 万单位,每 4h1 次,分次静脉滴注,用药 4 周,庆大霉素剂量同前,用药 2 周。②万古霉素剂量同前,疗程 4 周。

(3)肠球菌心内膜炎:①青霉素加庆大霉素,青霉素每日 1800 万～3000 万单位,每 4h1 次,分次静脉滴注。庆大霉素用量同前,疗程 4～6 周。②氨苄西林(anapicillin),每日 12g,每 4h1 次,分次静脉滴注,庆大霉素剂量同前,用药 4～6 周,治疗过程中酌减或撤除庆大霉素,预防其毒副作用。③上述治疗效果不佳或患者不能耐受者可改用万古霉素 30mg/(kg·d),分 2 次静脉滴注,疗程 4～6 周。

(4)金黄色葡萄球菌和表皮葡萄球菌(甲氧西林,methicillin 敏感):①萘夫西林(nafcillin)或苯唑西林(oxacill.in)均为 2g,每 4h1 次,静脉注射或静脉滴注,用药 4～6 周;治疗初始 3～5 日加用庆大霉素,剂量同前。②青霉素过敏或无效者用头孢唑林(cefazolin)2g,每 8h1 次静脉滴注,用药 4～6 周;治疗初始 3～5 日加用庆大霉素。③如青霉素和头孢菌素无效,可用万古霉素 4～6 周。

(5)金黄色葡萄球菌和表皮葡萄球菌(甲氧西林,methicillin 耐药)万古霉素治疗 4～6 周。

(6)革兰阴性杆菌感染:用氨苄西林 2g,每 4h1 次,或哌拉西林(peperacillin,尼立达唑)2g,每 4h1 次,或头孢噻肟(cefotaxime)2g,每 4～6h1 次,或头孢他啶(ceftazidine,头孢噻肟)2g,每 8h1 次,静脉注射或静脉滴注,加庆大霉素每日 160～240mg,静脉滴注;环丙沙星(cip-rofloxacin)200mg,每 12h 1 次,静脉滴注也可有效。

(7)厌氧菌感染:可用 0.5%甲硝唑,每日 1.5～2.0g,分 3 次静脉滴注;或头孢西丁 1～2g,每 6h1 次,溶于 20ml 等渗氯化钠或 5%葡萄糖液中,以 3～5min 静脉推注;或溶于上述稀释液 250ml 中静脉滴注。因厌氧菌常与大肠杆菌等混合感染,所以抗厌氧菌药物多与广谱青霉素、头孢菌素或氨基糖苷类联合应用。

(8)真菌感染用静脉滴注两性霉素 B,首日 0.02～0.1mg/kg,之后每日递增 3～5mg,直至每日 25～30mg,总量 3～5g,应注意两性霉素 B 的毒副作用。两性霉素 B 用够疗程后口服氟胞嘧啶 100～150mg/(kg·d),每 6h1 次,用药数月。

(四)不良反应及处理

1.青霉素类

常见过敏反应,包括严重的过敏性休克和血清病样反应、白细胞减少、药疹、接触性皮炎、哮喘发作等;大剂量应用可出现神经一精神症状,如反射亢进、知觉障碍、幻觉、抽搐、昏睡等;普鲁卡因青霉素偶可致一种特异反应,表现为心难受、濒危恐惧感、头晕、心悸、幻听、幻视等症状,一般不需特殊处理,可自行恢复,或使用镇静药、抗组胺药有助于恢复。

2.头孢菌素类

可致过敏反应如皮疹、荨麻疹、哮喘、药热、血清病样反应、血管神经性水肿、过敏性休克等。头孢菌素的过敏性休克类似青霉素休克反应,两类药物间呈现不完全的交叉反应;可致恶心、呕吐、食欲不振等胃肠道反应和菌群失调;大剂量应用可导致肝毒性,如氨基转移酶、碱性磷酸酶、血胆红素等相关指标的升高;绝大多数的头孢菌素经由肾脏排泄,偶可致血尿素氮、血肌酐值升高、少尿、蛋白尿等;极少见红细胞或白细胞减少、血小板减少、嗜酸性粒细胞增多;因本药抑制肠道菌群产生维生素 K,而具有潜在的致出血作用。

3.庆大霉素

为氨基苷类抗生素。肾毒性表现为损害近曲小管,可出现蛋白尿、管型尿和红细胞,尿量异常,可发展为氮质血症、肾功能减退;耳毒性多表现为前庭功能失调;具有类似箭毒阻滞乙酰胆碱和络合钙离子的作用,能引起心肌抑制、呼吸衰竭等,可用新斯的明和静脉注射钙剂对抗。此外还可有血象变化、肝酶升高、面部及四肢麻木、周围神经炎、视力模糊等。

4.万古霉素

为糖肽类抗生素。可引起口周麻木、刺痛感、皮肤瘙痒、嗜酸性粒细胞增多、一过性白细胞减少、药物热、感冒样反应、过敏性休克反应等;大剂量、长时间应用可致严重的耳中毒和肾中毒;静脉输入速度过快、剂量过大可产生红斑样或荨麻疹样反应。

5.环丙沙星

为喹诺酮类抗生素。常引起恶心、呕吐、腹泻等消化系统不良反应;可有头痛、头晕、睡眠不良等;偶有光敏反应影响软骨发育致关节炎或跟腱炎;在碱性尿液中易产生结晶尿;大剂量或长期应用易致肝损害;可致 QT 间期延长、干扰糖代谢。

6.甲硝唑

为尼立达唑类抗生素。恶心、呕吐、食欲不振、腹部绞痛等消化道反应最常见,一般不影响治疗;可有头痛、眩晕,偶有感觉异常、肢体麻木、共济失调、多发性神经炎等神经系统症状,大剂量可致抽搐。少数病例发生荨麻疹、潮红、瘙痒、膀胱炎、排尿困难等。停药后可自行恢复。

7.抗真菌药

两性霉素 B 的毒性较大,可有发热、寒战、头痛、食欲不振、恶心、呕吐等反应,静脉用药可引起血栓性静脉炎;可有蛋白尿、管型尿等。肾损害作用,及肝损害、白细胞下降、贫血、复视、周围神经炎、皮疹等反应。氟胞嘧啶可使氨基转移酶、碱性磷酸酶升高;可有消化道症状、白细胞减少、贫血、血小板减少、肾损害、头痛、视力减退、幻觉、听力下降、运动障碍及过敏反应等。

(五)治疗用药的相互作用

1.青霉素类

①丙磺舒可阻滞青霉素类药物的排泄,合用可使青霉素类血药浓度升高;与华法林合用,可增强抗凝血作用;同时服用避孕药,可能影响避孕效果。②苯唑西林钠、氯唑西林钠、氟氯西林与西索米星或奈替米星合用,可增强其抗金黄色葡萄球菌的作用;与庆大霉素或氨苄西林合用,可相互增强对肠球菌的拮抗作用。③氨苄西林、阿莫西林与下列药物有配伍禁忌:氨基苷类、多黏菌素类、红霉素、四环素、氯化钙、葡萄糖酸钙、肾上腺素、间羟胺、多巴胺、维生素 B

族、维生素 C、含有氨基酸的注射剂等；与阿司匹林、吲哚美辛和磺胺类药物合用，可减少本药的排泄，使血药浓度升高。④哌拉西林钠、替卡西林、美洛西林钠与氨基苷类合用，对铜绿假单胞菌、沙雷菌、克雷伯菌、其他肠杆菌属和葡萄球菌的敏感菌株有协同抗菌作用。

2.头孢菌素类

①头孢唑林钠、头孢拉定与庆大霉素或阿米卡星合用对某些敏感菌株有协同抗菌作用；与丙磺舒合用可抑制本药在肾脏的排泄，使血药浓度升高；与利尿剂、氨基苷类、抗肿瘤药等合用，可增加肾毒性。②头孢曲松钠与氨基苷类合用有协同抗菌作用，但同时有加重肾损害的可能；可影响乙醇代谢，使血中乙醛浓度升高，出现不良反应；丙磺舒不影响本药的消除。③头孢他啶与美洛西林或哌拉西林合用，对大肠杆菌、铜绿假单胞菌有协同或累加作用；与氨基苷类合用，有协同抗菌作用；与氨基苷类、抗肿瘤药或强利尿剂合用，可加重肾毒性；与氯霉素合用，有相互拮抗作用。④头孢西丁钠与多数头孢菌素均有拮抗作用，配伍应用可致抗菌疗效减弱。

3.庆大霉素

与其他氨基苷类药物合用，可增加耳毒性、肾毒性及神经肌肉阻滞作用；可减少扎西他滨的肾脏排泄；与双膦酸盐类药物合用可引起严重的低钙血症。

4.万古霉素

与氨基苷类药物合用对肠球菌有协同抗菌作用，但肾毒性、耳毒性可能增加；考来烯胺可使本药失活；与许多药物可产生沉淀反应。

5.环丙沙星

严重抑制茶碱的正常代谢，联合应用可引起茶碱的严重不良反应。对咖啡因、华法林可能也有类似的影响；抗酸药抑制本药的吸收，应避免合用。

6.甲硝唑

可减缓华法林等口服抗凝药的代谢，使凝血酶原时间延长；西咪替丁等肝诱导剂可加速本药消除而降效。

7.两性霉素 B

与氟胞嘧啶合用，两种药物的药效增强但氟胞嘧啶的毒性也增强；与肾上腺皮质激素合用，可能加重本药诱发的低钾血症；与氨基苷类、抗肿瘤药、万古霉素等肾毒性药物合用，可加重肾损害。

8.氟胞嘧啶

与两性霉素 B 合用有协同作用，但应注意毒性反应；与其他骨髓抑制药合用，可增加造血系统的不良反应；与阿糖胞苷合用有拮抗作用。

第六节　心肌疾病

心肌疾病是指除心脏瓣膜病、冠状动脉粥样硬化性心脏病、高血压心脏病、肺源性心脏病、先天性心血管病和甲状腺功能亢进性心脏病等以外的以心肌病变为主要表现的一组疾病，其中的心肌病是指伴有心肌功能障碍的心肌疾病。1995年世界卫生组织和国际心脏病学会(世界卫生组织/ISF)工作组根据病理生理学将心肌病分为4型,即扩张型心肌病、肥厚型心肌病、限制型心肌病及致心律失常型右室心肌病。

近年来快速心律失常引发的心肌病即"心动过速性心肌病"已引起重视,但未包括在该分类之中,临床上也应予以注意。

一、原发性心肌病

心肌疾病住院患者中,心肌病可占心血管病的0.6%~4.3%,近年心肌病有增加趋势。

(一)扩张型心肌病

扩张型心肌病(dilated cardiomyopathy,DCM)主要特征是单侧或双侧心腔扩大,心肌收缩期功能减退,伴或不伴有充血性心力衰竭,常伴有心律失常。

临床表现:起病缓慢,多在临床症状明显时方就诊,如有气急,甚至端坐呼吸、水肿和肝大等充血性心力衰竭的症状和体征时,始被诊断。部分患者可发生栓塞或猝死。主要体征为心脏扩大,常可听到第三或第四心音,心率快时呈奔马律。常合并各种类型的心律失常。近期由于人们对病毒性心肌炎可演变为扩张型心肌病的认识增强,在心肌炎后常紧密随访,有时可发现早期无充血性心力衰竭表现而仅有左室增大的扩张型心肌病,事实上是病毒性心肌炎的延续。

(二)肥厚型心肌病

肥厚型心肌病(hypertrophic cardiornyopathy,HCM)是以左心室(或)右心室肥厚为特征,常为不对称肥厚并累及室间隔,左心室血液充盈受阻、舒张期顺应性下降为基本病态的心肌病。根据左心室流出道有无梗阻又可分为梗阻性肥厚型和非梗阻性肥厚型心肌病。梗阻性病例主动脉瓣下部室间隔肥厚明显。非梗阻性肥厚型心肌病中心尖部肥厚型心肌病(apical-hypertrophy,APH)并不少见。本病常为青年猝死的原因。后期可发生心力衰竭。

临床表现:部分患者可无自觉症状,而因猝死或在体检中被发现。许多患者有心悸、胸痛、劳力性呼吸困难,伴有流出道梗阻的患者由于左心室舒张期充盈不足,心排血量减低可在起立或运动时出现眩晕,甚至神志丧失等,体格检查可有心脏轻度增大,能听到第四心音;流出道有梗阻的患者可在胸骨左缘第3~4肋间听到较粗糙的喷射性收缩期杂音;心尖部也常可听到收缩期杂音。目前认为产生以上两种杂音除因室间隔不对称肥厚造成左心室流出道狭窄外,主要是由于收缩期血流经过狭窄处时的漏斗效应(yenturi effect)将二尖瓣吸引移向间隔使狭窄更为严重,于收缩晚期甚至可完全阻挡流出道;而同时二尖瓣本身出现关闭不全。胸骨左缘第3~4肋间所闻及的流出道狭窄所致的收缩期杂音,不同于主动脉瓣膜器质性狭窄所产生的杂音。

凡能影响心肌收缩力,改变左心室容量及射血速度的因素均可使杂音的响度有明显变化,如使用J3受体阻滞剂、取下蹲位、使心肌收缩力下降或使左心室容量增加,均可使杂音减轻;相反,如含服硝酸甘油片、应用洋地黄等强心药物或取站立体位,使左心室容量减少或增加心肌收缩力,均可使杂音增强。

(三)限制型心肌病

限制型心肌病以单侧或双侧心室充盈受限和舒张容量下降为特征,但收缩功能和室壁厚度正常或接近正常。以心脏间质纤维化增生为其主要病理变化,即心内膜及心内膜下有数毫米的纤维性增厚,心室内膜硬化,扩张明显受限。

临床特点:本病可为特发性,或与其他疾病如淀粉样变性、伴有或不伴有嗜酸性粒细胞增多症的心内膜心肌疾病并存。多见于热带和温带地区,我国仅有散发病例。以发热、全身倦怠为初始症状,白细胞增多,特别是嗜酸性粒细胞增多较为特殊。以后逐渐出现心悸、呼吸困难、水肿、肝大、颈静脉怒张、腹水等心力衰竭症状。其表现酷似缩窄性心包炎,有人称之为缩窄性心内膜炎。发生栓塞者并非少见。

(四)致心律失常型右室心肌病

致心律失常型右室心肌病的特征为右室心肌被纤维脂肪组织进行性置换,早期呈典型的区域性改变,逐渐可累及整个右心室甚至部分左心室,而间隔相对很少受累。

临床特点:常表现为心律失常、右心扩大和猝死,尤其在年轻患者。

(五)治疗原则

对症治疗,提高原发性心肌病患者的生活质量和生存率。

1.扩张型心肌病

有效预防和控制心力衰竭、心律失常的发生,延缓免疫介导的心肌损伤的进一步加重。对一些重症患者可选择心脏再同步化治疗(cardiac resynchronization theiapy,CRT)或置入心脏电复律除颤器(implarltable cardioverlter and deftbriliator,ICD),晚期可进行心脏移植。

2.肥厚型心疾病

减轻左室流出道梗阻、缓解症状,延缓或逆转心肌肥厚,改善左心室舒张功能,预防猝死的发生。对重症梗阻性患者可植入双腔 DDD 型心脏起搏器、室间隔化学消融或切除肥厚的室间隔心肌等介入或手术治疗,提高长期生存率。

3.限制型心肌病

避免劳累、呼吸道感染、预防心力衰竭等对症治疗。对严重病例可行心内膜剥脱术。肝硬化出现前可作心脏移植。

4.致心律失常型右室心肌病

有效控制心律失常,尤其右室的室性心律失常,防治潜在的右心功能不全。高危患者可植入 ICD,或进行心脏移植。

(六)药物治疗

1.药物治疗原则

(1)扩张型心肌病:主要是针对慢性心力衰竭和各种心律失常的防治。除限制体力活动、低盐饮食以外,可应用利尿剂以降低心脏负荷,减轻肺循环和体循环瘀血。应长期口服血管紧张素转换酶(ACE)抑制剂和 β 受体阻滞剂,以阻断 RAS 与交感神经系统活性。

(2)肥厚型心肌病:提醒患者避免激烈运动、持重或屏气等,减少猝死的发生。弛缓肥厚的心肌,防止心动过速,维持正常窦性心律,减轻左心室流出道狭窄,抗室性心律失常,预防心脏性猝死。

(3)限制型心肌病:降低心脏前负荷,减轻肺循环和体循环瘀血,降低心室充盈压,改善气急与乏力等症状。

（4）致心律失常型右室心肌病:应选择恰当的药物防治心力衰竭、控制室性心律失常,降低猝死发生率。

2.药物作用和机制

（1）利尿剂与 ACE 抑制剂:已成为扩张型心肌病患者慢性心力衰竭防治的首选药物。药物作用和机制见第十一章第三节"慢性心力衰竭"。

（2）β 受体阻滞剂:不仅可以改善伴有慢性收缩性心力衰竭的扩张型心肌病患者的临床症状和预后,因 β 受体阻滞剂抑制心脏交感神经兴奋性,减慢心率,降低心肌收缩力、室壁张力和心肌耗氧量,减轻流出道梗阻,逆转心肌肥厚导致的心室重塑,可改善肥厚型心肌病的临床症状和预后。

（3）钙通道阻滞剂:选择性地抑制细胞膜 Ca^{2+} 内流,降低细胞内 Ca^{2+} 利用度和细胞膜的结合力,干扰兴奋—收缩耦联过程,降低左心室收缩力和左室流出道梗阻,改善左心室顺应性。可长期用于肥厚型心疾病的治疗。

（4）Ⅲ类抗心律失常药物:①胺碘酮（amiodarone）为广谱抗心律失常药物,可延长心房、心室肌和心脏传导纤维的不应期和动作电位时程,并能减慢心肌的 0 相除极速率,延长旁路的有效不应期。尚可抑制窦房结与房室结功能。②索他洛尔（sotal01）是具有Ⅲ类抗心律失常药物延长动作电位时程,且兼有 $β_1$、$β_2$ 受体阻滞作用的广谱抗心律失常药物。可延长心房肌、心室肌、房室结和房室旁路的有效不应期,具有抗交感活性和提高室颤阈值作用。可用于室上性及室性快速性心律失常的治疗和猝死防治的选用药物之一。

（5）抗血小板药物与抗凝药物:对有心房颤动或深静脉血栓形成等发生栓塞性疾病风险且没有禁忌证的患者,宜口服抗血小板药物阿司匹林预防附壁血栓形成。对于已经有附壁血栓形成和发生血栓栓塞的患者,必须口服华法林长期抗凝治疗。药物作用机制见第十一章第二节"冠状动脉粥样硬化性心脏病"。

3.治疗药物的选用

（1）扩张型心肌病:在病毒感染时密切注意心脏情况并及时治疗,有一定的实际意义。主要是针对充血性心力衰竭和各种心律失常采取对症治疗措施。一般是限制体力活动,低盐饮食,防治各种诱发因素。可选用呋塞米、氢氯噻嗪等利尿剂和地高辛、毛花苷 C 等洋地黄制剂,但本病较易发生洋地黄中毒故应慎用,必要时选用多巴胺、米力农等非洋地黄类正性肌力药物。此外,应早期选用卡托普利、培哚普利、雷米普利等 ACE 抑制剂长期口服。近年来还发现在心力衰竭时能使肾上腺素能神经过度兴奋,β 受体密度下降,选用富马酸比索洛尔、酒石酸美托洛尔等 β 受体阻滞剂宜从小剂量开始,视症状、体征调整用量,长期口服可使心肌内 β 受体密度上调而延缓病情进展。既能控制心衰而且还能延长存活时间。黄芪、生脉散和牛磺酸等有抗病毒、调节免疫改善心功能等作用,长期使用对改善症状及预后有一定辅助作用。在扩大的心房心室腔内易有附壁血栓形成,对有心房颤动或深静脉血栓形成等发生栓塞性疾病风险且没有禁忌证的患者宜口服阿司匹林预防附壁血栓形成。对于已经有附壁血栓形成和发生血栓栓塞的患者必须长期抗凝治疗,口服华法林,调节剂量使国际标准化凝血酶原时间比值（INR）保持在 2～2.5 之间。

（2）肥厚型心肌病:避免使用增强心肌收缩力和减少心脏容量负荷的药物,如洋地黄制剂、非洋地黄类正性肌力药物和硝酸酯类制剂等,以免加重左室流出道梗阻。选用富马酸比索洛尔 2.5~10mg/d 或酒石酸美托洛尔 25~100mg/d 等 β 受体阻滞剂,维拉帕米 80~240mg/d 或地尔硫䓬 90~270mg/d 等钙通道阻滞剂长期口服,可减轻左室流出道梗阻、改善胸痛和劳累性呼吸困难症状、降低晕厥的发生率。近年来发现,抗心律失常药物胺碘酮对防治肥厚型心肌病合并的室性心律失常有效,且能减轻症状、改善运动耐量,可作为一种治疗选择。

(3)限制型心肌病:病因不明而无特效防治手段,主要应避免劳累、预防呼吸道感染和心力衰竭等对症治疗。心力衰竭对常规治疗反应欠佳,往往成为难治性心力衰竭。可适用地尔硫䓬、β 受体阻滞剂、ACE 抑制剂或利尿剂以减轻心脏负荷、改善临床症状。对伴有快速性心房颤动或心力衰竭者,可小剂量选用洋地黄制剂,但需小心谨慎、密切观察。针对新发房颤者可选用胺碘酮复律并维持窦性心律。可考虑口服华法林等抗凝药物,预防较多的栓塞并发症。

(4)致心律失常型右室心肌病:可选用索他洛尔、胺碘酮治疗。其中,索他洛尔的疗效达 68%~82.8%,可作为首选药物。20~80mg,每日 3~4 次,口服。虽然胺碘酮对 ARVC 的室性心律失常也有一定疗效,但若长期用药不应作为首选。如需联合用药,胺碘酮和 β 受体阻滞剂合用较为有效,可作为首选;Ic 类与 β 受体阻滞剂联合用药也有一定疗效。β 受体阻滞剂可以降低猝死的危险。华法林等抗凝药物的选用有助于预防附壁血栓形成。

4.不良反应及处理

(1)胺碘酮:常见不良反应有窦性心动过缓、窦性停搏、房室传导阻滞,偶有 Q-T 间期延长致尖端扭转性室型心动过速;甲状腺功能亢进或减退;角膜黄棕色色素沉着;便秘、偶见恶心、呕吐、食欲缺乏。少见不良反应为震颤、共济失调、近端肌无力、锥体外体征;长期服药可有光敏感、皮肤石板蓝样色素沉着、皮疹、肝炎或脂肪浸润、氨基转移酶增高、过敏性肺炎、肺间质或肺泡纤维性肺炎、小支气管腔闭塞、限制性肺功能改变;低血钙症及血清肌酐升高。

(2)索他洛尔:主要不良反应为恶心、呕吐、腹泻、疲倦、嗜睡、皮疹等;过量可致心动过缓、传导阻滞和低血压等。

(3)非二氢吡啶类钙拮抗剂:①维拉帕米:常见的不良反应有心动过缓、房室传导阻滞、低血压、心功能恶化或发生心力衰竭。②地尔硫䓬:常见的不良反应有水肿、头痛、恶心、眩晕、皮疹、乏力。偶有低血压、感觉异常、食欲缺乏等。罕见暂时1生皮肤反应、急性肝损害,停药后即可恢复。

(4)利尿剂、ACE 抑制剂、β 受体阻滞剂:不良反应及处理见第十一章第三节"慢性心力衰竭"。

用药过程中如出现不良反应,应根据病情和不良反应程度,对治疗用药进行及时减量或停药,并积极给予相应的对症治疗。

5.治疗用药的相互作用

(1)胺碘酮的药物相互作用:见第十一章第四节"心律失常"。

(2)索他洛尔:①能使 QT 间期延长,因而不能与延长 QT 间期的药物如工类抗心律失常药、吩噻嗪类、三环类抗忧郁药、特非那定等合用。②对地高辛的血清浓度无明显影响,但两者合用引起致心律失常作用较为常见。③与钙拮抗剂合用可产生相加作用而导致低血压,故应谨慎合用。④与利舍平、胍乙啶及其他有 β 受体阻滞作用的药物合用,可降低交感神经张力,可导致低血压、严重心动过缓甚至昏厥的发生。⑤与异丙肾上腺素等 J3 受体激动剂合用时，需要增加用药剂量。

（3）非二氢吡啶类钙拮抗剂：①与 β 受体阻滞剂合用可引起低血压、心动过缓、房室传导阻滞，尤其大剂量维拉帕米不宜与 β 受体阻滞剂合用。②可使地高辛血浓度增加，需减少用药剂量。③维拉帕米与胺碘酮合用易引起缓慢性心律失常，甚至心脏停搏。

（4）利尿剂、ACE 抑制剂、β 受体阻滞剂：与其他药物的相互作用见第十一章第三节"慢性心力衰竭"。

二、特异性心肌病

特异性心肌病（specific cardiomyopathies）是指伴有特异性心脏病或特异性系统性疾病的心肌疾病。亦即继发性心肌疾病。

特异性心肌病包括缺血性心肌病、瓣膜性心肌病、高血压性心肌病（有左心室肥大伴扩张型或限制型心肌病心力衰竭的特点）、代谢性心肌病（如糖原累积症、糖脂质变性、营养物质缺乏，如钾代谢异常和镁缺乏等）、分泌性心肌病（如甲状腺功能亢进或减退）、炎症性心肌病（有特异性自身免疫性及感染性）、全身疾病所致（结缔组织病、白血病等）、肌营养不良、神经肌肉病变、过敏及中毒反应（乙醇、儿茶酚胺、蒽环类药物、照射等）、围生期心肌病等。结合我国目前情况，在特异性心肌病中暂未采用高血压性心肌病和炎症性心肌病的命名。

大多数特异性心肌病有心室扩张，以及因心肌病变所产生的各种心律失常或传导障碍，其临床表现类似扩张型心肌病。但淀粉样变性心肌病可类似于限制型心肌病，而糖原累积病类似于肥厚型心肌病。

（一）酒精性心肌病

长期且每日大量饮酒，出现酒精依赖症者，可呈现酷似扩张型心肌病的表现，称为酒精性心肌病（alcoholic cardiorrlyopathy）。临床表现与扩张型心肌病相似。

胸部 X 线显示心影扩大，心胸比＞55%。心电图左心室肥大较多见，可伴有各型心律失常。超声心动图显示心室腔扩大，射血分数降低。

如能排除其他心脏病，且有大量饮酒史（纯乙醇量约 125ml/d，即每日啤酒约 4 瓶或白酒150g），持续 10 年以上即应考虑酒精性心肌病的诊断。

本病一经诊断，戒酒和对症治疗即可奏效。不能长期持续戒酒者预后不良。同时应注意常合并的肝、脑酒精中毒病变的诊断和治疗。

（二）围生期心肌病

围生期心肌病可以在围生期首次出现。既往无心脏病的妊娠末期或产后 2～20 周的女性，出现呼吸困难、血痰、肝大、水肿等心力衰竭症状，类似扩张型心肌病者称为围生期心肌病（peripartal cardiomyopathy）。多发生在 30 岁左右的经产妇。

低硒、营养不良、代谢及体内激素水平的改变都是引起围生期心肌病的危险因素。

围生期心肌病可有心室扩大、附壁血栓，其特点之一是体循环或肺循环栓塞的出现频率较高。

如能早期诊断、及时治疗，一般预后良好。安静、增加营养、补充维生素类药物十分重要。针对心力衰竭，可使用利尿药、ACE 抑制剂和血管扩张剂、洋地黄制剂等。对有栓塞的病例应使用抗凝剂。应采取避孕或绝育措施预防复发。

(三)药物性心肌病

凡由于药物直接或间接的心肌毒性所导致的心肌损害,无论是因药物对心肌电生理的影响所起'的心肌除极、复极异常或各种心律失常,还是因药物的毒性作用使心肌收缩性受到抑制,进而诱发或加重的心力衰竭,称为药物性心肌病(drug-induced cardionayopathy)。临床表现为心律失常,室内传导阻滞,ST-T 改变,慢性心功能不全等,类似扩张型心肌病或非梗阻性肥厚型心肌病的症状和体征。

近年来,因使用阿霉素等蒽环类抗癌药物、锂制剂、依米丁和其他药物等,发生药物性心肌病者日益增加。

(四)克山病

克山病(Keshan disease,KD)亦称地方性心肌病(endernic cardiornyopathy,ECD)。是1935 年在我国黑龙江省克山县发现的一种原因不明的心肌病,因地命名为克山病。此后在黑、吉、辽、蒙、晋、冀、鲁、豫、陕、甘、川、滇、藏、黔、鄂等 15 个省、自治区均有发现。本病全部发生在低硒地区,并有环境卫生差、易有病毒感染为其特点。20 世纪 80 年代以后由于农村人民生活水平的提高,环境卫生的改善,急性克山病已经灭迹,遗留下来的慢性病例均类似于扩张型心肌病,因此,国内外很多学者已将克山病纳入广义的扩张型心肌病中。在克山病死亡病例的尸检心肌标本及患者心内膜心肌活检标本中,经病毒分离或病毒核酸检测发现与本病多与肠道病毒感染有关,缺硒是参与病毒感染致本病发生的重要因素。病理改变主要是心肌实质性变性、坏死和纤维化,心脏呈肌源性普遍扩张,心室壁通常不增厚。

本病分为急性、亚急性、慢性和潜在性 4 个临床类型。目前主要为慢性克山病,其临床表现、胸部 X 线、心电图、超声心动图及实验室检查均与扩张型心肌病类似。

(五)治疗原则

进行常年综合预防,包括对引起特异性心肌病的病因,即特异性心脏病或特异性系统性疾病的防治;消除诱因、控制危险因素,如戒烟酒、降压达标、停用相关的心肌毒性药物、调整饮食结构等;对症治疗,提高生活质量、改善预后。

(六)药物治疗

1.药物治疗原则

针对慢性心力衰竭,除限制体力活动,低盐饮食以外,可应用利尿剂以降低心脏负荷,减轻肺循环和体循环瘀血。口服血管紧张素转换酶(ACE)抑制剂和 β 受体阻滞剂,以阻断 RAS 与交感神经系统活性。对各种心律失常,在改善心脏功能的同时以对症治疗为主。可适当选用改善心肌能量和代谢类药物,如磷酸肌酸、曲美他嗪和维生素 B_1、维生素 B_6,以及补充缺乏的维生素及微量元素等。

2.药物作用和机制

(1)Ⅰ类抗心律失常药物:①普罗帕酮(propafenone)为Ⅰc类抗心律失常药物,可直接阻断钠通道,对细胞膜有稳定作用,减慢心脏各部位的传导速度并延长室内传导时间,延长心房、心室肌有效不应期,但对动作电位时间无明显影响。长期应用有轻度 β 肾上腺素能阻滞作用。②利多卡因(lictocaine)为 IB 类抗心律失常药物,可延长心肌纤维的有效不应期,轻度降低动作电位 0 相最大上升速率和幅度,轻度减慢传导,不延长或缩短动作电位时间和 QT 间期。

(2)血管扩张剂:硝普钠、硝酸酯类等见第十一章第三节"慢性心力衰竭"。

(3)泛癸利酮(辅酶 Q_{10},CoQ_{10}):作为线粒体电子传递的载体,参与氧化磷酸化中 ATP 的合成;直接调节 NADH 和琥珀酸脱氢酶在线粒体电子传递链中发生可逆性反应;阻止合成 ATP 所必需的某些代谢产物的清除;通过同时阻断脂质过氧化过程的启动与进展过程而发挥抗氧化作用;通过有效清除自由基,减轻膜结构蛋白和磷脂损伤而具有膜稳定作用;通过稳定 Ca^{2+} 依赖性慢通道,抑制细胞内磷脂酶活性,改善前列腺素的代谢。

(4)磷酸肌酸(creatine phosphate):通过抑制 5-核苷酸酶,减少 AMO 的降解,通过对抗 ADP 对糖焦磷酸(PRPP)合成酶的抑制作用,使 AMP 的合成增加,为细胞提供高能磷酸水平;减少 Ca^{2+} 和 H^+ 聚集所致的磷脂降解,使依赖于 ATP 耗能过程的膜磷脂再合成增加,增强膜的稳定性;既能为肌动蛋白-肌球蛋白丝的滑动提供能量,又可通过为离子泵提供能量,使细胞内 Ca^{2+} 顺利进入肌浆网,避免 Ca^{2+} 超载所致的心肌损伤、维护线粒体结构和功能的完整性;通过减轻细胞内 Ca^{2+} 超载,氧自由基生成减少,保护心肌免受过氧化损伤。

(5)曲美他嗪(trimetazidine,TMZ)选择性抑制长链 3-KAT 抑制脂肪酸的代谢,活化丙酮酸脱氢酶(PDH),使代谢转向更为高效的葡萄糖氧化过程;减轻心肌缺血和再灌注时的酸中毒,有助于心肌细胞再灌注后电活动的恢复和稳定,保护心脏收缩功能;增加线粒体摄取 Ca^{2+} 和基质 Ca^{2+} 浓度,激发 Ca^{2+} 协同的线粒体 Ca^{2+} 抖转运,使线粒体内 Ca^{2+} 浓度增加、酮戊二酸脱氢酶活性增强,使心肌细胞产生 ATP 的效率增强。

3.治疗药物的选用

(1)酒精性心肌病:①有轻度心力衰竭时,除限制体力活动,低盐饮食等一般治疗外,通过适当给予利尿剂减轻心脏负荷,即可使心功能得以改善。②中、重度心力衰竭时,可采用原发性扩张型心肌病的治疗药物选用原则,以利尿剂、ACE 抑制剂、洋地黄制剂为主,并注意纠正低血钾、低血镁等电解质紊乱。③单纯房性或室性期前收缩,可不必处理。但若出现快速性房性或室性心律失常时,应给予相应的抗心律失常药物治疗。儿茶酚胺在酒精致心律失常中起重要作用,J3 受体阻滞剂可作为首选。④当合并酒精性肝硬化、营养不良或维生素缺乏等并发症时,除戒酒外还应给予高蛋白、高热量、低脂肪饮食,补充缺乏的维生素及微量元素等。

(2)围生期心肌病:①对症治疗药物包括针对频发房性或室性期前收缩,可选用普罗帕酮等Ⅰ类抗心律失常药物,应避免使用胺碘酮,以免对胎儿甲状腺发育造成影响。严重室性心律失常可用利多卡因静滴。针对发生栓塞风险的患者可适当选用抗血小板药物或抗凝药物,一般可用阿司匹林 100mg,每日 1 次,口服。必要时考虑应用肝素,但应注意出血倾向,在分娩时和产褥期更应慎用,以免导致产后大出血。②心力衰竭治疗药物的选用包括利尿剂、ACE 抑制剂、β 受体阻滞剂、血管扩张剂(硝普钠、硝酸酯类、酚妥拉明等)、镇静剂、洋地黄与非洋地黄类正性肌力药物(多巴胺、多巴酚丁胺、米力农)等。镇静剂中避免使用吗啡,慎用哌替啶,尤其在孕期发生的围生期心肌病吗啡应属禁忌,以免影响胎儿呼吸。

(3)药物性心肌病:①在用药期间定期体检、用维生素 C 等预防发病。②选用泛癸利酮(辅酶 Q_{10})10mg,每日 1～2 次,肌内注射;或 20mg,每日 3 次,口服。③针对心律失常、心力衰竭可采用相应的治疗措施。④可适当选用改善心肌能量和代谢类药物,如磷酸肌酸,曲美他嗪

和维生素 B_1,维生素 B_6 等。

(4)克山病在缺硒地区需常年给予亚硒酸钠(Na_2SeO_3)治疗,成人每次 4mg,每 10 天一次,口服。有心力衰竭者按扩张型心肌病治疗。

4.不良反应及处理

(1)普罗帕酮:①可有口干,唇舌麻木,头痛,头晕。②致心律失常作用,如室性快速性心律失常、心动过缓、窦房传导阻滞或房室传导阻滞、Q-T 间期延长、QRS 时间延长等。③恶心,呕吐,便秘,胆汁郁积性肝损伤等。应根据病情和不良反应程度,对治疗用药进行及时减量或停药,并积极给予相应的对症治疗。

(2)利多卡因:①可有头昏、眩晕、恶心、呕吐、倦怠、感觉异常、肌肉震颤、惊厥、神志不清、呼吸抑制。②窦性心动过缓、心脏停搏、房室传导阻滞。③低血压、心肌收缩力减弱、心排血量下降。④红斑皮疹、血管神经性水肿。

(3)泛癸利酮(辅酶 Q_{10}):胃肠道症状如恶心、上腹痛、腹泻、食欲减退等,较少见。减少用药剂量则不良反应可减轻,随着治疗的继续,这些不良反应会逐渐消退。

5.治疗用药的相互作用

(1)普罗帕酮:①与地高辛合用可增加血清地高辛浓度。②与麻醉药或抑制心肌收缩力的药物合用,可使本药的作用增强。③可降压药物的降压作用增强。

(2)利多卡因:①与 β 受体阻滞剂合用可降低心排血量和肝脏血流量而使本药的血浓度增加。②西咪替丁降低本药的清除率,合用时应酌减剂量。③与肝酶诱导剂(如巴比妥类、苯妥英、利福平等)合用时应增加本药的剂量。

(3)泛癸利酮(辅酶 Q_{10}):①与 HMG-CoA 还原酶抑制剂(他汀类药物)合用,可抑制辅酶 Q_{10} 的合成,使本药的血浆浓度降低。②某些口服降糖药物,如磺脲类、格列苯脲、苯乙双胍等可通过抑制 NADH 和琥珀酸脱氢酶,导致血浆辅酶 Q_{10} 的水平下降。③与华法林合用,可发生促凝作用(INR 下降),应避免两种药物合用。④辅酶 Q_{10} 可促进 ATP 的合成,后者为胰岛素的合成提供一定的了能量。糖尿病患者使用辅酶 Q_{10} 时,应监测胰岛素的需要量。

第八章　呼吸系统疾病的药物治疗

第一节　急性上呼吸道感染

急性上呼吸道感染(acute upper respiratory tract infection)是鼻腔、咽或喉部急性炎症的概称。常见病原体为病毒,少数由细菌引起。一般病情较轻,病程较短,预后良好。

急性上呼吸道感染全年皆可发病,冬春季节多发,可通过含有病毒的飞沫或被污染的手和用具传播,常为散发,但可在气候突变时流行。由于病毒的类型较多,人体对各种病毒感染后产生的免疫力较弱且短暂,并无交叉免疫,同时在健康人群中有病毒携带者,故一个人一年内可有多次发病。急性上呼吸道感染的发病无年龄、性别、职业和地区差异,但发病率高,具有一定的传染性,有时可引起严重并发症,应积极防治。

一、临床表现

根据病因不同,临床表现可有不同类型。

(一)普通感冒(common cold)

简称感冒,俗称伤风,是急性上呼吸道病毒感染中最常见类型,以鼻咽部卡他症状为主要表现。起病较急,初期有咽干、咽痒或烧灼感,发病同时或数小时后,可有喷嚏、鼻塞、流清水样鼻涕,2~3日后鼻涕变稠。可伴咽痛,有时由于咽鼓管炎使听力减退。也可出现流泪、味觉迟钝、呼吸不畅、声嘶、轻微咳嗽等。一般无发热及全身症状,或仅有低热、周身不适和肌肉酸痛、轻度畏寒和头痛。检查可见鼻腔黏膜充血、水肿、有分泌物,咽部轻度充血。感冒多为自限性,如无并发症,一般经4~10日痊愈。

(二)病毒性咽炎和喉炎

急性病毒性咽炎以咽部发痒和灼热感为主要临床特征,咽痛不明显,咳嗽少见。当咽部有吞咽疼痛时,常提示有链球菌感染。急性喉炎主要表现为声嘶、讲话困难、咳嗽时疼痛,常有发热、咽痛或咳嗽。体格检查可见咽、喉部充血、水肿,局部淋巴结轻度肿大和触痛,喉炎有时可闻及喉部的喘鸣音。

(三)疱疹性咽峡炎

表现为明显咽痛、发热,病程约为1周。检查可见咽部充血,软腭、悬雍垂、咽及扁桃体表面有灰白色疱疹及浅表溃疡,周围有红晕。常于夏季发作,多见于儿童,偶见于成人。

(四)咽结膜热

临床表现有发热、咽痛、畏光、流泪、咽及结膜明显充血。病程4~6日,常发生于夏季,通过游泳传播。儿童多见。

(五)急性咽扁桃体炎

起病急,明显咽痛、畏寒、发热,体温可达39℃以上。体检可见咽部明显充血,扁桃体肿大、充血,表面有黄色点状渗出物,颌下淋巴结肿大、压痛,肺部无异常体征。

由病毒引起的急性上呼吸道感染,周围血中白细胞计数多正常或偏低,淋巴细胞比例升高;细菌引起的急性上呼吸道感染,周围血中白细胞计数和中性粒细胞比例多升高,有时出现核左移。无并发症时,胸部 X 线检查正常。

一般根据病史、流行情况、鼻咽部症状和体征,结合周围血象及胸部 X 线检查,可以做出急性上呼吸道感染的诊断。进行细菌培养和病毒分离,或病毒血清学检查,如免疫荧光法、酶联免疫吸附法、血凝抑制试验等,有助于病因诊断。

二、治疗原则

以对症处理、休息、戒烟、多饮水、保持室内空气流通和防治继发细菌感染为主。

三、药物治疗

(一)药物治疗原则

急性上呼吸道感染以对症治疗为主。早期应用抗病毒药物可能有一定效果,因此应在发病初期(48h 之内)尽早服用抗病毒药物如利巴韦林、金刚烷胺、奥司他韦等。对有细菌感染者,可根据病原选用敏感抗生素治疗。对于有发热、头痛等全身症状明显的患者,可适当应用解热镇痛药物如乙酰氨基酚或抗感冒复合制剂。有喷嚏、鼻塞、流涕、流泪等时,可使用抗组胺药。如果有咳嗽、咳痰,可应用止咳、祛痰药。

(二)药物作用和机制

抗病毒药利巴韦林(ribavirin)是一种核苷化合物,有较广的抗病毒谱,体外具有抑制呼吸道合胞病毒、流感病毒、腺病毒等多种病毒生长的作用。通过抑制病毒 RNA 和蛋白合成,抑制病毒复制与传播。金刚烷胺是离子通道 M2 抑制剂,对甲型流感病毒的各种毒株均有效,可阻止甲型流感病毒穿透宿主细胞,并有阻断病毒脱壳及释放核酸作用。奥司他韦(oseltamivir)为神经氨酸酶抑制剂,通过抑制甲、乙型流感病毒神经氨酸酶阻止病毒复制。抗生素可以杀菌或抑菌,具有控制细菌感染作用。解热镇痛药乙酰氨基酚可抑制下丘脑体温调节中枢、促进散热、抑制前列腺素的合成以及阻断痛觉神经末梢冲动而发挥解热镇痛作用。氯苯那敏为烃胺基类抗组胺药,可与组胺竞争性拮抗 H1 受体,从而抑制组胺介导的过敏反应,减轻鼻黏膜充血,缓解卡他症状。氯苯那敏常与解热镇痛药合用制成复方制剂。

(三)治疗药物的选用

1.对症治疗药物

对于发热、头痛、肌肉酸痛等全身症状,可选解热镇痛药如对乙酰氨基酚(成人 0.3～0.6g);有喷嚏、鼻塞、流涕等黏膜卡他症状时,可选用减少鼻咽充血和分泌物的抗组胺药如氯苯那敏;上述症状也可应用抗感冒合剂如酚麻伪敏治疗。剧烈干咳者,可给予镇咳药如可卡因(成人 15～30rag)、右美沙芬(成人 10～20mg)等。也可选用止咳复方制剂。

2.抗病毒药物

在发病 48h 内应用抗病毒药有一定效果。常用口服抗病毒药有利巴韦林(成人 100～200mg,每日 3 次),疗程 7 日;金刚烷胺(成人 100mg,每日 2 次),65 岁以上患者剂量减半,疗程 3～5 日;奥司他韦(成人 75mg,每日 2 次),连服 5 日。也可选用抗病毒中成药。

3.抗生素

抗生素不作为常规用药。如有细菌感染,可根据感染的病原体及药物敏感试验选择抗生素治疗。对于弱幼或老年人及患有心肺基础疾病易合并细菌感染者,可经验用抗生素,常选用青霉素、第一代头孢菌素、大环内酯类或喹诺酮类。多数患者口服抗生素即可。

（四）不良反应及处理

利巴韦林毒副作用较少,常见的不良反应有溶血、贫血、血红蛋白减少、乏力等,停药后可消失。大剂量应用时可有头痛、失眠、食欲减退及恶心等。孕妇及老年人不宜应用。金刚烷胺常见的不良反应有头晕目眩、注意力不集中、头痛、失眠、焦虑等中枢神经系统和食欲减退、恶心等胃肠道症状。1岁以下婴儿不宜应用。奥司他韦的主要不良反应有恶心、呕吐、腹痛、失眠、头痛等,易饭后服用。解热镇痛剂对乙酰氨基酚主要有恶心、呕吐等胃肠道不良反应。氯苯那敏常见不良反应有嗜睡、疲劳、口干、咽干、咽痛等。用药过程中如出现不良反应,应根据病情和不良反应严重程度,对治疗用药进行及时减量或停药,并积极给予相应的对症治疗。

（五）治疗用药的相互作用

利巴韦林可抑制齐夫多定转变成活性型的磷酸齐夫多定,故两者合用时有拮抗作用。金刚烷胺服药期间不宜饮用含酒精饮料,因可增加中枢神经系统的不良反应;与抗帕金森病药、抗组胺药、三环类抗抑郁药合用,可增强抗胆碱作用。金刚烷胺与中枢神经兴奋药合用,中枢神经系统兴奋性增加,严重者可引起惊厥或心律失常。奥司他韦与丙磺舒合用,可使血药浓度提高2倍,但因其安全浓度范围较大,一般两药合用时不必调整剂量。对乙酰氨基酚大量或长期应用时,可减少凝血因子在肝内的合成,有增强抗凝作用,故合用抗凝药时应根据凝血酶原时间调整剂量;与巴比妥类合用时有发生肝脏毒性的危险;与齐夫多定合用时毒性增加,应避免合用。氯苯那敏与中枢神经系统抑制药合用时,其中枢抑制作用加强;氯苯那敏可增强金刚烷胺、氟哌啶醇、抗胆碱药、三环类抑郁药、吩噻嗪类以及拟交感神经药的药效;与奎尼丁合用时,其抗胆碱作用增强。

第二节　急性气管-支气管炎

急性气管—支气管炎(acute tracheo-bronchitis)是由生物、物理、化学刺激或过敏等因素引起的气管—支气管黏膜的急性炎症。临床主要有咳嗽、咳痰症状。常见于寒冷季节或气候变化时。也可由急性上呼吸道感染蔓延所致。

一、临床表现

起病较急,常先有急性上呼吸道感染症状,如鼻塞、流涕、咽痛、声音嘶哑等。全身症状一般较轻微,可有畏寒、发热(体温在38℃左右)、头痛、全身酸痛等。咳嗽开始不重,呈刺激性干咳或少量黏液性痰,1~2日后咳嗽加剧,痰由黏液转为黏液脓性或脓性,痰量增多,偶尔痰中带血。全身不适多在3~5日消退,咳嗽、咳痰可持续2~3周,如迁延不愈,可演变成慢性支气管炎。如支气管发生痉挛,可出现程度不等的气促、喘息症状。

体征一般不多见,呼吸音常正常。支气管内有分泌物时,可以在两肺听到散在的干、湿性啰音。啰音部位不固定,咳嗽后可减少或消失。

X线胸片无异常或仅有肺纹理增加。病毒感染者周围血中淋巴细胞可增加,细菌感染时白细胞总数和中性粒细胞比例增高,痰培养有时可发现致病菌。

二、治疗原则

对症治疗为主,防治细菌感染,避免迁延为慢性。

三、药物治疗

(一)药物治疗原则

急性气管-支气管炎以对症治疗和防治继发细菌感染为主。对于发热、全身酸痛、头痛等全身症状明显者,可使用解热镇痛剂。剧烈干咳患者,可适当应用镇咳药。痰液黏稠不易咳出者,可选用祛痰药(痰液溶解剂)。如因支气管痉挛出现气促或喘息时,可选用平喘药。对于有细菌感染或老年人及患有心肺基础疾病者,可选用抗生素治疗。

(二)药物作用和机制

解热镇痛剂如阿司匹林、对乙酰氨基酚等通过抑制下丘脑体温调节中枢、促进散热和抑制前列腺素、缓激肽等的合成起到解热镇痛作用。中枢镇咳药可卡因、右美沙芬等可抑制延髓咳嗽中枢,从而发挥镇咳作用,并兼有镇痛、镇静作用。祛痰药(痰液溶解剂)氨溴索、乙酰半胱氨酸等能分解痰液的黏性成分,使痰液化,黏滞性降低而易于咳出。平喘药氨茶碱、β_2 受体激动剂等具有舒张支气管平滑肌,缓解支气管痉挛作用。抗生素有抑菌或杀菌作用,可防治细菌感染。

(三)治疗药物的选用

1.解热镇痛药

常用的解热镇痛药有阿司匹林、对乙酰氨基酚等非甾体消炎药。发热、全身酸痛者可给予阿司匹林(成人 300~600mg 口服,需要时每日 3 次,最大剂量<2400mg/d)或乙酰氨基酚(成人 0.3~0.6g 口服,需要时每日 3 次,最大剂量<2g/d),疗程一般不超过 3 日。儿童服用阿司匹林有发生瑞氏综合征的可能,应尽量避免。

2.镇咳、祛痰药

有剧烈干咳症状时,可给予镇咳药。常用的有可卡因(成人 15~30mg 口服,需要时每日 3 次)、右美沙芬(成人 10~20mg 口服,每日 3~4 次)和喷托维林(成人 25mg 口服,每日 3~4 次)。痰液黏稠不易咳出者,可给予祛痰药。常用的祛痰药有氨溴索(成人 30mg,每日 3 次)、乙酰半胱氨酸(成人 200mg 口服,每日 3 次)、羧甲司坦(成人 500mg 口服,每日 3 次)、溴己新(成人 8~16mg 口服,每日 3 次)等。

3.平喘药

平喘药可用于伴有气促或喘息症状的患者,能减轻气促和喘息持续时间和严重程度。常用的平喘药有茶碱类和 β2 受体激动剂。茶碱类常给予口服缓释茶碱(成人 0.1~0.2g,每日 2 次)或多索茶碱(成人 0.2~0.4g,每日 2 次);β2 受体激动剂可选用沙丁胺醇气雾剂(成人 100~200μg,每日 3~4 次)或特布他林气雾剂(成人 250~500μg,每日 3~4 次)吸入治疗。

4.抗生素

抗生素不宜作为常规使用。对于明确细菌感染者,可根据痰培养细菌种类和药物敏感试验选择有效抗生素。咳黏液脓痰或脓性痰常提示有细菌感染、弱幼或老年人,以及患有心肺基础疾病者,因易合并细菌感染,可经验性给予大环内酯类、β-内酰胺类或喹诺酮类抗生素。

(四)治疗药物的常见不良反应及处理

非甾体解热镇痛药阿司匹林、对乙酰氨基酚等主要引起胃肠道症状,如恶心、呕吐、胃部烧灼、不适等,也可引起胃溃疡、胃出血,一过性肾功能不全。镇咳药可卡因主要不良反应有心理变态或幻想、呼吸微弱、缓慢或不规则,心律失常等。右美沙芬常见困倦、头晕、亢奋、胃肠功能紊乱等不良反应。祛痰药氨溴索、乙酰半胱氨酸、羧甲司坦主要引起恶心、呕吐、消化不良等胃肠道症状。平喘药茶碱类主要不良反应有胃肠道症状,如恶心、呕吐、腹痛、腹泻;心血管症状,如心动过速、心律失常等。β_2 受体激动剂沙丁胺醇、特布他林常见的不良反应有骨骼肌震颤、心悸和恶心等,但吸入剂型不良反应发生率较低。抗生素主要引起过敏反应,长期应用可引起菌群失调、二重感染等。用药过程中出现不良反应时,需根据病情和不良反应严重程度,对治疗用药进行及时减量或停药,并积极给予相应的对症治疗。

(五)治疗药物的相互作用

可卡因与抗胆碱药合用时,可加重便秘和尿潴留的副作用;与肌肉松弛药合用时,呼吸抑制更为显著;与西咪替丁合用,能诱发精神错乱、定向力障碍和呼吸抑制。右美沙芬与单胺氧化酶抑制剂合用时,可导致高热、昏迷甚至死亡。氨溴索与抗生素(如阿莫西林、头孢呋辛、红霉素等)合用可提高抗生素在肺组织中的浓度。乙酰半胱氨酸可降低青霉素、头孢菌素、四环素等的药效,不易混合或并用,必要时可间隔 4h 交替使用。大环内酯类药物、氟喹诺酮类药物、维拉帕米、美西律、氟康唑、阿糖腺苷、抗甲状腺药和口服避孕药等可使茶碱血药浓度增加,茶碱与上述药物合用时应适当减量;苯巴比妥、苯妥英钠、利福平等可加快茶碱的清除率。β_2 受体激动剂与单胺氧化酶抑制剂合用时可增加心悸、激动发生的危险性,应避免合用;β_2 受体激动剂与茶碱类药物合用时支气管舒张作用增强,同时心悸、心律失常不良反应可能会增加。

第三节　肺

肺炎(pheunlonia)是指终末气道、肺泡和肺间质的炎症,可由病原微生物、理化因素、免疫损伤、过敏和药物所致。细菌性肺炎是最常见的肺炎,也是临床最常见的感染性疾病之一。在抗生素应用以前,细菌性肺炎对儿童及老年人的健康危险很大,抗生素的问世及发展曾一度使肺炎的死亡率明显下降。但近年来,尽管应用强有力的抗生素和有效的疫苗,肺炎总的死亡率不再降低,甚至有所上升。

肺炎的分类有多种方法。按解剖学可分为大叶性(肺泡性)肺炎、小叶性(支气管性)肺炎和间质性肺炎。按病因可分为细菌性肺炎、非典型病原体所致肺炎、病毒性肺炎、真菌性肺炎、其他病原体所致肺炎和理化因素所致肺炎。病因分类虽然有利于治疗,但由于细菌学检查阳性率低,培养结果滞后,病因分类在临床上较为困难。因此,为便于临床经验性治疗,目前常将肺炎按获得环境不同分为社区获得性肺炎和医院获得性肺炎两类。

一、社区获得性肺炎

社区获得性肺炎（coralnunity acquired pneurrionia，CAP）是指在医院外罹患的感染性肺实质（含肺泡壁即广义上的肺间质）炎症，包括具有明确潜伏期的病原体感染而在入院后平均潜伏期内发病的肺炎。

CAP是威胁人类健康的常见感染性疾病之一，临床上见到的肺炎绝大多数为cAP，发病率为4.7%～11.6%，其中22%～51%的CAP需住院治疗。住院CAP死亡率7%，重症CAP死亡率29%。

（一）临床表现

社区获得性肺炎一般表现为两种综合征类型，即典型肺炎综合征和非典型肺炎综合征。虽然目前资料提示这两种综合征的表现缺乏特异性，但其临床表现特征仍具有一定的诊断价值。

典型肺炎综合征其临床特点为急性发热、咳嗽、咳脓痰、气短，一些病例可出现胸膜炎性胸痛。体格检查时可发现肺实变的体征（叩诊呈浊音、触觉语颤增强、可闻及支气管呼吸音或啰音）。

非典型肺炎综合征的临床特点为起病较缓、干咳、气短、肺外症状突出（如头痛、肌痛、乏力、咽痛、恶心、呕吐、腹泻），胸片异常、肺部受累的体征较少（除啰音以外）。

目前CAP的临床诊断标准是：①新近出现的咳嗽、咳痰，或原有呼吸道疾病症状加重，并出现脓性痰；伴或不伴胸痛。②发热。③肺实变体征和（或）闻及湿性啰音。④WBC$>10\times10^9/L$或$<4\times10^9/L$，伴或不伴核左移。⑤胸部X线检查显示片状、斑片状浸润性阴影或间质性改变，伴或不伴胸腔积液。以上1～4项中任何一项加第5项，并除外肺结核、肺部肿瘤、非感染性肺间质性疾病、肺水肿、肺不张、肺栓塞、肺嗜酸性粒细胞浸润症、肺血管炎等，可建立CAP临床诊断。

（二）治疗原则

抗感染治疗是肺炎治疗的最主要环节。应在对患者的病情评估基础上，主要进行抗感染治疗，同时进行止咳、化痰、平喘等对症治疗，并积极防治并发症。可先根据临床表现、流行病学、结合本地区细菌耐药情况，根据经验选择恰当的抗生素。同时尽早、尽可能确立微生物学诊断（如痰涂片革兰染色、痰培养、有条件选择介入方法获取病原等），然后根据病原学和药物敏感试验结果、治疗反应及当地细菌耐药情况选择最佳的治疗药物。

（三）药物治疗

1.药物治疗原则

首先要明确CAP的诊断，然后推测可能的病原体，根据其对抗生素敏感情况及耐药性进行经验性治疗，其后根据病原学结果及临床疗效调整用药。用药时根据患者病情的严重程度及基础情况确定其给药剂量、给药方法与疗程。对于严重的CAP，或单一用药不能有效控制的混合感染，或伴有结构性肺病（如支气管扩张等）时较长时期用药易产生耐药者可利用抗生素的协同作用联合治疗。对于有咳嗽、咳痰、喘息症状患者可采取止咳、祛痰、平喘等对症治疗。

2.药物作用和机制

CAP 的治疗药物以抗生素为主。常用的抗生素有 β 内酰胺类、大环内酯类、氟喹诺酮类、氨基糖苷类及糖肽类。β 内酰胺类抗生素（如青霉素类、头孢菌素类等）通过抑制细菌细胞壁的合成发挥抗菌作用。大环内酯类抗生素（如红霉素、阿奇霉素、克拉霉素等）主要通过抑制细菌蛋白质合成发挥抗菌作用。大环内酯类抗生素除了有抑制细菌作用外，对肺炎支原体、肺炎衣原体、嗜肺军团菌等非典型病原体亦有抑制作用。喹诺酮类抗生素（如环丙沙星、左氧氟沙星、莫西沙星等）通过抑制细菌 DNA 复制、修复以及染色体的分离、转录等发挥杀菌作用。氟喹诺酮类抗生素（如左氧氟沙星、加替沙星、莫西沙星等）对肺炎支原体、肺炎衣原体、嗜肺军团菌亦有一定作用。氨基糖苷类抗生素（如链霉素、阿米卡星、妥布霉素、庆大霉素等）通过抑制细菌蛋白质的合成起到抗菌作用。糖肽类抗生素（如万古霉素、去甲万古霉素、替考拉宁等）可抑制细菌转肽，阻止细菌肽聚糖的形成，导致细菌细胞溶解，从而具有抗菌作用。

3.治疗药物的选用

（1）抗生素

1）青壮年、无基础疾病患者：常见的 CAP 病原体有肺炎链球菌、肺炎支原体、肺炎衣原体、流感嗜血杆菌等。抗生素可选择：①青霉素类（如青霉素、阿莫西林等）。②多西环素（如多西环素）。③大环内酯类。④第一代或第二代头孢菌素。⑤呼吸喹诺酮类（如左氧氟沙星、莫西沙星等）。

2）老年人或有基础疾病患者：常见的 CAP 病原体有肺炎链球菌、流感嗜血杆菌、需氧革兰阴性杆菌、金黄色葡萄球菌、卡他莫拉菌等。抗生素可选择：①第二代头孢菌素（如头孢呋辛、头孢丙烯、头孢克洛等）单用或联合大环内酯类。②β 内酰胺类/β 内酰胺酶抑制剂单用或联合大环内酯类。③呼吸喹诺酮类。

3）住院但不必入住 ICU 患者：常见的 CAP 病原体是肺炎链球菌、流感嗜血杆菌、混合细菌感染（包括厌氧菌）、需氧革兰阴性杆菌、金黄色葡萄球菌、肺炎支原体、肺炎衣原体、呼吸道病毒等。抗生素可选择：①静脉注射第二代头孢菌素单用或联合大环内酯类。②静脉注射呼吸喹诺酮类。③静脉注射 β 内酰胺类/β 内酰胺酶抑制剂单用或联合大环内酯类。④头孢噻肟或头孢曲松单用，或联合大环内酯类。

4）入住 ICU 的重症患者：根据有无铜绿假单胞菌感染危险因素分为二组：

A 组（无铜绿假单胞菌感染危险因素）：常见病原体有肺炎链球菌、需氧革兰阴性杆菌、嗜肺军团杆菌、肺炎支原体、流感嗜血杆菌、金黄色葡萄球菌等。抗生素可选择：①头孢噻肟或头孢曲松联合大环内酯类。②静脉注射呼吸喹诺酮类联合氨基糖苷类。③静脉注射 β 内酰胺类/β 内酰胺酶抑制剂联合大环内酯类。④厄他培南联合静脉注射大环内酯类。

B 组（有铜绿假单胞菌感染危险因素）：抗生素可选择：①具有抗假单胞菌活性的 β 内酰胺类抗生素（如头孢他啶、头孢哌酮/舒巴坦、头孢吡肟、哌拉西林/他唑巴坦、亚胺培南、美罗培南等）联合静脉注射大环内酯类，必要时还可同时联用氨基糖苷类。②具有抗假单胞菌活性的 β 内酰胺类抗生素联合静脉注射呼吸喹诺酮类。③静脉注射环丙沙星或左氧氟沙星联合氨基糖苷类。

几点需要说明的是：①青霉素中介水平（MC 为 0.1～1.0μg/ml）耐药肺炎链球菌肺炎仍可

选择青霉素,但需提高剂量,如青霉素 G240 万单位静脉滴注,每 4～6h1 次。高水平耐药或存在耐药高危险因素时应选择头孢噻肟、头孢曲松、新喹诺酮类,或万古霉素、亚胺培南。②我国肺炎链球菌对大环内酯类耐药普遍在 60% 以上,因此,疑为肺炎链球菌所致的 CAP 不宜单独应用大环内酯类,但大环内酯类对非典型致病原仍有良好疗效。③支气管扩张症并发肺炎,铜绿假单胞菌是常见病原体,经验性治疗药物选择应兼顾及此。亦可联合喹诺酮类或大环内酯类,因为此类药物易穿透或破坏细菌的生物被膜。④疑有吸入因素时应联合甲硝唑或克林霉素,或优先选择氨苄西林/舒巴坦钠、阿莫西林/克拉维酸;也可选用莫西沙星等对厌氧菌有效的呼吸喹诺酮类。⑤抗生素治疗的疗程一般可于热退和主要呼吸道症状明显改善后 3～5 日停药,应视不同病原体、病情严重程度轻重而异。对于金黄色葡萄球菌、铜绿假单胞菌、克雷伯菌或厌氧菌等容易导致肺组织坏死的细菌所致的感染,建议疗程≥2 周。对于肺炎支原体、肺炎衣原体感染,建议疗程 10～14 日,军团菌属感染疗程建议为 10～21 日。

(2)对症治疗药物:CAP 患者胸痛剧烈者,可酌情用少量镇痛药,如可卡因 15mg,临时口服;频繁咳嗽者,可给予止咳药如可卡因、右美沙芬等。痰液黏稠时,可给予祛痰药如氨溴索、羧甲司坦等。也可选用止咳、祛痰复方制剂。一般发热不主张用阿司匹林或其他解热药,高热患者在物理降温效果不理想情况下,可慎用解热药物,同时注意多饮水。烦躁不安、谵妄、失眠者,可酌情应用地西泮或水合氯醛,禁用抑制呼吸的镇静药。

4.治疗用药常见的不良反应及处理

β 内酰胺类抗生素最常见的不良反应是过敏反应。包括药疹、皮炎、血清病、过敏性休克、溶血性贫血等。大剂量时可能发生肾脏毒性。用药前仔细询问过敏史,进行青霉素皮肤过敏试验,可防止过敏反应的发生,一旦出现过敏性休克立即就地抢救。大环内酯类抗生素常见胃肠道不良反应,如腹泻、恶心、呕吐、腹痛、口舌疼痛、食欲下降等;亦可引起肝损害,以胆汁淤积为主。用药期间应注意监测肝功能。氨基糖苷类抗生素主要不良反应有耳毒性(耳蜗神经损伤、前庭损害),肾毒性(多尿、蛋白尿等),亦可引起恶心、呕吐、食欲不振等胃肠道反应,及时停药后一般可恢复正常。喹诺酮类抗生素主要有胃肠道反应,表现为恶心、呕吐、腹泻、便秘等,也可引起神经系统反应,如头晕、头迷、失眠等及心血管系统反应,如心悸、心电图 QT 间期延长等。糖肽类抗生素主要不良反应是耳毒性(听力减退、耳鸣或耳部饱满感)、肾毒性(蛋白尿、管型尿,重者出现少尿、血尿甚至肾功能衰竭)和变态反应(发热、寒战、皮疹、过敏性休克等)。万古霉素快速静注时还可引起红人综合征。用药过程中出现不良反应时,需根据病情和不良反应严重程度,停药或及时减量,并积极给予相应的对症处理。

5.治疗药物的相互作用

(1)青霉素类抗生素不宜与氯霉素、红霉素、四环素类、磺胺类合用,它们可干扰青霉素类抗生素的活性。丙磺舒、阿司匹林、吲哚美辛、保泰松和磺胺药能减少青霉素类抗生素的肾小管分泌从而延长其血清半衰期。青霉素类抗生素可增强华法林的抗凝作用,与氨基糖苷类抗生素合用有协同作用,但混合后,两者的抗菌活性明显减弱,因此两药不能置同一容器内给药。

(2)头孢菌素类抗生素与呋塞米、依他尼酸、布美他尼等强利尿药,卡莫司汀、链佐星等抗肿瘤药及氨基糖苷类抗生素等肾毒性药物合用有增加肾毒性的可能。头孢菌素类抗生素与丙磺舒合用可使本品的药一时曲线下面积值(AUC 值)增加约 50%;与抗酸药合用可减少其吸收;有抗铜绿假单胞菌作用的头孢菌素与庆大霉素或妥布霉素合用对铜绿假单胞菌均有协同作用;与阿米卡星合用对大肠杆菌、肺炎克雷伯菌和铜绿假单胞菌有协同作用;与氨基糖苷类抗生素联合应用时,用药期间应监测肾功能。

(3)大环内酯类抗生素可使需要经过细胞色素 P450 系统代谢的药物(如阿司咪唑、华法林、麦角生物碱、三唑仑、咪达唑仑、环孢素、奥美拉唑、雷尼替丁、苯妥英、溴隐亭、阿芬他尼、海索比妥、丙吡胺、洛伐他丁、他克莫司等)血清浓度升高;与茶碱合用时能提高后者在血浆中的浓度;与华法林合用时可影响凝血酶原时间;与氯霉素或林可霉素合用可产生拮抗作用。

(4)氨基糖苷类与神经肌肉阻断药合用可加重神经肌肉阻滞作用,导致肌肉软弱、呼吸抑制等症状;与卷曲霉素、顺铂、依他尼酸、呋塞米或万古霉素(或去甲万古霉素)等合用,或先后连续局部或全身应用,可能增加耳毒性与肾毒性;氨基糖苷类与头孢噻吩或头孢唑林局部或全身合用可能增加肾毒性。其他肾毒性药物及耳毒性药物均不宜与氨基糖苷类合用或先后应用,以免毒性加重;与 β 内酰胺类(头孢菌素类或青霉素类)合用常可获得协同作用,但与 β 内酰胺类混合可导致相互失活,需联合应用时须分瓶滴注。

(5)尿碱化剂可减低喹诺酮类抗生素在尿中的溶解度,导致结晶尿和肾毒性。喹诺酮类抗生素与茶碱类合用时可能由于与细胞色素 P450 结合部位的竞争性抑制,导致茶碱类的肝清除明显减少,消除半衰期延长,血药浓度升高,出现茶碱中毒症状,故合用时应测定茶碱类血药浓度和调整剂量;喹诺酮类抗生素与丙磺舒合用时血浓度增高;与环孢素合用,可使环孢素的血药浓度升高,必须监测环孢素血浓度,并调整剂量;与华法林同用时可增强后者的抗凝作用。

(6)糖肽类抗生素与氨基糖苷类、两性霉素 B、阿司匹林及其他水杨酸盐类、注射用杆菌肽及布美他尼、卷曲霉素、卡莫司汀、顺铂、环孢素、依他尼酸、尼龙霉素及多黏菌素类药物等合用或先后应用,可增加耳毒性及肾毒性。如必须合用,应监测听力及肾功能并调整剂量。抗组胺药、布克利嗪、赛克力嗪、吩噻嗪类、噻吨类及曲美苄胺等与万古霉素合用时,可能掩盖耳鸣、头昏、眩晕等耳毒性症状。

二、医院获得性肺炎

医院获得性肺炎(hospital acquired pnetmonia,HAP)亦称医院内肺炎(nosocofilical pneumonia,NP),是指患者入院时不存在、也不处于感染潜伏期,而于入院48h后在医院(包括老年护理院、康复院)内发生的肺炎。

近年来,HAP 的发病率有上升趋势,国际上多数报道 HAP 发病率为 $0.5\%\sim1.0\%$,在西方国家居医院感染的第二至第四位;ICU 内发病率为 $15\%\sim20\%$,其中接受机械通气患者高达 $18\%\sim60\%$,病死率超过 50%。我国 HAP 发病率 $1.3\%\sim3.4\%$,是第一位的医院内感染(占 29.5%)。HAP 在病原学、流行病学和临床诊治上与 cAP 有显著不同。

(一)临床表现

HAP 常见的症状有发热、咳嗽、咳脓痰、呼吸困难和胸痛。对机械通气或危重患者 HAP 的判断,病史的收集非常重要,因为此时患者的临床症状无明显的特异性,可能只有精神状态的改变。当患者的痰量或痰液的性状发生改变、需氧量增加、胸片出现新的渗出灶或原有的病灶增大、白细胞增高和发热等出现时常提示可能有 HAP 的发生。体格检查可有体温升高、心率增快、呼吸急促、发绀,严重时可有呼吸衰竭。有时可见典型的肺实变体征:触觉语颤增强、叩诊呈浊音、闻及粗糙的捻发音和支气管呼吸音。若发生类肺炎性胸腔积液时,可出现胸腔积液的体征。

HAP 的诊断标准同 CAP。但临床表现、实验室和影像学所见对 HAP 的诊断特异性甚低,尤其应注意排除肺不张、心力衰竭和肺水肿、基础疾病肺部受累、药物性肺损伤、肺栓塞和急性呼吸窘迫综合征(acute respiratory dress syndrome,ARDS)等。粒细胞缺乏、严重脱水患者并发 HAP 时胸部 X 线检查可以阴性,卡氏肺孢子虫肺炎有 10%～20%患者胸部 X 线检查完全正常。

(二)治疗原则

在确立 HAP 诊断的同时应首先对患者的病情严重程度进行评估,收集标本进行培养,尤其是血培养,初步判断可能的致病原,迅速给予经验性抗生素治疗。如果患者呼吸室内空气时血氧饱和度低于 92%,应给予氧疗。一旦病情严重,应进入 ICU,需要机械通气治疗者应即刻给予相应处理。同时还应对患者全身状态进行评估,包括伴随疾病,水、电解质平衡和营养支持等,针对具体情况给予相应处理。一般 48h 后根据患者的治疗反应,病原学检查结果、胸部影像学结果再重新评估病情,必要时调整抗生素治疗方案。脓胸是 HAP 的常见并发症,一旦出现,应尽早通过抽吸、闭式引流或切开引流等,配合抗生素治疗以缓解病情。

(三)药物治疗

1.药物治疗原则

抗生素是 HAP 的主要治疗药物,首先根据 HAP 的严重程度和其可能的病原体经验性选用抗生素,然后根据病原学及药物敏感情况调整抗生素种类。若无病原学结果,则根据患者对初始经验性治疗的反应来决定治疗方案。对于严重 HAP,选用的抗生素的抗菌谱应覆盖常见致病菌,包括嗜肺军团菌、铜绿假单胞菌、耐青霉素的肺炎链球菌、其他院内耐药的革兰阴性杆菌。此外,在耐甲氧西林金黄色葡萄球菌常见的医疗单位内,万古霉素应包括在经验性治疗中。抗生素用药时间应个体化,一般疗程为 10～14 日,有严重基础病、免疫系统妥协或抑制宿主、耐药菌感染,或出现并发症如脓胸、肺脓肿的患者应适当延长疗程。

2.药物作用和机制

治疗 HAP 常用的抗生素种类、作用及机制与 CAP 相同。唑类抗真菌药如氟康唑、咪康唑、伊曲康唑等能抑制真菌细胞膜麦角固醇的合成,损伤膜的通透性,从而发挥对真菌的抑杀作用。抗生素类抗真菌药如两性霉素 B 通过改变膜通透性导致真菌细胞死亡。氟胞嘧啶进入真菌细胞后可转变为具有抗代谢作用的 5-氟胞嘧啶,后者能阻断真菌核酸和蛋白质的合成,从而发挥抗真菌作用。核苷类抗病毒药更昔洛韦能抑制病毒 DNA 复制,对巨细胞病毒有强大的抑制作用。膦甲酸钠可非竞争性抑制病毒 DNA 复制,对巨细胞病毒、疱疹病毒有一定抑制作用。磺胺甲恶唑(SMZ)可阻止细菌二氢叶酸的合成,从而抑制细菌的生长繁殖,具有广谱抗菌作用及抗卡氏肺孢子虫作用。抗寄生虫药物戊烷脒(喷他脒)能抑制 RNA、DNA、磷脂和蛋白质的合成,从而发挥抗卡氏肺孢子虫作用。砜类抑菌药氨苯砜因其作用机制与磺胺甲恶唑相似,因此与甲氧苄啶(TMP)合用有抗卡氏肺孢子虫作用。

3.治疗药物的选用

(1)经验性治疗

1)轻、中症 HAP:常见病原体有肠杆菌科细菌、流感嗜血杆菌、肺炎链球菌、甲氧西林敏感金黄色葡萄球菌(MSSA)等。抗生素可选择:①第二、三代头孢菌素(不必包括具有抗假单孢菌活性者)。②β 内酰胺类/β 内酰胺酶抑制剂。③青霉素过敏者选用氟喹诺酮类或克林霉素联合大环内酯类。

2)重症 HAP:常见病原体有铜绿假单胞菌、耐甲氧西林金黄色葡萄球菌(MRSA)、不动杆菌、肠杆菌属细菌、厌氧菌。抗生素可选择喹诺酮类或氨基糖苷类联合下列药物之一:①抗假单胞菌 β 内酰胺类如头孢他啶、头孢哌酮、哌拉西林、替卡西林、美洛西林等。②广谱 β 内酰胺类/β 内酰胺酶抑制剂(替卡西林/克拉维酸、头孢哌酮/舒巴坦钠、哌拉西林/他唑巴坦)。③碳青霉烯类(如亚胺培南、美罗培南)。④必要时联合万古霉素(针对 MRSA)。⑤当估计真菌感染可能性大时应选用有效抗真菌药物。

(2)抗病原微生物治疗

1)甲氧西林敏感金黄色葡萄球菌(MSSA)首选:苯唑西林或氯唑西林单用或联合利福平、庆大霉素;替代:头孢唑啉或头孢呋辛、克林霉素、复方磺胺甲恶唑、氟喹诺酮类。MRSA 首选:(去甲)万古霉素单用或联合利福平或奈替米星;替代(须经体外药敏试验):氟喹诺酮类、碳青霉烯类或替考拉宁。

2)肠杆菌科(大肠杆菌、克雷白杆菌、变形杆菌、肠杆菌属等):首选:第二、三代头孢菌素联合氨基糖苷类(参考药敏试验可以单用)。替代:氟喹诺酮类、氨曲南、亚胺培南、β 内酰胺类/β 内酰胺酶抑制剂。

3)流感嗜血杆菌首选:第二、三代头孢菌素,新大环内酯类,复方磺胺甲恶唑,氟喹诺酮类;替代:β 内酰胺类/β 内酰胺酶抑制剂(氨苄西林/舒巴坦钠、阿莫西林/克拉维酸)。

4)铜绿假单胞菌首选:氨基糖苷类、抗假单胞菌 β 内酰胺类(如哌拉西林/他唑巴坦、替卡西林/克拉维酸、美洛西林、头孢他啶、头孢哌酮/舒巴坦钠等)及氟喹诺酮类;替代:氨基糖苷类联合氨曲南、亚胺培南。

5)不动杆菌首选:亚胺培南或氟喹诺酮类联合阿米卡星或头孢他啶、头孢哌酮/舒巴坦钠。

6)军团杆菌首选:红霉素或联合利福平、环丙沙星、左氧氟沙星;替代:新大环内酯类联合利福平、多西环素联合利福平、氧氟沙星。

7)厌氧菌首选:青霉素联合甲硝唑、克林霉素、β 内酰胺类/β 内酰胺酶抑制剂。替代:替硝唑、氨苄西林、阿莫西林、头孢西丁。

8)真菌首选:氟康唑,酵母菌(新型隐球菌)、酵母样菌(念珠菌属)和组织胞质菌大多对氟康唑敏感。两性霉素 B 抗菌谱最广,活性最强,但不良反应重,当感染严重或上述药物无效时可选用。替代:5-氟胞嘧啶(念珠菌、隐球菌);咪康唑(芽生菌属、组织胞质菌属、隐球菌属、部分念珠菌);伊曲康唑(曲菌、念珠菌、隐球菌等)。

9)巨细胞病毒首选:更昔洛韦单用或联合静脉用免疫球蛋白(IVIG),或巨细胞病毒高免疫球蛋白;替代:膦甲酸钠。

10)卡氏肺孢子虫首选:复方磺胺甲恶唑;替代:戊烷脒,氨苯砜联合甲氧苄啶(TMP)。

4.治疗用药常见的不良反应及处理

抗生素的常见不良反应同 CAP。

抗真菌药物常见的不良反应主要有恶心、呕吐、厌食、腹痛、腹泻等胃肠道反应。两性霉素B易引起肾功能损害,还可引起低血钾、贫血、白细胞和血小板减少等。抗病毒药更昔洛韦常见的不良反应为中性粒细胞减少、血小板计数减少等骨髓抑制现象;此外可有中枢神经系统症状如精神异常、紧张、震颤等,胃肠道反应及肝功能异常等。膦甲酸钠的主要不良反应是肾功能损害,可引起急性肾小管坏死、肾源性尿崩症以及出现膦甲酸钠结晶尿等。磺胺甲恶唑的主要不良反应是过敏反应(药疹、皮炎、光敏感、发热等)、血液系统反应(溶血性贫血、血红蛋白尿、粒细胞减少或缺乏、血小板减少、再生障碍性贫血等)、肝及肾功能损害及胃肠道反应等。戊烷脒主要不良反应为肌注局部出现硬结和疼痛。氨苯砜主要不良反应有背痛、腿痛;消化道症状、发热、溶血性贫血等。

5.药物的相互作用

抗生素类药物的相互作用同 CAP。抗真菌药氟康唑、伊曲康唑等可使苯妥英钠、环孢素、茶碱血浓度升高;与甲苯磺丁脲、格列本脲和格列吡嗪等口服降糖药合用时,可减少该类药物在肝脏的代谢,使血浓度升高,可发生低血糖;与华法林等抗凝药物合用时可使凝血酶原时间延长,易发生出血;与西沙比利、特非那丁等合用时,可致 QT 间期延长,导致严重性心律失常的发生。具有肾毒性的药物可加重两性霉素 B 的肾毒性作用;两性霉素 B 与糖皮质激素合用时可加重低血钾,与氟胞嘧啶合用时药效增强,但毒性也增加。抗病毒药更昔洛韦与影响造血系统药物、可以引起骨髓抑制的药物合用时,骨髓抑制作用增强;与齐多夫定合用时可增强对造血系统的毒性;与丙黄舒合用不良反应增加。磺胺甲恶唑与能使尿液碱化的药物合用时,其在尿液中的溶解度增加,排泄加快;可增强抗凝药、口服降糖药、保泰松等的作用;与氨苯甲酸有拮抗作用,与光敏感药物、抑制骨髓药物及肝毒性药物合用时其不良反应增加。戊烷脒与格帕沙星、司帕沙星合用可增加后两种药物对心脏的毒性。氨苯甲酸可拮抗氨苯砜作用,利福平可降低氨苯砜的血浓度。氟胞嘧啶静脉给药时与干扰素或氨甲蝶呤(鞘内)合用,可能引起精神异常,应慎用;静脉给药时与肾毒性药物合用可加重肾毒性,特别是肾功能不全者更易发生;与齐多夫定合用可引起肾毒性,表现为深度昏睡和疲劳。

第四节　支气管哮喘

支气管哮喘(bronchial asthma,简称哮喘)是由多种细胞(如嗜酸性粒细胞、肥大细胞、T淋巴细胞、中性粒细胞、气道上皮细胞等)和细胞组分参与的气道慢性炎症性疾病。这种慢性炎症导致气遭反应性的增加,通常出现广泛多变的可逆性气流受限,并引起反复发作性的喘息、气急、胸闷或咳嗽等症状,常在夜间和(或)清晨发作、加剧,多数患者可自行缓解或经治疗后缓解。

哮喘不仅是呼吸系统常见病,已成为一个全球性的公共卫生问题。哮喘的各国患病率1%～13%不等,在许多国家有上升趋势。我国成人的患病率为 0.7%～1.5%,儿童患病率为0.7%～2.03%。患病率在男女成人间差异不大,城市高于农村,儿童高于成人。

一、临床表现

（一）症状

典型的哮喘表现为反复发作性喘息、呼吸困难或胸闷和咳嗽。症状的出现多与接触变应原、冷空气、物理、化学性刺激、病毒性上呼吸道感染有关。发作的严重程度不等，轻者仅有胸部紧迫感，严重者被迫采取坐位或端坐呼吸。哮喘症状可在数分钟内发作，经数小时或数天，用支气管舒张药或自行缓解。有些患者发作时只有咳嗽症状（咳嗽变异型哮喘），有些青少年则表现为运动时出现胸闷、咳嗽和呼吸困难（运动性哮喘）。

（二）体征

典型的体征是发作时双肺可闻及散在或弥漫性、以呼气相为主的哮鸣音。严重哮喘发作时，患者可出现心动过速、奇脉、口唇及四肢末端发绀，甚至哮鸣音消失，称为沉默肺。

哮喘患者痰（咳痰或诱导痰）涂片显微镜下有时可见较多的嗜酸性粒细胞，血清特异性 IgE 可能升高。哮喘发作时肺功能常表现为第一秒用力呼气容积（FEV_1）、第一秒用力呼气容积占用力肺活量比值（FEV_1/FVc）、最大呼气中期流速（$MMEF$）及呼气峰流速（PEF）均可降低。缓解期上述指标可逐渐好转或恢复。肺功能检测对哮喘的诊断、病情评估、疾病进展、预后及治疗反应等均有重要意义。

哮喘在临床上可分为 3 期：①急性发作期：指气促、咳嗽、胸闷等症状突然发生或加剧，常因接触变应原等刺激物或治疗不当所致。②慢性持续期：指患者即使没有急性发作，但在相当长的时间内总是不同频度和（或）不同程度地出现症状（喘息、咳嗽、胸闷）。③缓解期：指经过治疗或未经治疗症状、体征消失，肺功能恢复到急性发作前水平并维持 4 周以上。

二、治疗原则

哮喘的治疗原则主要是按照我国哮喘防治指南和全球哮喘防治创议（GINA）提出的要求，对患者的病情进行评估，根据不同病情严重程度和分级制定个体化的长期管理和治疗方案，控制和预防发作，最终达到消除气道慢性炎症和气道高反应性，没有哮喘的急性发作和哮喘的日夜间症状，能够和健康人一样生活的目的。

三、药物治疗

（一）药物治疗原则

药物是治疗哮喘的主要手段。目前临床常用治疗哮喘的药物有糖皮质激素、支气管舒张药物、抗白三烯和抗过敏等药物。糖皮质激素是目前控制哮喘气道炎症和控制发作最有效的一线药物，对于哮喘急性发作期、慢性持续期和尚未达到完全控制的缓解期患者应根据病情选用糖皮质激素治疗。对于急性发作或有症状的患者可根据病情选用 β_2 受体激动剂、抗胆碱药、茶碱类等支气管舒张药物缓解症状。对于以下几种情况的哮喘，如吸入高剂量糖皮质激素不能控制哮喘病情者；阿司匹林哮喘或有上气道疾病（过敏性鼻炎、鼻息肉等）的哮喘患者；糖皮质激素依赖型哮喘或拒绝使用糖皮质激素治疗的哮喘患者；需要逐步减少糖皮质激素用量的哮喘患者，可用白三烯受体拮抗药物（如扎鲁司特、孟鲁司特）。预防各型哮喘的发作，尤其是预防季节性哮喘、运动性哮喘、儿童哮喘的发作可选用炎症细胞膜稳定药物（如色甘酸钠、奈多罗米钠）和（或）组胺受体阻断药物（如酮替芬、阿司咪唑、氯雷他定等）。白三烯受体拮抗药、炎症细胞膜稳定药物与糖皮质激素合用可增强激素疗效,减少激素的用量。

（二）药物作用和机制

糖皮质激素通过干扰花生四烯酸代谢、减少白三烯和前列腺素的合成、抑制炎性介质的释放等发挥抗炎作用。支气管舒张药物有松弛支气管平滑肌、扩张支气管、减轻或缓解气流受限作用。β_2 受体激动剂如沙丁胺醇、福莫特罗等,主要是通过作用于支气管平滑肌细胞膜上肾上腺素 β_2 受体,激活腺苷酸环化酶,使细胞内的环磷酸腺苷（CAMP）含量增加发挥舒张支气管平滑肌作用的。抗胆碱药如异丙托溴铵、噻托溴铵,为胆碱能受体（M 受体）拮抗剂,通过阻断节后迷走神经通路,降低迷走神经兴奋性使支气管平滑肌舒张;茶碱类药物如氨茶碱、缓释茶碱等,主要是通过抑制磷酸二酯酶,提高气道平滑肌细胞内的 CAMP 水平使气道平滑肌舒张的。扎鲁司特、孟鲁司特等白三烯受体拮抗药通过抑制白三烯生物活性而发挥抗炎作用。色甘酸钠、奈多罗米钠等为非皮质激素类消炎药,主要通过抑制肥大细胞等细胞介质的释放发挥抗炎作用。酮替芬、阿司咪唑、氯雷他定等组胺受体阻断药物具有抗变态反应作用,对预防哮喘（尤其是季节性哮喘）发作有一定效果。

（三）治疗药物的选用

控制气道炎症和哮喘发作首选糖皮质激素,其次为白三烯受体拮抗药,两者合用有协同作用;缓解哮喘发作症状可选用支气管舒张药,常用的支气管舒张药有 β_2 受体激动剂、抗胆碱药、茶碱类,其中短效 β_2 受体激动剂可作为急性发作时的急救药物;预防哮喘发作可选用白三烯受体拮抗药、色甘酸钠、酮替芬等。

1.糖皮质激素

糖皮质激素有吸入（定量气雾剂吸入、干粉吸入、雾化吸入等）、口服和静脉用法。吸入治疗是目前长期治疗哮喘的首选方法。常用吸入激素有丙酸倍氯米松、布地奈德、氟替卡松等,后两种药物生物活性更强,作用更持久。激素通常需规律吸入 1 周以上方能生效。根据哮喘病情,吸入剂量（丙酸倍氯米松或等效量其他糖皮质激素）在轻度持续者一般成人为 $200\sim500\mu g/d$,中度持续者一般成人为 $500\sim1000\mu g/d$,重度持续者一般成人 $>1000\mu g/d$（不宜超过 $2000/\mu g/d$,氟替卡松剂量减半）。口服治疗适用于吸入糖皮质激素无效或短期加强（如急性发作病情较重）的患者。常用的药物有泼尼松和泼尼松龙,一般泼尼松起始剂量 $30\sim60mg/d$（成人）,症状缓解后逐渐减量至 $\leqslant10mg/d$。然后停用,或改用吸入剂型。重度或严重哮喘发作时应及早静脉应用糖皮质激素,如琥珀酸氢化可的松 $4.0\sim1000mg/d$（成人）,或甲泼尼龙 $80\sim160mg/d$（成人）。症状缓解后逐渐减量,然后改为口服和吸入剂型维持。

2.支气管舒张剂

（1）β_2 受体激动剂:β_2 受体激动剂能缓解哮喘发作症状,是控制哮喘急性发作症状的首选药物。pz 受体激动剂有吸入（定量气雾剂吸入、干粉吸入、持续雾化吸入等）、口服和静脉 3 种用法。吸入法为首选,因药物吸入后直接作用于呼吸道,局部浓度高且作用迅速,所用剂量小,全身性不良反应少。常用的短效 β2 受体激动剂有沙丁胺醇定量气雾剂（成人 $100\sim200\mu g$,每日 $3\sim4$ 次）和特布他林定量气雾剂（成人 $250\sim500\mu g$,每日 $3\sim4$ 次）,通常吸入后 $5\sim10min$ 即可见效,疗效维持 $4\sim6h$,必要时也可每 20min 重复吸入 1 次。长效 β2 受体激动剂有福莫特罗（成人 $4.5\sim9.0\mu g$,每日 2 次）和沙美特罗（成人 $25\sim50\mu g$,每日 2 次）定量都保或干粉吸入剂,作用时间可维持 8～12h。持续雾化吸入 p2 受体激动剂多用于重症或儿童患者,使用方法简单易于配合。如沙丁胺醇 2.5～5mg,稀释后,每日 2～4 次雾化吸入。口服短效 β2 受体激动剂因不良反应多,目前用得较少。β2 受体激动剂的缓释型及控释型口服制剂疗效维持时间较长,可用于防治反复发作性哮喘和夜间哮喘。常用的口服制剂有丙卡特罗(成人 50μg,每日 1～2 次)和福莫特罗(成人 40～80μg,每日 2 次);注射用 β2 受体激动剂虽然平喘作用较为迅速,但因全身不良反应的发生率较高,已较少使用。

(2)抗胆碱药:有短效(异丙托溴铵)和长效(噻托溴铵)两种吸入剂型。异丙托溴铵舒张支气管作用较 β2 受体激动剂弱,起效也比较缓慢,但不良反应少,与 β2 受体激动剂联合吸入支气管舒张作用增强并持久。某些患者应用较大剂量 β2 受体激动剂不良反应明显,可换用此类药物,尤其适用于夜间哮喘及多痰的患者。一般异丙托溴铵成人 40～80μg,每日 3～4 次吸入,或 250～500μg,每日 2～4 次雾化吸入。噻托溴铵是一种新型长效抗胆碱药,对 M3 受体有较强的选择性,成人 18μg 每日一次吸入,疗效持续时间可达 24h,不良反应少。前列腺肥大、闭角性青光眼以及膀胱颈梗阻者慎用。

(3)茶碱类药物:茶碱有口服和静脉剂型。口服茶碱常用的有氨茶碱、控(缓)释茶碱和多索茶碱等,可用于轻、中度哮喘发作。通常氨茶碱为成人每日 6～8mg/kg 控(缓)释茶碱口服后血药浓度稳定,作用持久,尤其适用于控制夜间哮喘发作,一般缓释茶碱成人 0.1～0.2g,每日 2 次,或多索茶碱 0.2～0.4g,每日 2 次。重症哮喘急性发作时,可用茶碱静脉注射,一般静脉注射氨茶碱首次成人剂量为 4～6mg/kg,注射速度不超过 0.25mg/(kg·min),静脉滴注维持为 0.6～0.8mg/(kg·h),日用量一般不超过 1.0g。也可用多索茶碱每日成人为 0.2～0.4g 静脉滴注。由于茶碱类药物血清浓度个体差异较大,治疗窗较窄,有条件应监测茶碱血浓度。

3.其他消炎药物

(1)白三烯受体拮抗药:对于吸入高剂量糖皮质激素不能控制哮喘病情者;阿司匹林哮喘或有上气道疾病(过敏性鼻炎、鼻息肉等)的哮喘患者;糖皮质激素依赖型哮喘或拒绝使用糖皮质激素治疗的哮喘患者;需要逐步减少糖皮质激素用量的哮喘患者均可服用扎鲁司特 20mg,每日 2 次,或孟鲁司特 10mg,每日 1 次,睡前口服。扎鲁司特用于预防哮喘时,应持续服用。白三烯受体拮抗药与吸入糖皮质激素合用可提高糖皮质激素疗效。

(2)炎症细胞膜稳定药物:对季节、运动、过敏因素有关哮喘的预防,可用色甘酸钠或奈多罗米钠。色甘酸钠气雾吸入 3.5～7mg,每日 3～4 次,每日最大剂量 32mg;干粉吸入 20mg,每日 3～4 次;症状减轻后,每日 40～60mg;维持量每日 20mg。奈多罗米钠气雾吸入 4mg(2喷),每日 2 次,必要时可增加到每日 4mg;预防运动性哮喘可于运动前吸入 2～4mg。

(3)组胺受体阻断药:慢性轻症哮喘、运动性哮喘、季节性哮喘的预防可选用酮替芬、阿司咪唑、氯雷他定等。一般酮替芬成人 1mg,每日 2 次口服,疗程 6～12 周或更长;阿司咪唑 10mg,每日 1 次口服;氯雷他定 10mg,每日 1 次口服。驾车、操作机械及高空作业者工作时禁用。

(四)治疗药物的常见不良反应及处理

吸入糖皮质激素如丙酸倍氯米松、布地奈德、氟替卡松常见的局部不良反应有口咽部念珠菌感染、上呼吸道刺激导致的咳嗽、声音嘶哑。局部不良反应可通过使用储雾罐、用药后以清水漱口而减轻。大剂量长期（＞1(000μg/d)吸入糖皮质激素可导致骨质疏松、白内障、青光眼、肾上腺皮质功能抑制等全身不良反应；糖皮质激素全身应用可引起肾上腺皮质功能不全、骨质疏松、肌肉萎缩、高血压、糖尿病倾向等。β_2受体激动剂沙丁胺醇、特布他林、丙卡特罗、福莫特罗、沙美特罗常见的不良反应有心悸、骨骼肌震颤、头痛、失眠和激动，吸入剂型的发生率较少。抗胆碱药异丙托溴铵和噻托溴铵的不良反应主要是口干。茶碱类药物主要不良反应有胃肠道症状（如恶心、呕吐、腹痛、腹泻）、心血管症状（如心动过速、心律失常、血压下降）、中枢神经系统反应（如头痛、焦虑、震颤）及多尿。白三烯受体拮抗药如扎鲁司特、孟鲁司特可引起头痛、嗜睡、烦躁不安、失眠、胃肠道症状（如腹痛、恶心、呕吐、消化不良）、转氨酶升高、皮疹等。色甘酸钠、奈多罗米钠吸入剂常见不良反应有咽喉部刺激、咳嗽。组胺受体阻断药如酮替芬、阿司咪唑、氯雷他定可引起嗜睡、疲倦、头晕、头痛及胃肠道反应（如口干、食欲和体重增加）。用药后出现不良反应时，应根据病情和不良反应严重程度，对治疗用药进行及时减量或停药，并积极给予相应的治疗。

（五）治疗药物的相互作用

丙酸倍氯米松与胰岛素有拮抗作用，糖尿病患者应注意调整丙酸倍氯米松的应用剂量；酮康唑能提高布地奈德、氟替卡松的血药浓度，从而增加不良反应危险；β_2受体激动剂丙卡特罗、沙美特罗、福莫特罗与单胺氧化酶抑制剂合用时可增加心悸、激动或躁狂发生危险性，应避免合用；β_2受体激动剂与茶碱类药物合用时，支气管舒张作用增强，但心律失常等不良反应也可能增加；异丙托溴铵、噻托溴铵与β_2受体激动剂及茶碱合用时支气管舒张作用增强；西咪替丁、大环内酯类抗生素、氟喹诺酮类抗生素、美西律、氟康唑、阿糖腺苷、抗甲状腺药和口服避孕药等可使茶碱血药浓度增加，茶碱与上述药物合用药时应适当减量；阿司匹林可使扎鲁司特的血药浓度增加约45％，红霉素、茶碱可降低扎鲁司特的血药浓度。扎鲁司特与华法林合用时，可导致凝血酶原时间延长，应密切监测；扎鲁司特、孟鲁司特、色甘酸钠、酮替芬与糖皮质激素长期合用可减少激素用量；酮替芬、阿司咪唑、氯雷他定与镇静催眠药合用时，可增加困倦、乏力等症状，应当避免。

第五节　慢性阻塞性肺疾病

慢性阻塞性肺疾病(chronic obstructive pulmonary disease,COPD)是一种具有气流受限特征的可以预防和治疗的疾病，气流受限不完全可逆、呈进行性发展，与肺部对香烟烟雾等有害气体或有害颗粒的异常炎症反应有关。COPD主要累及肺脏，但也可引起全身（或称肺外）的不良效应。

COPD是呼吸系统疾病中的常见病和多发病，患病率和死亡率均高，已成为一个重要的公共卫生问题。COPD目前居全球死亡原因的第四位，且有逐年增加趋势。COPD造成巨大的社会和经济负担，世界银行/世界卫生组织（世界卫生组织）公布，至2020年COPD将位居世界疾病经济负担的第五位。在我国COPD同样是严重危害人民身体健康的重要慢性呼吸系统疾病。1992年对我国北部及中部地区农村102230人群调查，COPD的患病率占15岁以上人群的 3%;2003 年对我国 7 个地区 20245 人群调查,COPD 患病率占 40 岁以上人群的 8.2%,其中男性 12.4%,女性 5.1%;城市人口 8.8%,农村人口 7.8%。

一、临床表现

(一)症状

1.慢性咳嗽

通常为首发症状。初起咳嗽呈间歇性,早晨较重,以后早晚或整日均有咳嗽,但夜间咳嗽并不显著,少数患者虽有明显气流受限但无咳嗽症状。

2.咳痰

咳嗽后通常咳少量黏液性痰,部分患者在清晨较多;合并感染时痰量增多,可有脓性痰。

3.气短或呼吸困难

这是 COPD 的标志性症状,是使患者焦虑不安的主要原因,早期仅于劳力时出现,后逐渐加重,以致日常活动甚至休息时也感气短。

4.喘息和胸闷

部分患者特别是重度患者或急性加重时可出现喘息或胸闷。

5.全身性症状

晚期患者可能会出现如体重下降、食欲减退、外周肌肉萎缩和功能障碍、精神抑郁和(或)焦虑等全身性症状。

(二)体征

COPD 早期体征可不明显。随疾病进展,常有以下体征:①视诊及触诊:胸廓前后径增大、剑突下胸骨下角增宽(桶状胸);呼吸变浅,频率增快,触觉语颤减弱,严重者可见缩唇呼吸、口唇及皮肤黏膜发绀等;伴右心衰者可见下肢水肿、肝脏增大。②叩诊:肺部过清音,心浊音界缩小,肺肝界降低。③听诊:两肺呼吸音减低,呼气延长,部分患者可闻及干性啰音和(或)湿性啰音。

肺功能检查是判断气流受限的客观指标,亦是诊断 COPD 的金标准,对病情严重度评价、疾病进展、预后及治疗反应等均有重要意义。吸入支气管舒张剂后第一秒用力呼气容积(FEV_1)与用力肺活量(FVC)之比(FEV_1/FVC)<70%者,可确定为不完全可逆性气流受限。胸部 X 线检查对确定肺部并发症及与其他疾病(如肺间质纤维化、肺结核等)鉴别有重要意义。血气分析常表现为轻、中度低氧血症,病情严重者可出现高碳酸血症及呼吸衰竭(即吸入室内空气时动脉血氧分压<60mmHg 伴或不伴动脉血二氧化碳分压>50mmHg)。

COPD 病程可分为急性加重期与稳定期。急性加重期是指在疾病过程中,患者短期内咳嗽、咳痰、气短和(或)喘息加重,痰量增多,呈脓性或黏脓性,可伴发热等炎症明显加重的表现。稳定期则指患者咳嗽、咳痰、气短等症状稳定或症状轻微。根据 FEV_1 占预计值%可将 COPD 病情严重程度分为 4 级。

二、治疗原则

COPD 稳定期主要是教育与督促患者戒烟;避免或防止粉尘、烟雾及有害气体吸入;学会自我控制病情的技巧(如腹式呼吸及缩唇呼吸锻炼等);掌握一般和某些特殊的治疗方法,了解赴医院就诊的时机;根据疾病的严重程度制定长期治疗计划,并根据患者对治疗的反应及时调整治疗方案,预防急性加重。

COPD 急性加重期主要是确定 COPD 急性加重的原因,评估严重程度,采取积极有效的综合治疗措施,使病情尽快缓解。

三、药物治疗

(一)药物治疗原则

COPD 稳定期的药物治疗主要用于预防和控制症状,减少急性加重的频率和严重程度,提高运动耐力和生活质量。根据病情的严重程度,采取不同的治疗原则,并根据患者对治疗的反应及时调整治疗方案。轻度患者可按需使用短效支气管舒张剂,中度或以上患者需要规律应用一种或多种长效支气管舒张剂,重度伴反复急性加重患者,可吸入糖皮质激素治疗。对痰液黏稠或不易咳出者,可应用祛痰药(痰液溶解剂)。COPD 急性加重期应在确定急性加重的原因和病情严重度的基础上,予以支气管舒张剂控制症状。如果患者的基础 $FEV_1 < 50\%$ 预计值,在支气管舒张剂治疗基础上,可口服或静脉应用糖皮质激素。COPD 急性加重由细菌感染引起或重症 COPD 急性加重患者,应选用敏感抗生素治疗。

(二)药物作用和机制

β_2 受体激动剂(如沙丁胺醇、沙美特罗、福莫特罗等)、抗胆碱药(如异丙托溴铵、噻托溴铵)及茶碱类等支气管舒张药物有松弛支气管平滑肌、扩张支气管、减轻或缓解气流受限作用。糖皮质激素具有抗炎和抗过敏作用,能抑制支气管收缩物质的合成和释放,抑制气道平滑肌的收缩反应,降低气道高反应性,减轻气道水肿和黏液的分泌。氨溴索、乙酰半胱氨酸等祛痰药(痰液溶解剂)能分解痰液的黏性成分,使痰液化,黏滞性降低而易于咳出。抗生素对控制 COPD 急性加重时的细菌感染起重要作用。

(三)治疗药物的选用

1.支气管舒张剂

支气管舒张剂有 β_2 受体激动剂、抗胆碱药及茶碱类,是控制 COPD 症状的主要治疗药物。短期按需应用可缓解症状,长期规则应用可预防和减轻症状,增加运动耐力。与口服药物相比,吸入剂副作用小。因此多首选吸入治疗。支气管舒张剂应根据患者病情严重程度、药物的作用及患者的治疗反应选用。不同作用机制与作用时间的药物联合可增强支气管舒张作用、减少副作用。

轻度稳定期患者可根据症状按需使用短效支气管扩张剂缓解症状,短效 β_2 受体激动剂主要有沙丁胺醇和特布他林定量吸入剂,沙丁胺醇 $100 \sim 200\mu g$,每日 $3 \sim 4$ 次,24h 不超过 $800 \sim 1200\mu g$;特布他林 $250 \sim 500\mu g$,每日 $3 \sim 4$ 次。短效抗胆碱药如异丙托溴铵 $40 \sim 80\mu g$,每日 $3 \sim 4$ 次吸入。短效 $\beta 2$ 受体激动剂与异丙托溴铵联合吸入剂($40 \sim 80\mu g$,每日 $3 \sim 4$ 次)比各自单用效果好。中度或以上稳定期患者应规律应用一种或多种长效支气管扩张剂,如长效 $\beta 2$ 受体激动剂沙美特罗($25 \sim 50\mu g$,每日 2 次)或福莫特罗($4.5 \sim 9\mu g$,每日 2 次)吸入,长效抗胆碱药噻托溴铵($18\mu g$,每日 1 次)吸入。茶碱类药物因其治疗剂量与中毒剂量相近,临床应用受到一定限制。在无条件应用 β_2 受体激动剂和抗胆碱药物情况下,可选用缓释型或控释型茶碱($0.1 \sim 0.2g$,每日 2 次)或多索茶碱($0.2 \sim 0.4g$,每日 2 次)口服。

COPD 急性加重期应适当增加支气管舒张剂的量及频度,首选短效 β_2 受体激动剂。若效果不显著,可加用抗胆碱药物(如异丙托溴铵,噻托溴铵)。对于较严重的急性加重患者,可给予数天较大剂量的雾化治疗,如沙丁胺醇 2500μg,异丙托溴铵 500μg,或沙丁胺醇 1000μg 加异丙托溴铵 250～500μg,每日 2～4 次雾化吸入。较严重的急性加重患者,也可考虑静脉滴注茶碱类药物,如多索茶碱 0.2g,每 12h1 次静脉滴注或氨茶碱每日 6～8mg/kg 静脉滴注,日用量一般不超过 1.0g。由于茶碱类药物血清浓度个体差异较大,治疗窗较窄,有条件应监测茶碱血浓度。

2.糖皮质激素

FEV_1<50%预计值(Ⅲ级和Ⅳ级),并且反复加重(如近 3 年加重≥3 次)的稳定期 COPD 患者,可长期规律吸入糖皮质激素治疗,能减少急性加重频率,改善生活质量。可用氟替卡松 250～500μg,每日 2 次或布地奈德 200～400μg,每日 2 次吸入。疗程应根据治疗反应决定。联合吸入糖皮质激素和 $β_2$ 受体激动剂,比各自单用效果好,如布地奈德/福莫特罗 200/4.5～400/4.5/μg,每日 2 次吸入或氟替卡松/沙美特 250/50～500/50μg,每日 2 次吸入。COPD 急性加重患者应用糖皮质激素可促进病情缓解和肺功能的恢复,如果基础 FEV1<50%预计值,宜在应用支气管扩张剂基础上口服泼尼松 30～40mg/d,连续 7～10 日。不能口服或病情较重者,也可静脉给予甲泼尼龙 40～80mg/d。延长给药时间不能增加疗效,相反会使副作用增加。因此,对 COPD 患者,不推荐长期口服糖皮质激素治疗。

3.抗生素

COPD 急性加重多由细菌感染诱发,故抗生素治疗在 COPD 加重期治疗中具有重要地位。当患者气短加重,咳嗽伴有痰量增多及脓性痰时,应根据 COPD 严重程度及相应的细菌分层情况,结合本地区常见致病菌类型及耐药流行趋势和药物敏感情况选择敏感抗生素治疗。通常轻度或中度 COPD 急性加重患者,感染的主要病原体多为肺炎链球菌、流感嗜血杆菌及卡他莫拉菌,少数为肺炎衣原体或肺炎支原体。抗生素可选用 β 内酰胺类/β 内酰胺酶抑制剂(如阿莫西林/克拉维酸)、大环内酯类(如阿奇霉素、克拉霉素、罗红霉素)、二代或三代头孢菌素(如头孢克洛、头孢呋辛、头孢地尼等)、氟喹诺酮类(如莫西沙星、加替沙星、左氧氟沙星等);重度及严重 COPD 急性加重患者,除上述常见细菌外,尚可由铜绿假单胞菌、肠杆菌科细菌及耐甲氧西林金黄色葡萄球菌(MRSA)引起。抗生素除可选用上述 β 内酰胺类/β 内酰胺酶抑制剂、二代或三代头孢菌素、氟喹诺酮类外,针对铜绿假单胞菌可选用具有抗铜绿假单胞菌活性的 β 内酰胺类(如替卡西林、哌拉西林、头孢拉定、头孢吡肟、头孢哌酮等)或环丙沙星。针对 MRSA 可选用万古霉素、替考拉宁等。抗生素的用法根据病情而定,轻症患者可口服,重症患者应静脉给药,具体用量、用法视患者病情,按药物说明定。除非特殊情况,一般抗菌疗程为 5～10 日。

4.祛痰药(痰液溶解剂)

痰液黏稠不易咳出者可给予盐酸氨溴索(30～60mg,每日 3 次)或乙酰半胱氨酸(0.1～0.2,每日 3 次)口服。对不能口服的患者,可给予盐酸氨溴索(15～30mg,每日 3 次)雾化吸入或静脉注射(每次 15～30mg)。

5.流感疫

苗流感疫苗可减少 COPD 患者的严重程度和死亡,可每年给予 1 次(秋季)或 2 次(秋、冬季)注射。

（四）治疗药物的常见不良反应及处理

支气管舒张药物和糖皮质激素的常见不良反应同前。抗生素主要引起过敏，长期应用可引起菌群失调、二重感染等。祛痰药主要引起恶心、呕吐、消化不良等胃肠道症状。用药过程中如出现不良反应，应根据病情及不良反应程度，及时减量或停药，并积极给予对症处理。

（五）治疗药物的相互作用

β_2 受体激动剂沙美特罗或福莫特罗与单胺氧化酶抑制剂合用时可增加心悸、激动或躁狂发生危险性，应避免合用；西咪替丁、大环内酯类药物、氟喹诺酮类药物和口服避孕药等都可使茶碱血药浓度增加，茶碱与上述药物合用药时应适当减量，有条件可监测茶碱的血浓度，血药浓度宜控制在 $5\sim10\mu g/ml$；乙酰半胱氨酸能减弱青霉素、头孢菌素类药物的抗菌活性，不宜与这些药物合用，必要时可间隔 4h 交替使用。

第九章　消化系统疾病的药物治疗

第一节　胃反流性食管病

胃食管反流病(gastro-esophageal reflux disease,GERD)是指胃、十二指肠内容物反流入食管而引起的不适症状和(或)组织学改变,包括反流性食管炎、非糜烂性反流病和 Barrett 食管。

一、临床表现

反酸、胃灼热是最常见、最典型的症状,多在餐后 1h 出现,饱餐、卧位、弯腰或腹压增高时可加重,部分患者胃灼热和反流症状可在夜间入睡时发生。胸骨后疼痛、吞咽困难等也常出现在部分患者。当反流物刺激或损伤食管外的组织或器官时,可引起咽喉炎、慢性咳嗽、哮喘和蛀牙。

食管狭窄、Barrett 食管癌变和上消化道出血是反流性食管炎的 3 种重要并发症。其中Barlrett 食管是指食管下段的鳞状上皮被化生的柱状上皮所替代,在内镜下表现为正常呈现均匀粉红带灰白的食管黏膜出现胃黏膜的橘红色,分布可为环形、舌形或岛状。Barrett 食管是食管腺癌的癌前病变。

二、治疗

以控制症状、治愈食管炎、减少复发和防止并发症、提高生活质量为治疗目标。

(一)药物治疗

1.抑酸药

抑酸是最主要的治疗措施,胃内 pH 值升高,不仅减少了胃酸,也使结合胆盐活化降低,减少了反流物对食管黏膜的刺激,有利于食管黏膜的愈合。常用药物有:

(1)质子泵抑制剂(proton pLimp inhibitor,PPI):为治疗 RE 的首选,是一种脂溶性弱碱性药物,易浓集于酸性环境中,因此口服后可特异地分布于胃黏膜壁细胞的分泌小管中,并在此高酸环境下转化为亚磺酰胺的活性形式,然后通过二硫键与壁细胞分泌膜中的 $H^+ - K^+ -$ATP 酶(又称质子泵)的巯基呈不可逆性的结合,生成亚磺酰胺与质子泵的复合物,从而抑制该酶活性,阻断胃酸分泌的最后步骤,因此本品对各种原因引起的胃酸分泌具有强而持久的抑制作用。可选用奥美拉唑 20mg、兰索拉唑 30mg、泮托拉唑 40mg 日 1 次或日 2 次口服;亦可选作用更持久、稳定的埃索美拉唑 20mg、雷贝拉唑 10mg 日 1 次或日 2 次口服。疗程均为 8～12 周。

(2)H_2 受体拮抗剂(H_2 receptor antagonist,H_2RA)拮抗壁细胞上的组织胺受体从而抑制酸分泌,以抑制基础胃酸分泌为主,而不能有效抑制进食刺激引起的胃酸分泌,仅适用于轻、中症患者。可选用西咪替丁 400mg、雷尼替丁 150mg、法莫替丁 20mg 日两次口服。疗程为 8～12 周。

2.促动力药

可通过增加 LES 压力,改善食管蠕动功能、促进胃排空,因此减少了胃内容物食管反流及其在食管的暴露时间。

(1)莫沙必利(mosapride):选择性 5-HT4 受体激动剂,作用于上消化道,食管、胃、十二指肠,对小肠、结肠的作用轻微。无椎体外系及延长心脏 QT 间期的副作用。常用剂量为 5mg 每日 3 次。

(2)多潘立酮(donlperidone):选择性周围多巴胺受体拮抗剂,增强胃窦和十二指肠蠕动,协调幽门收缩,促进胃排空,仅适用于轻症患者或作为辅助与抑酸药合用。可引起血中泌乳素水平增加,但不通过血脑屏障,不引起锥体外系反应。常用剂量为 10mg 每日 3 次。

3.制酸剂

可中和胃酸,可用于缓解症状,但对 RE 的疗效有限。铝碳酸镁有吸附胆汁作用。

4.维持治疗

反流性食管炎具有慢性复发倾向,为减少症状复发,防止食管炎反复发作引起的并发症,需要维持治疗。PPI 维持治疗效果优于 H2RA 和促动力药,可用常规剂量的 PPI 每天 1 次;NER2D 患者可按需治疗。

(二)内镜下治疗

方法包括射频能量输入法、注射法和折叠法等,疗效并不理想,并发症需进一步评估。

(三)抗反流手术治疗

手术方式主要为胃底折叠术,合并食管裂孔疝应进行修补术。

(四)并发症治疗

食管狭窄可在内镜下扩张治疗后加用药物治疗;Barrett 食管应定期内镜检查,发生高级别上皮内瘤变者可行内镜下黏膜切除或外科食管切除。

第二节 消化性溃疡

消化性溃疡(peptic ulcer)是指胃肠道黏膜被胃酸和胃蛋白酶等自身消化而发生的溃疡。胃溃疡(gastric ulcer)和十二指肠溃疡(dLlodenal ulcer)是最常见的消化性溃疡,但溃疡也可发生于食管下段、小肠、胃肠吻合口及其附近的肠襻。

一、临床表现

中上腹疼痛为溃疡的主要症状,也有部分患者以出血、穿孔等并发症的表现为首发症状。

(一)上腹部疼痛

胃溃疡疼痛部位多位于中上腹,或在剑突下和剑突下偏左处,而十二指肠溃疡则多位于中上腹部或脐上方偏右处;胃或十二指肠后壁溃疡特别是穿透性溃疡也可放射至背部。疼痛多为隐痛、钝痛、刺痛或灼痛等,多可耐受,但若出现持续性剧痛则提示溃疡已穿孔。疼痛有明显的节律性:十二指肠溃疡患者空腹痛、夜间痛常见,用餐后或服抑酸药后可缓解;而胃溃疡患者餐后痛明显,1～2 小时后可缓解。疼痛呈现慢性过程,周期性发作:患者病史数年至数十年不等,发作与缓解交替,发作可持续数周或数月,缓解却长短不一,常在秋冬或冬春之交复发。

(二)其他

部分患者无典型的疼痛,仅表现为无规律的上腹隐痛或不适,也有部分患者出现反酸、嗳气、恶心、呕吐等症状。

二、治疗

治疗目标是缓解临床症状,促进愈合,防止复发,减少并发症。

(一)根除幽门螺杆菌

因大多数抗生素在胃内酸性环境中活性下降,不能穿透黏液层根除细菌,所以目前尚无单一药物可以有效地根除幽门螺杆菌(Hp),必须联合用药。常用的组合是两种抗生素加上 PPI 或胶体铋的三联疗法,而以 PPI 的为基础的方案最为常用,抗生素可以选用克拉霉素 500mg、阿莫西林 1000mg、甲硝唑 400mg,PPI 可以选用奥美拉唑 20mg、泮托拉唑 40mg、兰索拉唑 30mg、埃索美拉唑 20mg 或雷贝拉唑 10mg,均为每日 2 次服用,10～14 日为一疗程。四联疗法由标准剂量的 PPI、铋剂加上两种抗生素组成,经典四联疗法中的两种抗生素为四环素(500mg,每日 4 次)和甲硝唑,疗程同三联疗法。呋喃唑酮(100mg,每日 2 次)和左氧氟沙星(200mg,每日 2 次)也推荐用于根除 Hp。近年来,我国一些地区 Hp 对甲硝唑和克拉霉素的耐药性增加,需注意个体化治疗。抗 Hp 感染治疗结束 4 周后应采用胃黏膜活检或者呼气试验进行复查,复查前 2 周之内停止使用抑酸药物,以免出现假阴性。

(二)抑制胃酸分泌

1.碱性制酸药

如氢氧化铝等,可以中和胃酸,降低胃内 pH 值,从而降低胃蛋白酶活性,迅速缓解疼痛症状。但是此类药物在长期大量应用时,有许多副作用,比如腹胀、骨质疏松、肾功能损害等。因此目前已不用或只能作为加强止痛的辅助治疗。

2.H_2 受体拮抗剂

从第一代的组胺受体拮抗药西咪替丁到第三代的法莫替丁,减少了许多副作用,不影响肾功能,无抗雄激素的作用,法莫替丁的抑酸作用是西咪替丁的 20～50 倍,不抑制细胞色素 P450 药物代谢系统,无明显的药物间相互作用,常用量为 20mg,2 次/d,维持量 20mg,1 次/d。一般而言,十二指肠溃疡疗程 4～6 周,胃溃疡疗程 8 周。

3.质子泵抑制剂

奥美拉唑是一种苯丙咪唑硫氧化物,它可以在酸性条件下分解为次磺酰胺,次磺酰胺与 H^+-K^+ ATP 酶(质子泵)的巯基不可逆的结合,使得壁细胞排酸的最后步骤被阻断。只有当新的 ATP 酶产生后才能恢复泌酸功能,该酶每 4 日完全更新 1 次。所以,H_2 受体拮抗剂的最长作用时间为 4h,而质子泵抑制剂的最长作用时间为 2～3 日,2～3 日就可控制症状。奥美拉唑 20mg、泮托拉唑 40mg、兰索拉唑 30mg、埃索美拉唑 20mg、雷贝拉唑 10mg,日 1 次,4～8 周一个疗程。

(三)保护胃黏膜

1.胶体铋

酸性环境下(pH 值<5),可以和溃疡面渗出的黏蛋白螯合,保护溃疡面不受胃酸和胃蛋

白酶侵蚀,促进前列腺素的分泌,干扰幽门螺杆菌的代谢,使其失去与黏膜上皮的黏附作用,可作为根除 Hp 联合治疗方案的一部分。但需注意其副作用,例如便秘、黑便、恶心、一过性转氨酶升高、舌苔、牙齿黑染,长期大量服用导致过量蓄积而产生神经毒性。一般治疗 4～6 周后休息 2 个月后再用,常用剂量为 100mg,每日 3 次。

2.硫糖铝

酸性环境下(pH 值<3～4),可解离出硫酸蔗糖复合离子,复合离子聚合成不溶性的带负电荷的胶体,与溃疡或炎症处带正电荷的蛋白质渗出物相结合,形成一层保护膜,促进溃疡的愈合;硫糖铝还能吸附胃蛋白酶,中和胃酸及胆汁酸,并可促进内源性前列腺素 E 的合成及吸附表皮生长因子,使之在溃疡或炎症处浓集,有利于黏膜再生。常用剂量为 1g,每日 3～4 次,餐前 1h 及睡前服用,3～4 周为一疗程。副作用较轻,常见的副作用有便秘、口感、恶心,肾衰患者不宜长期服用。

3.米索前列醇

能刺激胃黏液分泌,增加碳酸氢钠分泌和磷脂生成;增加胃黏膜血流量,加强胃黏膜屏障;有明显抑制胃酸分泌作用而对胃黏膜有保护作用。可以用来防止 NSAIDs 对胃黏膜的损伤。常用剂量为 200μg,每日 4 次,主要副作用是腹部绞痛、腹泻、子宫收缩,故孕妇忌用。

(四)预防溃疡复发

Hp 感染是导致溃疡复发的重要危险因素,黏膜的修复和重建可以减轻溃疡的复发率。对于 Hp 阳性的患者而言根除 Hp 是重中之重,而对于 Hp 阴性的尤其是服用 NSAIDs 的患者则应格外加强对胃黏膜的保护。应注意筛选长程维持治疗的方案的对象,个体化治疗。维持治疗指征:有复发史的非 Hp 非 NSAIDs 溃疡、根除 Hp 后仍复发的溃疡或 Hp 难以根除的溃疡,长期服用 NSAIDs、高龄或伴有严重疾病对溃疡及其并发症不能耐受者。维持治疗的药物包括 H_2 受体拮抗剂和质子泵抑制剂,可用标准剂量维持,维持治疗时间须根据病情决定,短者 3～6 个月,长者 1～2 年,甚至更长时间。

第三节　炎症性肠病

炎症性肠病(inflarilmatory bowel disease,IBD)包括溃疡性结肠炎(ulcerative colitis,UC)和克罗恩病(crohn's disease,CD)。一般认为 UC 和 CD 是同一疾病的不同亚类,组织损伤的基本病理过程相似,但可能由于致病因素不同,发病的具体环节不同,最终导致组织损害的表现不同。

一、临床表现

(一)溃疡性结肠炎(UC)

腹泻及黏液脓血便是 UC 最常见的表现,大便次数及便血程度可以反映病情轻重。炎症渗出、黏膜糜烂及溃疡是导致黏液脓血便的主要原因,是疾病活动期的表现,轻者每日 2～4 次,重者可达 10～30 次。腹痛及里急后重也较常见,多为左下腹或下腹部阵痛,排便后可缓解。UC 多自肛端直肠开始倒灌式发展,严重时可累及全结肠而出现全身症状,如发热、消瘦、贫血及低蛋白血症。严重的并发症有中毒性巨结肠和直肠结肠癌变,其他并发症有肠大出血、肠穿孔,肠梗阻发生率远低于克罗恩病。

(二)克罗恩病(CD)

腹痛、腹泻和腹部包块是 CD 最常见的临床表现。多为右下腹或脐周疼痛,间歇性发作,痉挛性阵痛伴肠鸣,进餐后加重,排便排气后可以缓解。大便多为每日 2～6 次,一般无脓血及黏液。瘘管形成是克罗恩病的特征性表现,与 uc 浅溃疡不同,CD 的炎症多为透壁性的,可以穿透肠壁全层至肠外组织及器官,当穿透至其他肠段、肠系膜、膀胱、输尿管等处时,称之为内瘘;当穿透至腹壁或肛周皮肤时,称之为外瘘。瘘管的形成可以导致其他器官发生继发性的感染。肛周脓肿、肛裂也可发生于部分患者。CD 的全身表现有发热和营养障碍,前者可能由肠道炎症活动或继发感染导致,后者可能由慢性腹泻、食欲减退或慢性消耗等因素造成。CD 的并发症中,肠梗阻是最常见的,也有发生腹腔内脓肿的,少有急性穿孔或大量便血。

UC 和 CD 均可出现肠外表现,如外周关节炎、口腔黏膜溃疡、结节性红斑、坏疽性脓皮病等等,CD 的肠外表现发生率较溃疡性结肠炎高。

二、治疗

(一)药物治疗

1.氨基水杨酸类制剂

柳氮磺吡啶(SASP)是治疗活动性 UC 主要药物之一,因其大部分在结肠经细菌还原分解为 5-氨基水杨酸(5-ASA)与磺胺吡啶,前者是主要有效成分,其作用机制可能系通过阻断花生四烯酸代谢途径中的环氧合酶,从而减少前列腺素 E2 的合成,减轻炎症反应。适用于轻、中度患者和经糖皮质激素治疗已有缓解的患者。常用剂量为 4g/d,分 4 次口服。病情好转后3g/d,分 3 次服,连服 1～2 个月,病情缓解后以维持量 2g/d,分 2 次服,持续服用 1～2 年。长期服用可减少病情复发。副作用有剂量相关的不良反应和过敏反应,前者可表现为恶心、呕吐、食欲减退、头痛、可逆性男性不育等,餐后服用可以减轻消化道反应;后者可表现为皮疹、粒细胞减少、自身免疫性溶血、再生障碍性贫血等,所以服药期间需定期复查血象和肝功能,一旦出现不良反应需改用其他药物。近年用于临床的各种新型 5-ASA 制剂,如美沙拉嗪、奥沙拉秦、巴柳氮等,其疗效与 SASP 相仿,优点是不良反应少,但价格昂贵,可酌情使用。5-ASA 的灌肠剂及栓剂,适用于病变局限在直肠者。

对于 CD 患者,这类药物仅适用于病变局限在结肠者,一般用于控制轻型患者的活动性,也可用于缓解期或术后的维持治疗。

2.糖皮质激素

可通过抑制磷酸酯酶及环氧合酶减少白三烯和前列腺素的分泌,抑制中性粒细胞的趋化作用,从而控制炎症并抑制免疫反应。

对于 Uc,主要适用于中、重度活动期的患者和用氨基水杨酸制剂疗效不佳的轻中型患者,能有效控制病情,但远期疗效尚不肯定,且不能降低复发率,所以仅能短期使用。常用剂量为每日静脉滴注氢化可的松 200～300mg,或地塞米松 10mg/d,症状好转后可改为口服泼尼松,30～40mg/d。待病情缓解后逐渐减量,期间加用氨基水杨酸制剂,逐渐代替激素。若病变局限于左半结肠,特别是仅限于末端结肠 40cm 以下的,可以用琥珀酸钠氢化可的松 100mg,或者地塞米松 5mg 加生理盐水 100ml 保留灌肠,1～2 次/d,病情好转后改为每周 3 次。病变若局限于直肠者有条件可应用新型制剂布地奈德泡沫灌肠剂 2mg 保留灌肠,每晚 1 次,该药不良反应少,适合局部使用。

对于 CD,糖皮质激素是控制病情活动最有效的药物,适用于中、重型患者或用氨基水杨酸制剂无效的轻型患者。相当部分患者表现为激素依赖,每于减量或停药时复发,应加用免疫抑制剂。长期激素治疗应同时补充钙剂和维生素 D 以预防骨病的发生。

3.免疫抑制剂

可用于激素治疗效果不好或对激素依赖的难治病患者。常用的药物有硫唑嘌呤(AZA)和 6-巯嘌呤(6-MP)。AZA 是 6-MP 的前体,在体内可快速转变为 6-MP,组织 T 细胞亚群的增殖和激活,阻断细胞反应机制,抑制中性粒细胞的趋化。此药应用期间可以减少激素用量乃至停用。常用剂量为硫唑嘌呤 1.5～2.5mg/(kg·d)或巯嘌呤 0.75～1.5mg/(kg·d),该类药物显效时间需 3～6 个月,故宜在激素使用过程中加用,继续使用激素 3～4 个月后,再将激素逐渐减量至停药。维持用药可至 3 年以上。研究表明上述剂量的硫唑嘌呤或巯嘌呤的安全性是可以接受的,严重的不良反应主要有白细胞减少等骨髓抑制表现,是否发生骨髓抑制取决于患者的巯嘌呤 S-甲基转移酶(TPMT),若此酶的活性较低,则不能灭活 AZA 和 6-MP,从而发生骨髓抑制。所以应定期检测血象,对硫唑嘌呤或巯嘌呤不耐受的患者可以换用氨甲蝶呤。

4.抗菌药物

对于克罗恩病还可应用抗菌药物,如甲硝唑、环丙沙星控制病情活动有一定疗效,且对治疗肛周病变和瘘管有较好作用,但需注意长期使用不良反应多,仅能与其他药物联合短期使用。

5.抗 TNF-α 单克隆抗体

英夫利昔(inflixinaab)是人鼠嵌合体单克隆抗体,对传统治疗无效的活动期克罗恩病有效,重复治疗可以取得长期缓解,过敏反应为该药常见不良反应,感染为该药的禁忌证。

(二)手术治疗

UC 的手术适应证为并发大出血、肠穿孔、重型患者特别是合并中毒性巨结肠经积极内科治疗无效者,并发结肠癌变者,慢性持续型病例内科治疗效果不理想而严重影响生活质量者,CD 的手术适应证为内科治疗无效及并发完全性肠梗阻、急性穿孔或不能控制的大出血。

第四节　肠易激综合征

肠易激综合征(irritable bowel syndrome,IBS)是一种以腹痛或腹部不适伴排便习惯改变为特征的功能性肠病。根据罗马Ⅲ的标准将其列为功能性肠病一类,并根据大便的形状细分临床分型为腹泻型(IBS-D)、便秘型(IBS-C)、混合型(IBS-M)、未定型(IBS-U)。

一、临床表现

IBS 的主要临床表现是腹痛与排便习惯和粪便性状的改变。罗马Ⅲ标准这样定义 IBS。

(1)反复发作腹痛或腹部不适,在最近 3 个月内每月至少 3 日,且伴有以下两条或两条以上:①排便后改善。②发作时伴排便次数的改变。③发作时伴排便性状的改变。

(2)目前的症状持续至少 3 个月,且诊断前至少 6 个月曾有过 1 次发作。

(3)研究或临床验证时,疼痛或腹部不适频率至少 1 周 2 日作为人选条件。

二、药物治疗

治疗目的是消除患者的顾虑,改善症状,提高生活质量。药物治疗仅是对症治疗。

(一)解痉剂

可以选用抗胆碱能药物,如阿托品、莨菪碱等;或者钙离子通道拮抗剂,调节胃肠道平滑肌的运动,如匹维溴铵 50~100mg,日 3 次,6~8 周为一个疗程;或者选用曲美布汀 100mg,日 3 次,它是一种胃肠运动的双向调节剂。

(二)止泻剂

重者可选用洛哌丁胺 2~4mg,日 1 次,或者地芬诺脂 1~2 片,日 2~4 次,需注意便秘、腹胀等不良反应。轻者可选用蒙脱石散等吸附剂。

(三)导泻剂

常用渗透性缓泻剂如聚乙二醇(PEG)每次 1 袋冲服,日 2 次口服。PEG 是一种长链高分子聚合物,分子量超过 3000 则不能被肠道吸收,肠道缺乏降解的酶,也不被肠道细菌分解,结构中的氢键可以固定水分子从而使肠道内粪便软化而易于排出。也可以选用乳果糖 15ml,日 2 次口服。慎用刺激性泻剂。

(四)动力感觉调节剂

5-HT$_3$ 受体拮抗剂阿洛司琼可以减少女性 IBS-D 患者的疼痛、排便急迫感和排便频率,但应警惕缺血性肠炎等不良反应的发生。

(五)抗精神病药

对腹痛症状较重而以上治疗均无效,且精神症状明显者可以试用。有研究表明这类药物对不伴有明显精神症状的患者也有一定疗效。常用的有阿米替林 25~50mg,2~4 次/d;或选用帕罗西汀等选择性 5-羟色胺再摄取抑制剂。但这类药物患者依从性差,需在用前向患者充分解释,并取得同意。

(六)益生菌

可调整宿主肠道微生物群生态平衡而可减轻或缓解患者症状。

第五节　肝硬化

肝硬化(hepatocirrhosis/liver cirrchosis)是以肝脏弥漫性纤维化、再生结节和假小叶形成特征的各种慢性肝病发展的晚期阶段。临床上以肝功能减退和门静脉高压为主要表现,晚期可出现肝性脑病、肝癌等并发症。肝硬化是常见病,世界范围内的年发病率为 100(25~400)/10 万,发病高峰年龄在 35~50 岁,男性多见,出现并发症时死亡率较高。

一、临床表现

肝硬化起病隐匿,病程发展缓慢,根据肝硬化的病程可分为代偿期和失代偿期。

1.肝硬化代偿期

患者多无明显症状,可有乏力、恶心、低热、食欲减退、腹部不适等。肝功能检查正常或仅有轻度酶学改变,常在体检或手术中偶然发现。

2.肝硬化失代偿期

(1)全身症状乏力是早期出现的症状,而体重下降、肌肉萎缩、水肿等随病情进展越趋明显。

(2)消化道症状如食欲减退、腹泻、腹痛,与胃肠瘀血,分泌吸收功能减退有关;腹胀往往与患者有腹水、胃肠积气、肝脾肿大相关。

(3)出血及贫血倾向牙龈、鼻腔出血、皮肤黏膜紫癜、女性经血过多、指甲苍白、匙状甲等,主要由于肝脏合成凝血因子功能下降以及脾功能亢进导致血小板减少有关。

(4)内分泌紊乱的症状患者可有肝病面容及皮肤色素沉着,多由两方面原因造成:①肝硬化患者继发性肾上腺皮质功能减退,肝脏不能代谢垂体前叶所分泌的黑色素细胞刺激素,促使黑色素分泌增加。②由于失代偿性肝硬化时,肝功能减退,肝脏对体内雌激素的灭活减少,雌激素增加,引起体内硫氨基对酪氨酸酶的抑制作用减弱,酪氨酸变成黑色素的量增多所致。雌激素的增加也导致男性性功能减退、乳房发育,女性闭经、不孕等。因肝脏功能减退,对胰岛素的灭活减少,所以肝硬化患者糖尿病的患病率增高,晚期肝细胞功能进一步下降,容易因肝糖原储备减少而发生低血糖。

(5)门静脉高压的症状①侧支循环形成,主要有食管胃底静脉曲张、腹壁静脉扩张、痔静脉扩张形成痔核。②脾肿大及脾功能亢进,血细胞三系减少,出血倾向,出现皮肤黏膜苍白等贫血表现。③腹水,常为腹胀的原因,超过 1 000ml 移动性浊音阳性。

二、治疗

肝硬化应综合治疗,首先针对病因,忌用对肝脏有损害的药物,晚期主要针对并发症治疗。

(一)腹水的治疗

治疗腹水不但可以减轻症状,还可以防止其进一步发展为自发性腹膜炎、肝肾综合征。但需注意采取综合性措施,在保护肝功能,加强支持治疗的基础上进行,有效控制腹水,避免出现过度利尿。

1.限制水钠摄入

传统方法限盐过于严格,目前推荐摄入量为每日低于 90mmol 即可满足腹水治疗的需要。除非蛋白质饮食导致了肝性脑病,否则无须限制蛋白质摄入量。有稀释性低钠血症者需限制水摄入在 500～1000ml,而血钠正常时不必严格控制。

2.利尿药

使用原则是在保钾利尿药的基础上辅以排钾利尿药,从基本剂量开始,逐渐加量到达稳定利尿效果,并随时监测电解质,防止出现紊乱。理想的效果应是减少体重 0.3～0.5kg/d(无水肿者);而有下肢水肿者应在 0.8～1kg/d,过多会造成电解质紊乱。

常用药物有:①螺内酯,是首选的保钾利尿药,作用于肾远曲小管,利尿作用较弱,但有拮抗醛固酮的作用。治疗初始剂量为 60～100mg/d,起效一般都在 3～5 日之后,可逐渐增量至 400mg,并视治疗效果联合应用呋塞米。不良反应有性欲减低、易怒、男性乳房发育、女性月经不调、高钾血症等。②呋塞米,是髓襻类利尿药,利尿作用强,起效快,常用剂量为 40mg/d,每 2～3 日增加剂量,最多可用到每日 160mg。大量应用后可能出现电解质紊乱和代谢性碱中毒等不良反应。③阿米洛利,是新型保钾利尿药,作用于肾远曲小管,阻断 Na^+-K^+ 交换机制,促使 Na^+、Cl^- 排泄而减少 K^+、H^+ 分泌,作用不依赖与醛固酮,本身促进尿钠排泄和抗高血压活性较弱,但与噻嗪类或髓襻类利尿药合用有协同作用。长期服用无药物蓄积作用,保钾能力强,作用起效快,服用剂量小,持续时间长。口服每次 2.5～5mg,每日 1 次,必要时每日 2 次。

3.提高血浆胶体渗透压

对于低蛋白血症者,静脉输注白蛋白、血浆可提高血浆胶体渗透压,促进腹水消退。

4.难治性腹水的治疗

对大剂量利尿剂缺少反应或在小剂量利尿剂时就发生肝性脑病、低钠、高钾等并发症,均属于难治性腹水。难治性腹水患者更易发生肝肾综合征,应予积极治疗。

方法有以下几种:①大量排放腹水加输注白蛋白,在 1～2h 内放腹水 4～6L,同时输注白蛋白 8～10g/L 腹水。②自身腹水回输,将抽出的腹水经浓缩处理后再经静脉回输,这样既清除了腹水,保留了蛋白,也同时增加了血容量,减少了患者的经济负担。但须注意感染及癌性腹水不能回输,需在腹水常规检查后再确认输注。③TIPS(经颈静脉肝内门体分流术)以血管介入的方法,在肝内门静脉分支与肝静脉分支间建立分流通道。这种方法可以有效降低门静脉压力,但是容易诱发肝性脑病,仅适用于无严重肝功能衰竭、无肝性脑病、放腹水不能解决问题者。④肝移植。

(二)并发症的治疗

(1)上消化道出血的治疗。

(2)自发性细菌性腹膜炎。如临床上怀疑 SBF 或腹水中性粒细胞数 $>250/\mu l$,应立即进行经验性治疗,首选第三代头孢,疗程 5～10 日。

(3)肝肾综合征。治疗原则是增加有效循环血容量和降低门静脉压力,主要措施有:①消除诱发因素,如感染、出血、电解质紊乱、不适当放腹水、利尿等。②避免使用损害肾功能的药物。③输注白蛋白。④血管活性药物特利加压素 0.5～2mg 静注,12h 一次,可增加肾血流量。⑤TIPS。⑥肝移植。

(4)肝肺综合征。内科治疗无效,TIPS 可改善症状,为肝移植创造条件。

(三)抗病毒治疗

代偿期乙肝肝硬化患者 HBV DNA $\geq 10^4$ copies/ml(ALT 可正常)或 HBV DNA $< 10^4$ copies/ml 伴 ALT 升高,均应抗病毒治疗,目标是延缓和降低肝功能失代偿和肝癌的发生。失代偿期乙肝肝硬化患者抗病毒指征为 HBV DNA 阳性,ALT 正常或升高。首选核苷类似物,需长期甚至终生服药。

(四)肝移植

各种原因引起的终末期肝病,Child-Pugh 分数大于 8,并有以下一种情况者均可为肝移植适应证:不能控制的门脉高压出血;发生过自发性腹膜炎;反复发作性肝性脑病;顽固性腹水;肝肺综合征等。禁忌证为不能控制的全身感染如 HIV 阳性;肝外恶性肿瘤及晚期肝恶性肿瘤;吸毒、酗酒、不能依从术后免疫抑制剂者。

第六节　肝性脑病

肝性脑病(hepatic encephaloopathy,HE)是由严重肝病、肝细胞功能衰竭或门体分流引起的中枢神经系统神经精神综合征。主要表现为人格改变、行为失常、意识障碍、昏迷。门体分流性脑病是指通过门静脉与下腔静脉间的侧支循环,使部分门静脉血中的物质未经肝脏处理就进入了体循环从而发生脑病。轻微肝性脑病是指无明显临床表现或生化异常,但通过心理智能试验或电生理检测后可以发现异常的肝性脑病。

一、临床表现

肝性脑病在临床上的表现主要有两个方面:一方面表现为高级神经中枢功能紊乱,如性格改变、智力下降、行为失常、意识障碍等;另一方面表现为运动和反射异常,如扑翼样震颤、肌阵挛、反射亢进、病理反射等。根据意识障碍程度、神经系统表现、脑电图改变,采用 West Haveil 分发,将肝性脑病由轻到重分为 4 期:

Ⅰ期(前驱期):焦虑、欣快激动、性格改变、淡漠、睡眠倒错、健忘等轻度精神异常,可有扑翼样震颤,但脑电图正常,这一期表现并不明显,容易忽略。

Ⅱ期(昏迷前期):嗜睡、行为异常(衣衫不整或随地大小便)、言语不清、书写障碍、定向力障碍,有腱反射亢进、肌张力增高、踝阵挛及 Babinski 征阳性等神经体征,有扑翼样震颤,EEG 可出现特征性的 θ 波。

Ⅲ期(昏睡期):昏睡,但可以唤醒,各种神经体征持续或加重,有扑翼样震颤,肌张力高,腱反射亢进,锥体束征阳性,EEG 仍出现 θ 波。

Ⅳ期(昏迷期):昏迷,不能唤醒,由于患者不能合作,扑翼样震颤无法引出,浅昏迷时,腱反射和肌张力亢进,而深昏迷时各种反射消失,肌张力降低,EEG 明显异常,出现极慢的 δ 波。

二、治疗

(一)及早识别并消除诱因

大多数肝性脑病的发病可找到诱因,部分患者通过去除诱因便可减轻或缓解病情;上消化道出血是肝性脑病的重要诱因之一,所以止血和清除肠道积血是治疗的重要措施。此外,应纠正水、电解质和酸碱平衡失调、积极预防和控制感染、慎用镇静药,注意防治便秘等。

(二)营养支持

纠正水、电解质和酸碱平衡失调:低钾性碱中毒是肝硬化患者在进食量减少、利尿过度或大量放腹水后的内环境紊乱,加强患者的营养支持,利尿剂剂量不宜过大,放腹水应给予足量的白蛋白。肝性脑病患者应经常检测血电解质、血气分析等及时纠正低血钾或碱中毒,但需注意每日的液体入量不应超过 2500ml。

(三)预防、控制感染

肝硬化失代偿期的患者容易合并感染,使用抗生素可抑制肠道细菌生长,减少对蛋白质和尿素的分解产氨。常用的有甲硝唑 0.2g,4 次/d,新霉素 2~4g/d,2 次/d 口服。

(四)慎用药物

控制使用麻醉、止痛、安眠、镇静等药物,当患者烦躁或抽搐时,仅用吗啡及其衍生物、水合氯醛、哌替啶以及速效巴比妥类药物。如有需要可以使用常量 1/2~1/3 的地西泮、东莨菪碱,并减少给药次数。异丙嗪、氯苯那敏等抗组胺药也可作为替代品使用。

减少氨的生成和吸收,促进氨的代谢清除,纠正氨基酸代谢紊乱可以用乳果糖、乳梨醇、25%硫酸镁口服或鼻饲导泻,生理盐水或弱酸液清洁灌肠。①乳果糖是一种人工合成的双糖,口服后不被小肠吸收,在结肠镜细菌分解为乳酸和醋酸,降低肠道的 pH 值。酸化后的肠道环境可以减少氨的吸收,促进血液中的氨渗透入肠道排出。同时,酸性环境不利于乳酸杆菌生长,使肠道细菌所产的氨减少。常用剂量为 30～100ml/d,分 3 次口服,从小剂量开始,剂量宜调整至每日排便 2～3 次,粪便 pH 值 5～6,稀软适度;也可将乳果糖 500ml 加水 500ml 保留灌肠。②乳梨醇是另一种双糖(β-半乳糖-山梨醇),系由乳糖还原而成,是乳果糖的二代产品。在 pH 值＞2.0 时水解为山梨醇及半乳糖,作用原理与乳果糖类似,在结肠被细菌分解为乙酸、丙酸和丁酸,常用剂量为 30～40g/d,分 3 次口服。乳梨醇的优点是易保存、运输、甜味低,可以抑制蔗糖的吸收和胆固醇生成,长期服用安全。

口服肠道不吸收的抗生素能有效抑制产尿素酶的细菌,减少氨的生成。Meta 分析表明抗生素在改善肝性脑病方面优于不吸收双糖。利福昔明具有耐受性好、起效快等优点。

L-鸟氨酸-*L*-天门冬氨酸(OA),是近年来在临床中被证实安全有效的降氨药物,它能够增加氨基甲酰磷酸合成酶和鸟氨酸氨基甲酰转移酶的活性,本身也是鸟氨酸循环的重要物质,可以促进尿素合成。天门冬氨酸可以促进谷氨酰胺合成酶的活性,促进脑、肝、肾的利用和消耗氨以合成谷氨酸和谷氨酰胺而减低血氨,减轻脑水肿。常用剂量为 20g,每日 1 次,静脉滴注。

(五)拮抗神经毒素对神经递质的抑制作用

GABA/Bz 复合受体拮抗剂氟马西尼(flumazenil)可以拮抗内源性苯二氮卓所导致的神经抑制,对部分患者有促醒的作用,但是国内外的有关临床研究发现,它仅对于肝硬化合并急性肝性脑病的患者有一定疗效。常用剂量为 0.5～1mg 静注,或者 1mg/h 持续静脉滴注。但是由于氟马西尼的半衰期短,不能降低肝性脑病的病死率,临床中并不推荐使用。

支链氨基酸可以纠正氨基酸代谢的不平衡,竞争性进入大脑,减少芳香族氨基酸入脑,使得假性神经递质生成减少;促进肌肉蛋白质合成,抑制蛋白质分解。但需注意支链氨基酸治疗门体分流性脑病的效果尚存争议。而谷氨酸盐、精氨酸等药物理论上具有降低血氨的作用,但多年临床使用仍无法对其确切疗效提供有力证据,且这些药物对水电解质及酸碱平衡有很大影响,所以现今已较少使用。

(六)人工肝治疗

可选用血浆置换、血液透析、血液灌流、分子吸附在循环系统(MARS)以及生物人工肝等。MARS 可以清除血浆白蛋白结合毒素,降低血胆红素浓度,改善凝血酶原时间。生物型人工肝是指含有猪肝细胞、人肝细胞等的人工肝,已经用于肝性脑病的治疗。这些方法尤其适用于急性肝衰竭,并可以作为肝移植的有效过渡。

(七)促肝细胞生长素

可以促进肝细胞再生,目前有从幼年动物肝脏提取的促肝细胞生长素(PHGF)治疗急性重症肝炎及其引起的肝性脑病。

第十章　血液系统疾病的药物治疗

第一节　缺铁性贫血

铁是人体必需的微量元素,是构成血红蛋白、肌红蛋白及多种酶的重要成分。当机体对铁的需求与供给失衡,铁储备耗竭时,血红蛋白合成减少引起的贫血称为缺铁性贫血(iron deficiencyanemia,IDA)。缺铁性贫血是一种综合征,系由不同病因引起或伴发于许多疾病。

大规模的流行病学调查提示,无论在发达国家还是发展中国家,缺铁性贫血都是临床上最常见的一种贫血,婴幼儿、儿童、妊娠妇女和月经期妇女是高危人群,主要和下列因素密切相关:婴幼儿喂养不当,儿童和青少年偏食,多次妊娠、哺乳,月经期妇女月经量偏多,营养不良以及一些病理因素如慢性失血、胃大部切除、萎缩性胃炎和钩虫感染、肿瘤等。

一、临床表现

缺铁性贫血的临床表现包括原发病和贫血两个方面。就诊原因多数以贫血症状为主,少数因原发病所致症状就医。部分患者的贫血则在例行体检或评价其他症状时被发现。缺铁性贫血发病隐匿,呈慢性过程,患者多有足够的代偿能力,适应贫血的变化,因此血红蛋白的浓度与症状的严重程度并非密切相关。

1.一般表现

常见症状及体征有皮肤黏膜苍白、乏力、头晕、头痛、眼花、耳鸣、心悸、气短、食欲缺乏等非特异性症状。

2.组织缺铁表现

精神行为异常,如烦躁、易怒、注意力不集中、记忆力减退及异食癖(pica);儿童发育迟缓,智力低下;毛发干枯脱落;皮肤干燥皱缩;指(趾)甲缺乏光泽,变薄变脆或呈扁平甲、反甲或匙状甲;口腔炎、舌炎、舌乳头萎缩,吞咽困难或吞咽时有梗死感(Paterson-Kelly 或 Plummer-Vinson 综合征);体力下降;免疫能力降低,易发生感染。

3.缺铁原发病表现

痔疮、胃十二指肠溃疡、消化道肿瘤导致的黑便、血便或腹部不适;女性月经过多;血管内溶血的血红蛋白尿等。

二、治疗

缺铁性贫血的治疗原则是:补充足够量的铁以补充血液及组织需要的铁;同时要补足贮存铁蛋白直至铁蛋白恢复正常。

(一)病因治疗

是缺铁性贫血能否得以根治的关键所在。如婴幼儿、儿童、青少年、月经量过多的妇女及妊娠和哺乳妇女铁摄入不足和需求增加引起的缺铁性贫血,应及时改善饮食;胃十二指肠溃疡伴慢性失血引起者应抑酸治疗；消化道肿瘤者应手术或放疗、化疗；钩虫病引起的贫血，驱虫和补充铁剂可同时进行等。

（二）铁剂治疗

是治疗缺铁性贫血的有效措施。

1.治疗原则

药用铁剂分为有机铁和无机铁两大类，无机铁以硫酸亚铁为代表，有机铁有富马酸亚铁、葡萄糖酸亚铁、枸橼酸铁胺、山梨醇铁、右旋糖酐铁、琥珀酸亚铁和多糖铁复合物（力蜚能，niferex）等。一般有机铁剂反应小而无机铁剂反应大。首选口服铁剂，安全且疗效可靠。成人治疗剂量每日应含元素铁 150～200mg，分 2～3 次口服，预防剂量每日应含元素铁 10～20mg，餐后服用胃肠道反应小而易耐受治疗，小儿有效剂量为元素铁 1.5～2.0mg/kg。进食鱼类、肉类、维生素 C 可加强铁的吸收，进食谷类、乳类和茶可抑制铁的吸收。服用铁剂后，患者网织红细胞开始上升，7～10 日达高峰。血红蛋白多在治疗 2 周后开始升高，1～2 个月后恢复正常。血红蛋白正常后，仍应继续服用铁剂 4～6 个月，以补足体内贮存铁，防止复发。如有条件进行铁蛋白测定，可在血清铁蛋白上升到 30～50μg/L 后停药。

缺铁性贫血患者也可用铁剂注射治疗，但注射铁剂毒性反应较多，应严格掌握适应证：①口服铁剂后胃肠道反应严重而不能耐受者。②口服铁剂而不能奏效者，如慢性腹泻、脂肪痢、萎缩性胃炎等有胃肠道铁吸收障碍者，及胃大部切除术后。③严重消化道疾病，口服铁剂可能加重原发病者，如溃疡性结肠炎、胃十二指肠溃疡及局限性肠炎等。④需要迅速纠正缺铁，如妊娠晚期严重贫血者。⑤不易控制的慢性出血，失铁量超过肠道所能吸收的铁量。⑥因治疗不能维持铁平衡，如血液透析。右旋糖酐铁复合物是最常用的注射用铁，有两种给药途径：一是深部肌内注射，首次剂量 50mg，如无明显不良反应，第二次注射 100rag（每日量不宜超过 100mg），每日或隔日 1 次，直至完成总需量；二是静脉注射，试验剂量的铁剂无过敏反应，每天静脉注射不稀释的右旋糖酐铁复合物 100mg，以 50mg/min 的速度缓慢静脉注射，或按每 50mg 右旋糖酐铁复合物用 0.9% 氯化钠注射液 20mI 稀释，缓慢静脉滴注，初 20 滴/min，滴 5min，如无反应，则可将滴速增加至 40～60 滴/min。注射用铁的总剂量可按下列公式计算：所需总铁量（mg）＝[150-患者血红蛋白（g/L）]×患者体重（kg）×0.33。

铁剂禁忌证：①血色病或含铁血黄素沉着症及不伴缺铁的其他贫血（如地中海贫血）。②肝肾功能严重损害，尤其伴有未经治疗的尿路感染者不宜注射铁剂。

2.药物作用和机制

硫酸亚铁主要以亚铁离子形式在十二指肠及空肠近端吸收，在血液循环中被氧化成 Fe^{3+} 后贮于肝、脾、骨髓等组织中，供造血用，未吸收的部分随粪便排出。多糖铁复合物（力蜚能，niferex）是一种铁元素含量高达 46% 的低分子量多糖铁复合物，作用与硫酸亚铁相似，但以完整的分子形式存在，在消化道中能以分子形式被吸收，经核素标记示踪试验证实其吸收率不低于硫酸亚铁，且吸收率不受胃酸减少、食物成分的影响，有极高的生物利用度，对造血功能有很好的促进作用，可迅速提高血红蛋白水平，亦可作为接受红细胞生成素的透析患者的铁的补充，特别适用于早产儿缺铁的治疗。食物中的还原性物质如半胱氨酸果糖维生素 C 以及胃液中的盐酸均有助于三价铁还原成二价铁，从而使消化道黏膜中的铁离子吸收加快且完全，而对于一些胃酸缺乏的贫血患者在口服铁剂治疗的过程中如果同时口服维生素 C 和稀盐酸则可明显增强疗效(维生素 C 同时还有增强造血功能的作用)。注射用右旋糖酐铁是一种三价铁—右旋糖酐的胶状复合物,由于其分子较大,须由淋巴管吸收再入血液,铁吸收后与转铁蛋白结合,在血中循环,供造红细胞用,也可以铁蛋白或含铁血黄素形式累积在肝、脾、骨髓及其他网状内皮组织。

3.不良反应及处理

口服铁剂的主反应为胃肠道症状,服后有恶心、胃部或腹部疼痛,腹泻或便秘也很常见,多与剂量及品种有关,硫酸亚铁反应最明显。餐后服用及缓释剂型可明显减轻胃肠道反应,但后者也同时降低了铁的吸收率。此外,口服糖浆铁制剂容易使牙齿变黑。注射铁剂不良反应较多。肌内注射注局部反应有疼痛或色素沉着、皮肤瘙痒;静脉注射速度过快(超过 100mg/min),常伴局部注射处静脉炎,严重者可引起静脉栓塞,减慢滴速,症状可以减轻甚至消失。全身反应轻者有面部潮红、头痛、头昏;重者有肌肉及关节酸痛、恶心、呕吐、眩晕、寒战及发热;更严重者有呼吸困难、气促、胸前压迫感、心动过速、低血压、心脏停搏、大量出汗以至过敏性休克,幼儿常可致死亡,故给药时应有急救的设备(肾上腺素、氧气及复苏设备等)。

4.铁剂药物相互作用

①口服铁剂与制酸药如碳酸氢钠、磷酸盐类及含鞣酸的药物或饮料同用,易产生沉淀而影响吸收。②本品与西咪替丁、去铁胺、二巯丙醇、胰酶、胰脂肪酶等同用,可影响铁的吸收;与铁剂合用,可影响四环素类药、氟喹诺酮类、青霉胺及锌剂的吸收。③与维生素 C 同服,可增加本品吸收,但也易致胃肠道反应。

三、预防

主要针对高危人群,如婴幼儿的合理喂养,青少年及时改善饮食,妊娠期或哺乳期妇女的铁剂补充,月经过多的妇女应调理月经,及时发现和治疗慢性出血性疾病和肿瘤性疾病,做好寄生虫防治工作。改善饮食结构,多吃动物性食品。近年国外采用铁强化食品(主要是谷类食物)来防止缺铁的发生,取得了较好的效果,国内亦应提倡推行。

第二节　巨幼细胞贫血

巨幼细胞贫血(megaloblastic arlernia,MA)是由于叶酸和(或)维生素 B_{12} 缺乏或某些药物影响核苷酸代谢导致细胞核脱氧核糖核酸(DNA)生物化学合成障碍及 DNA 复制速度减慢所致的疾病。其特点为细胞核发育障碍,呈现形态与功能均不正常的"巨幼变",这种改变可涉及红细胞、粒细胞及巨核细胞三系。除贫血外,皮肤黏膜等增殖较快的细胞亦可受累。维生素 B_{12} 缺乏可影响神经系统。在我国巨幼细胞贫血以营养性为多见,多与膳食质量不佳、偏食及烹饪时间过长有关。西方国家常见的恶性贫血(peinicious anemia)为维生素 B_{12} 缺乏的主要疾患。

一、临床表现

1. 血液系统表现

起病缓慢,逐渐发生贫血,苍白、头晕、乏力、活动后心悸气促等。因无效造血及红细胞寿命缩短,部分患者出现轻度黄疸。可同时有全血细胞减少,患者偶有感染及出血倾向。少数患者可有脾大。

2. 消化系统表现

反复发作的舌炎、舌痛和舌质绛红(牛肉舌),可伴有舌乳头萎缩及味觉消失,多见于恶性贫血。食欲下降、恶心、腹胀、腹泻或便秘。

3. 神经系统表现

叶酸缺乏时可有易怒、善忘,甚至妄想等精神症状。维生素 B_{12} 缺乏,特别是恶性贫血,病变主要累及脊髓后侧束的白质和脑皮质,周围神经亦可受累,出现周围神经病和亚急性脊髓联合变性的表现,如对称性感觉异常、深感觉障碍、共济失调;味觉及嗅觉障碍;视力下降、黑蒙症;锥体束征阳性、肌张力增加、腱反射亢进;大小便失禁等。轻度脑功能障碍以抑郁和记忆障碍为常见,严重者偶可出现妄想、幻觉及躁狂等精神异常症状。

4. 其他表现

免疫力下降及低热,叶酸缺乏者可有体重降低。B_{12} 缺乏者可有皮肤色素改变及直立性低血压。

二、治疗

巨幼细胞贫血的治疗原则是:营养性缺乏者应补充相应维生素,吸收不良者应寻找并去除病因。

(一)原发病的治疗

消化系统疾病、感染、肿瘤等基础疾病所致巨幼细胞贫血,应积极治疗原发病。药物导致的巨幼细胞贫血,应酌情停药。

(二)补充缺乏的营养物质

1. 治疗原则

治疗前应确定患者缺乏二者中何物质及其程度后再行治疗。如不是极危重的患者,宜先行骨髓象及血象等检查,力求确定巨幼细胞贫血的诊断及病因后制定治疗计划。诊断须除外红白血病等。如因 B_{12} 缺乏引起的贫血,只能用 B_{12} 或 B_{12} 和叶酸的联合用药,不能单独用叶酸,否则会加重神经系统症状。在病情较重时,为了不延误治疗,通常在得到检验结果后可同时给予叶酸和 B_{12} 治疗。如缺乏内因子或其他因素导致 B_{12} 吸收不良时应肌内注射给药。多数叶酸和(或)B_{12} 缺乏经短期治疗即可,很少长期使用药物治疗。

叶酸和(或)B_{12} 治疗开始后 1~3 日,患者的症状逐渐恢复,网织红细胞开始上升,10 日左右达高峰,骨髓细胞巨幼变亦迅速改善,伴以血红蛋白的上升。大多数患者血象在 1~2 个月内恢复正常。如病情恢复不满意,应注意查找原因并加以纠正(如伴有缺铁,应补充铁剂)。

2. 叶酸治疗

一般选用口服制剂,叶酸 5~10mg,每日 3 次,直至血象恢复正常;小儿可酌情给予每日 5~15mg;小剂量用于妊娠期妇女预防胎儿神经管畸形,一次 0.4mg,一日 1 次。吸收障碍者可改用注射制剂四氢叶酸钙,3~6mg肌内注射,每日1次。如伴有B_{12}缺乏,应同时补充B_{12},否则会加重神经系统症状。

3.维生素B_{12}治疗

B_{12}100~500μg肌内注射,每日1次,连续2周,补足体内B_{12}的贮存,后每周2次,直至血象完全恢复。全胃切除或恶性贫血的患者每日应肌内注射B_{12}1mg,连续2周,而后每周1次,持续1~2个月,后每月0.5~1.0mg,需终生维持治疗。儿童一次25~100μg,一日或隔日1次。避免同一部位反复给药,且对新生儿、早产儿、婴儿、幼儿要特别小心。

4.药物作用和机制

叶酸口服后主要以还原形式在空肠近端吸收,贫血患者吸收速度较正常人快。叶酸由门静脉进入肝脏,以:N5-甲基四氢叶酸的形式储存于肝脏中和分布到其他组织器官,在肝脏中储存量为全身总量的1/3~1/2。四氢叶酸钙进入体内后,经肝和肠黏膜作用后代谢为5-甲基四氢叶酸,发挥其作用。B_{12}肌注后吸收迅速而完全,1h后血浆浓度达峰值,后经转运主要贮存于肝脏,作为辅酶参与多种酶反应。

5.不良反应及处理

长期口服叶酸可出现畏食、恶心、腹胀等胃肠症状。大量服用时,可使尿呈黄色。若患者消化道症状明显,则可改为肌内注射,待上述症状好转后再改为口服。B_{12}不良反应有低血压、高尿酸血症,少见暂时轻度腹泻,罕见过敏性休克,不宜滥用。有条件时,用药过程中应监测血中B_{12}浓度。治疗巨幼细胞贫血,在起始48h,监测血钾水平,以防止可能出现的低钾血症。B_{12}缺乏可同时伴有叶酸缺乏,如以B_{12}治疗,血象虽能改善,但可掩盖叶酸缺乏的临床表现,对该类患者宜同时补充叶酸,才能取得较好疗效。B_{12}可使视神经萎缩迅速加剧,因此有家族遗传性球后视神经炎及弱视症者禁用。

6.药物相互作用

大剂量叶酸能拮抗苯巴比妥、苯妥英钠和扑米酮的抗癫痫作用,可使癫痫发作的临界值明显降低,并使敏感患者的发作次数增多;口服大剂量叶酸,可以影响微量元素锌的吸收。B_{12}与氯霉素合用,可抵消其造血功能;体外实验发现,维生素C可破坏B_{12},长期大量摄入维生素C,可使B_{12}血浓度降低;氨基糖苷类抗生素、对氨基水杨酸类、苯巴比妥、苯妥英钠、扑米酮等抗惊厥药及秋水仙碱等可减少B_{12}从肠道的吸收;考来烯胺可结合B_{12},减少其吸收。

(三)其他治疗

1.输血

一般情况下,本病不需要输血。若患者贫血严重以致衰竭,或合并感染,或有心力衰竭,则应积极输血支持治疗。

2.感染

感染可影响疗效,应积极预防及控制感染。

三、预防

加强婴幼儿、孕妇及哺乳妇女的营养,改善膳食质量,改变烹饪习惯,胃肠道疾病的患者应定时补充相关维生素。加强营养知识的宣传教育。

第三节　再生障碍性贫血

再生障碍性贫血(aplastic anenlia,AA,简称再障)是一种由于物理、化学、生物因素及不明原因所致的骨髓造血功能衰竭症。临床上表现为全血细胞减少和贫血、出血、感染综合征。骨髓中无恶性细胞,无网状纤维增生。免疫抑制治疗有效。

根据病情、血象、骨髓象及预后,可分为重型再障(SAA)和非重型再障(NSAA)。曾有学者将非重型进一步分为中间型和轻型,从重型中分出极重型(VSAA)。国内学者将再障分为急性再障(AAA)和慢性再障(CAA),又将 AAA 改称为重型再障-Ⅰ型(SAA-Ⅰ),将 CAA 进展成的急性型称为重型再障-Ⅱ型(SAA-Ⅱ)。

再障在我国并不少见,国内流行病学调查资料表明,发病率约为 0.74/万人口,呈散发性。发病以青中年居多,男性略高于女性,原发性稍多于继发性。

一、临床表现

再障的临床表现与全血细胞减少有关,表现为贫血、出血、发热和感染。由于这些症状发生的快慢、严重程度及病变的广泛程度不同,临床表现各异。

1.重型再障

各年龄段、男女均可发病。约半数患者起病急,多数患者以贫血和(或)出血发病,少数以发热发病。不同程度的皮肤黏膜及内脏出血。皮肤黏膜出血表现为出血点或大片瘀斑、鼻出血、牙龈出血、眼结膜出血等;内脏出血时可见眼底出血、消化道(便血)、泌尿生殖器(血尿、月经过多)及中枢神经系统出血,其中颅内出血是再障的主要死亡原因之一。发热及感染也较严重,体温多在 39℃以上,除皮肤黏膜表浅感染外,严重粒细胞减少者可发生深部感染如肺炎、肛周感染和败血症,其中呼吸道感染最常见。感染以细菌感染为常见,亦可见真菌及病毒感染。

2.非重型再障

亦可见于各年龄阶段,男性多于女性。起病多缓慢,多以贫血起病,以出血或发热起病者少见。出血趋势较轻,常为皮肤黏膜出血,很少内脏出血,但青年女性可有不同程度的子宫出血。合并严重感染者少见,体温多在 38℃以内。

二、治疗

(一)治疗原则

(1)再障应视为内科急症,尤其是重型再障,必须立即采取积极治疗措施。

(2)防治感染,有感染征象者,即时应用有效抗生素。

(3)输血或成分输血是支持治疗的重要内容,严重贫血者可给予滤白红细胞悬液输注,血小板低于 $20×10^9/L$,或有明显出血倾向者宜及早输注浓缩血小板,以预防致命性出血(颅内出血)。

(4)以各种方法刺激骨髓再生。

(5)如拟行干细胞移植,则应尽量避免输血,以提高植入成功率。

（二）支持治疗

1.贫血

输血是纠正贫血的有效方法,其缺陷是可能产生免疫反应而使将来移植后发生移植物抗宿主病的危险增加。常见于接受 10 单位以上红细胞输注者。老年再障者不应限制输血,因为此类患者免疫抑制剂治疗是首选方案。输血适应证:①血红蛋白太低以致影响患者的呼吸循环功能。②患者免疫功能降低有严重感染时。因非重型再障患者病程长,长期多次输血可使患者对红细胞亚型发生过敏,使以后输血发生反应,大量输血有可导致血色病,要严格掌握输血指征。

2.出血

出血是再障最常见的并发症,严重脏器出血,尤其是颅内出血常可危及生命。再障患者出血除血小板是其主要原因外,尚需考虑其他因素,如感染可诱发弥漫性血管内凝血,贫血过重、组织缺氧和酸中毒可致微循环障碍影响凝血机制。临床上一直将血小板低于 $20 \times 10^9/L$ 作为输血小板的指征。最近临床上提出新的输血小板标准:①血小板 $< 5 \times 10^9/L$,无出血倾向者。②血小板 $6 \times 10^9 \sim 10 \times 10^9/L$ 伴少量出血者。③血小板 $11 \times 10^9 \sim 20 \times 10^9/L$ 有凝血机制异常者。④血小板 $20 \times 10^9/L$ 有明显出血倾向或需要手术者。血小板输注的主要问题是产生同种异体免疫反应,产生对 HLA-A 和 HLA-B 型抗原抗体,常在输注 40 个单位以上不同供者的血小板后产生。此外输注血小板时用白细胞滤器或用 γ 射线照射亦可减少血小板抗体的产生。

3.感染

感染也是再障常见和严重的并发症,也是本病常见的死亡原因,应予积极治疗。临床疑有感染,立即静点广谱抗生素,在血培养结果回报后再根据细菌药敏试验结果、症状、体征、X 线检查和临床进展情况作调整。对疑有真菌感染(如念珠菌或曲霉菌等)应及早应用抗真菌药物。

4.护肝治疗

再障常合并肝功能损害,应酌情选用护肝药物。

（三）重型再障的治疗

1.免疫抑制剂

(1)抗淋巴/胸腺细胞球蛋白(ALG/ATG)是一种抗血清,主要为 IgG,针对抑制性 T 细胞介导的免疫作用,是目前较多使用的治疗重型再障的方法。马 ALG(或 ATG)7～20mg/(kg·日),加氢化可的松 100～200mg,掺入 0.9%氯化钠注射液或 5%葡萄糖注射液 500ml,静脉滴注,连用 5 日,亦可连用 7 日、10 日或更久;或兔 ALG(或 ATG)0.5～1.0mg/(kg·d),肌内注射,连用 5 日。用药前需做过敏试验,静脉滴注不宜过快,每日剂量应维持点滴 12～16h,用药过程中用糖皮质激素防治过敏反应和血清病;可与环孢素(CsA)组成强化免疫抑制方案,也可与雄激素联合使用。无效(用药后 2～3 个月)或有效而复发者可用第二个疗程,但需更换另外动物的血清,以防发生过敏。

副作用:①超敏反应:表现为 ATG 滴注时患者出现发热、畏寒、寒战,发生率为 60%。②血清病:见于开始 ATG 后 1～2 周,表现为发热、关节痛、颌部痛或胸部痛、皮疹、水肿、蛋白尿等,发生率为43%。③出血:血小板消耗之故,发生率约30%。④其他:少数患者发生低血压、高血压或溶血反应等。

(2)环孢素(CsA):作用为抑制 T 细胞生成白细胞介素-2(IL-2),防止 IL-2 激活细胞毒性 T 细胞。CsA 可封闭激活的 T 细胞表达 IL-2 受体,抑制 T 细胞生成干扰素 γ,但不影响 T 细胞生成 GM-CSF。剂量为 0.4~6mg/(kg·d),口服,疗程一般长于 1 年。副作用主要为肝、肾功能损害、多毛症、牙龈增生及消化道反应等,常以 3mg/(kg·d)为宜。

(3)大剂量甲泼尼龙剂量为 20~30mg/(kg·d)静脉滴注,连用 3 日,以后每隔 4~7 日减量一半,减至 1mg/kg,酌情用维持量。有效率约为 20%。主要副作用为感染,此外尚有高血压、低血钾等。

(4)大剂量免疫球蛋白:阻断巨噬细胞 Fc 受体,与带有抗体的血细胞结合,使血细胞不致被清除。剂量为 0.5~0.9g/kg,静脉滴注,连用 5 日,可使患者血象改善。

(5)单克隆 T 细胞抗体特异性的与 T 细胞起反应,而对造血干细胞无毒性作用。国外常用抗体为 T-101、OKT-3、OKT-10。T-101 剂量为 0.5~5mg。连用 9 日。副作用为寒战、发热、皮肤红斑、荨麻疹等,偶有轻度呼吸困难,疗效不及 ALG 或 ATG。

2.造血细胞生长因子

有红细胞生成素、粒细胞集落刺激因子和粒—单核细胞集落刺激因子。单用造血刺激因子治疗重型再障效果不确切,与免疫抑制治疗联合应用可能提高疗效。副作用为无力、发热、肌肉痛、头痛、骨痛、恶心、呕吐及腹泻等。疗效多不能持久,停药后血象多恢复至用药前水平。

3.异基因骨髓移植

适用于重型再障,且有 HLA 相合供髓者的年轻患者(<40 岁)。50%~70%的患者移植后可获长期生存。影响异基因骨髓移植疗效的主要因素是排斥和移植物抗宿主病。反复输血的患者排斥率高,故应避免术前输血。非亲属脐血干细胞移植治疗重型再障已有成功报道。

(四)非重型再障的治疗

1.雄激素

适用于非重型再障,有效率50%~60%。作用机制是提高体内红细胞生成素的水平和直接促进红系造血。国内常用制剂是丙酸睾酮、达那唑及司坦唑醇。丙酸睾酮 50~100mg,肌内注射每日或隔日 1 次。达那唑 0.2g,口服,每日 3 次。司坦唑醇(康力龙)2~4mg,口服,每日 3 次,疗程不短于 4 个月,此药可使某些对丙酸睾酮无效的病例缓解。部分患者可产生药物依赖性,故病情缓解后宜进行维持治疗,以减少复发。雄激素治疗的主要副作用是雄性化作用、肝功能损害及水钠潴留,注射剂有局部硬节、化脓。

2.环孢素(CsA)

环孢素可与雄激素联合应用治疗非重型再障,而且对雄激素治疗失败的非重型再障也有一定疗效。

3.中医中药

中医药和某些改善微循环(造血微环境)的药物,多用于治疗非重型再障。虽国内屡有报道,但因缺乏严格的前瞻性随机病例对照研究资料,故其价值有待进一步评估。

4.脾切除术

脾是产生抗体的器官,自身免疫在再障发病中有一定作用,切除脾可减少抗体的产生;此外脾也是红细胞破坏的场所,切除脾也可减少红细胞的破坏。脾切除术的适应证为:①髂骨骨髓增生活跃,红系较多,血中网织红细胞百分数较高者(一般高于2%)。属于这种情况的患者疗效较好,显效较快,一般术后2～3个月血红蛋白开始上升。②出血较重,各种内科止血方法无效且危及生命者。③髂骨或多部位骨髓增生不良,经各种内科方法治疗无效,病情迁延不愈者。

三、预后

总体来说,再障仍属难治性血液病的范畴。再障的预后依其分型而不同。随着骨髓移植和免疫抑制治疗等有效疗法的临床应用,重型再障的预后已有较大改善。非重型再障进展缓慢,经治疗后2/3～3/4患者病情可获不同程度的改善,少数患者死亡。死亡原因有的为急性病变后,死于颅内出血和感染;有的由于合并继发性血色病,死于肝功能衰竭、心功能衰竭和糖尿病等。少数患者可获完全缓解。

本病缓解一般先有网织红细胞上升,再有血红蛋白上升,再以后白细胞及粒细胞的上升,血小板恢复最难,常最后上升,或多年持续于低值。

四、预防

有病因可寻的继发性再障患者应避免对有害因素的继续接触。强化劳动保护法规,提高个人防护意识,减少或杜绝暴露于有害因素的机会。

第四节　白细胞减少、中性粒细胞减少和粒细胞缺乏

白细胞减少(leukopenia)指外周血白细胞绝对计数持续低于 $4.0 \times 10^9 /L$。外周血中性粒细胞绝对计数,在成人低于 $2.0 \times 10^9 /L$ 时,在儿童≥10 岁低于 $1.8 \times 10^9 /L$ 或<10 岁低于 $1.5 \times 10^9 /L$ 时,称为中性粒细胞减少(neutropenia);严重者低于 $0.5 \times 10^9 /L$ 时,称为粒细胞缺乏症(agranulocytosis)。中性粒细胞减少的程度与细菌感染的危险性密切相关,程度越重,发生感染的概率越高。

一、临床表现

根据粒细胞减少的程度,即轻度≥ $1.0 \times 10^9 /L$,中度 $(0.5 \sim 1.0) \times 10^9 /L$ 和重度< $0.5 \times 10^9 /L$,重度减少者即为粒细胞缺乏症。轻度减少的患者临床上不出现特殊症状,多表现为原发病症状。中度和重度减少者易发生感染和出现疲乏、无力、头晕、食欲减退等非特异性症状。常见的感染部位是呼吸道、消化道及泌尿生殖道,可出现高热、黏膜坏死性溃疡及严重的败血症、脓毒血症或感染性休克。粒细胞严重缺乏时,感染部位不能形成有效的炎症反应,常无脓液,X线检查可无炎症浸润阴影;脓肿穿刺可无脓液。

二、治疗原则

有病因可寻的获得性患者,应去除诱因,如停用可疑药物,脱离有害因素,防治感染等。继

发于其他疾病者应积极治疗原发病。治疗上应结合患者的年龄,白细胞及粒细胞减少的程度,感染情况及预期的自然病情予以综合考虑。对于感染严重,粒细胞计数$<1.5\times10^9$/L甚或$<0.5\times10^9$/L者,应给予积极抗感染及升白细胞治疗。

(一)药物作用和机制

重组人粒细胞集落刺激因子(G-CSF)和重组人粒细胞—巨噬细胞集落刺激因子(GM-CSF)治疗粒缺患者疗效明确,通过与粒系祖细胞及成熟中性粒细胞表面的特异性受体结合,促进前者的增殖分化并增强后者的功能。也可驱使中性粒细胞释放至血循环,使外周中性粒细胞数量增多。

碳酸锂对造血系统有一定影响,有升高外周白细胞的作用。

(二)治疗药物的选用

1.控制感染

感染可以成为粒细胞减少的原因也可能是其结果,特别是细菌和真菌感染,在致病菌尚未明确之前,可经验性应用覆盖革兰阴性菌和革兰阳性菌的广谱抗生素,待病原和药敏结果出来后再调整用药。若3~5日无效,可加用抗真菌治疗。病毒感染可加用抗病毒药物。

2.碳酸锂

是一种抗精神疾患药物,但对粒系造血有刺激作用,用于白细胞减少和中性粒细胞减少有一定效果,口服每次200~300mg,每日3次,显效后改为200mg,每日2次,连用4~6周为一疗程。

3.糖皮质激素

免疫因素所致者可试用泼尼松,口服每次10~20mg,每日3次。

4.造血生长因子

包括粒细胞集落刺激因子(G-CSF)和粒—巨噬细胞集落刺激因子(GM-CSF),治疗粒细胞缺乏的患者疗效明确,常用剂量为$2\sim10\mu g/(kg\cdot d)$。

(三)不良反应及处理

重组人粒细胞集落刺激因子(G-CSF)和重组人粒细胞—巨噬细胞集落刺激因子(GM-CSF)常见的不良反应有关节、肌肉骨骼酸痛;偶见消化道反应(食欲缺乏,恶心,呕吐等)、皮疹等。

碳酸锂不良反应为头昏,恶心,呕吐,腹痛,腹泻,双手震颤等,也可引起心电图异常,糖尿,蛋白尿。少见萎靡,精神紊乱,胃部疼痛,双下肢浮肿等。

第五节 特发性血小板减少性紫癜

特发性血小板减少性紫癜(idiopathic thrombocytopenic purpura,ITP)是一组免疫介导的血小板过度破坏所致的出血性疾病。以广泛皮肤黏膜及内脏出血、血小板减少、骨髓巨核细胞发育成熟障碍、血小板生存时间缩短及血小板膜糖蛋白特异性自身抗体出现等为特征。

特发性血小板减少性紫癜的人群发病率为5~10/10万人口,女性与男性比例为2~3:

1,65 岁以上老年人发病率有升高趋势。临床上分为急性型和慢性型,前者好发于儿童,后者多见于成人。男女发病率相近,育龄期女性发病率高于同年龄段男性。

一、临床表现

根据起病情况及严重程度,临床表现可有不同类型。

1.急性型

主要见于儿童,多数患者发病前有 1～2 周上呼吸道等感染史,特别是病毒感染史。起病急骤,部分可有畏寒,寒战,发热。皮肤黏膜出血表现为全身皮肤瘀点,紫癜,瘀斑,严重者可有血泡及血肿形成。鼻出血,牙龈出血,口腔黏膜及舌出血常见,损伤及注射部位可渗血不止或形成大小不等的瘀斑。若血小板低于 $20×10^9/L$ 时,可出现内脏出血,如呕血,黑粪,咯血,尿血,阴道出血等,颅内出血(含蛛网膜下腔出血)可至剧烈头痛,意识障碍,瘫痪及抽搐,是本病致死的主要原因。出血量过大,可出现程度不等的贫血,血压降低甚至失血休克。

2.慢性型

主要见于成人,起病隐匿,多在常规查血象时偶然发现。多数较轻而局限,但易反复发生。可表现为皮肤、黏膜出血,如瘀点、紫癜、瘀斑及外伤后止血不易等,鼻出血、牙龈出血亦很常见。严重内脏出血较少见,但月经过多较常见,在部分患者可为唯一临床症状。病情可因感染等加重,出现广泛、严重的皮肤黏膜及内脏出血。长期月经过多可出现缺铁性贫血。病程半年以上者,部分可出现轻度脾肿大。

二、治疗原则

以注意休息,严格卧床,避免外伤,局部止血和止血药物应用为主。

三、药物治疗

(一)药物治疗原则

治疗上应结合患者的年龄,血小板减少的程度,出血的程度及预期的自然病情予以综合考虑。对于出血严重,血小板计数 $<10×10^9/L$ 甚或 $<5×10^9/L$ 者,应入院接受治疗。对于危及生命的严重出血,如颅内出血,应迅速予以糖皮质激素,静脉输注免疫球蛋白,输注血小板作为一线治疗。甚至紧急脾切除也可作为一线治疗措施。同时,避免使用任何引起或加重出血的药物,禁用血小板功能拮抗剂,有效地控制高血压以及避免创伤等。

(二)药物作用和机制

泼尼松为中效糖皮质激素,糖皮质激素具有抗炎、抑制免疫、抗毒素、抗休克作用,还可刺激骨髓造血功能,使红细胞、血红蛋白含量增加,大剂量可能使血小板增多并提高凝血因子工的浓度,从而缩短凝血时间。环磷酰胺是氮芥类双功能烷化剂,既是广谱抗肿瘤药,又可作为免疫抑制剂。作为抗肿瘤药具有细胞周期非特异性在体内经过肝脏转化进入肿瘤细胞分解成磷酰胺氮芥,其对肿瘤有细胞毒作用,可干扰 DNA 及 RNA 功能,尤其对后者影响更大,对 S 期细胞作用明显。作为免疫抑制剂可抑制细胞增殖,非特异性杀伤抗原敏感性小淋巴细胞,限制其转化为免疫母细胞。本药对受抗原刺激进入分裂期的 B 细胞和 T 细胞有相等的作用。巯嘌呤为嘌呤核苷酸抑制剂,为抗代谢类抗肿瘤药,特异性作用于 s 期细胞,本药特异性的拮抗正常嘌呤碱,干扰嘌呤核苷酸的合成,进而干扰核酸的生物合成,阻止肿瘤细胞的分裂合成。

环孢素是一种 T 淋巴细胞功能调节药,其特异性抑制辅助性 T 淋巴细胞活性,促进抑制性 T 淋巴细胞增殖;抑制 B 淋巴细胞活性;选择性抑制 T 淋巴细胞分泌白介素-2、干扰素,单核巨噬细胞分泌白介素-1;明显抑制宿主细胞免疫同时对体液免疫有抑制作用。抑制体内抗移植物抗体产生,具有抗排斥反应。利妥昔单抗为嵌合鼠/人的单克隆抗体,为抗肿瘤药,本药与纵贯细胞膜的 CD2。抗原特异性结合,可特异性诱导淋巴瘤细胞中的 B 淋巴细胞,使之迅速被清除,从而使肿瘤消除,体积缩小。达那唑为合成雄激素,兼有蛋白同化作用和抗雌激素作用与糖皮质激素有协同作用,作用机制与免疫调节及抗雌激素有关。免疫球蛋白治疗 ITP 机制是:①封闭单核巨噬细胞 Fc 受体。②抑制抗体产生。③中和抗血小板抗体和调节机体免疫反应。

(三)治疗药物的选用

1.糖皮质激素

为成人 ITP 治疗的一线药物。可用泼尼松,剂量为 $1\sim2mg/(kg \cdot d)$,口服;对治疗有反应的患者血小板计数在用药 1 周后可见上升,$2\sim4$ 周达到峰值水平。待血小板数量恢复正常或接近正常,可逐渐减量(每周减 5mg),小剂量($5\sim10mg/d$)维持 $3\sim6$ 个月。当足量的泼尼松应用长达 4 周,仍未完全缓解者,需考虑其他方法治疗。出血严重者,可短时期内使用地塞米松或甲泼尼龙静脉滴注。激素治疗 ITP 的反应率 $60\%\sim90\%$,取决于治疗强度、期限和所界定的反应标准。国外学者多认为,ITP 患者如无明显出血倾向,血小板计数$>30\times10$。/L 者,可不予治疗。

2.免疫抑制剂治疗

不宜作为首选。该疗法仅仅适用于对糖皮质激素及脾切除疗效不佳或无反应者。常用药物有:①环磷酰胺,$1.5\sim3mg/(kg \cdot d)$,口服,疗程需要 $3\sim6$ 周,为保持持续缓解,需持续给药,出现疗效后渐减量,维持 $4\sim6$ 周,或 $400\sim600mg/d$ 静脉注射,每 $3\sim4$ 周 1 次。治疗反应率 $16\%\sim55\%$。副作用包括白细胞减少、脱发、出血性膀胱炎等。②长春新碱:每次 $1\sim2mg$,静脉滴注,每周 1 次,给药后 1 周内可有血小板升高,持续时间较短,$4\sim6$ 周为一疗程。③巯嘌呤:$100\sim200mg/d$,口服,$3\sim6$ 周为一疗程,随后以 $25\sim50mg/d$ 维持 $8\sim12$ 周。④环孢素:主要用于难治性 ITP 的治疗,$250\sim500mg/d$,口服,$3\sim6$ 周为一疗程,维持量 $50\sim100mg/d$,可持续半年以上。由于这类药物均有较严重的副作用,使用时应慎重。⑤霉酚酸酯(骁悉):难治性 ITP 可试用,$0.5\sim1.0g/d$,口服,要注意粒细胞减少的副作用。⑥利妥昔单克隆抗体:抗CD20 的人鼠嵌合抗体,可有效清除体内 B 淋巴细胞,减少自身抗体生成,有人认为可替代脾切除。

3.免疫球蛋白

免疫球蛋白适用于以下情况:①危重型 ITP:广泛的黏膜出血、脑出血或其他致命性出血可能。②难治性 ITP:泼尼松和切脾治疗无效又不适合皮质激素治疗的 ITP,如孕妇、糖尿病、溃疡病、高血压、结核病等。③需迅速提升血小板的 ITP 患者,如急诊手术、分娩等。$0.4g/(kg \cdot 日)$,静脉注射,连用 5 日。起效时间 $5\sim10$ 日,总有效率 $60\%\sim80\%$。

4.其他

达那唑为合成的雄激素,剂量为 $300\sim600mg/d$,分次口服,疗程需 2 个月左右,对部分

ITP 有效。

四、不良反应及处理

1.糖皮质激素

大剂量或长期使用本类药物,引起医源性库欣综合征,表现为满月脸,向心性肥胖,紫纹,出血倾向,痤疮,高血压,糖尿病,骨质疏松或骨折。还可见血钙血钾降低,广泛小动脉粥样硬化,下肢浮肿,股骨头缺血性坏死,创口愈合不良,月经紊乱及精神症状。其他包括肌无力,肌萎缩,胃肠道刺激,消化性溃疡或穿孔,胰腺炎,水钠潴留,青光眼,白内障,还可并发感染加重。

2.环磷酰胺

大剂量应用可引起心肌坏死(120～240mg/kg);可有食欲减退、恶心、呕吐等消化道症状;肝损害;肺纤维化;皮肤及指甲色素沉着,黏膜溃疡,荨麻疹;肾出血,膀胱纤维化,出血性膀胱炎,肾盂积水,高尿酸血症,骨髓抑制。

3.巯嘌呤

骨髓抑制,肝损伤,恶心呕吐腹泻,血尿酸增高,少见间质性肺炎,肺纤维化。

4.环孢素

厌食恶心呕吐,牙龈增生伴出血疼痛,肾损伤,少见意识障碍,惊厥,抽搐。本药可引起氨基转移酶升高,胆汁淤积,高胆红素血症,高血糖,多毛症,手震颤,高尿酸血症,血小板减少,溶血性贫血等,罕见过敏反应。

5.利妥昔单抗

血小板减少,中性粒细胞减少;低血压,心律失常,头痛乏力,眩晕失眠;高血糖,周围性水肿,高血钾,低血钙,高尿酸血症,恶心呕吐,腹痛腹泻,排尿困难,血尿,咳嗽,呼吸困难,鼻炎,支气管痉挛,皮疹,皮肤瘙痒,关节痛。

6.达那唑

体重增加,痤疮,皮肤毛发油脂过多,下肢浮肿,女性可见闭经、月经周期改变、声音改变、毛发增多、乳房缩小,少见血尿、鼻出血、白内障、肝损伤、颅内压增高。

第六节　急性白血病

急性白血病(AL)是造血干细胞的恶性克隆性疾病,发病时骨髓中异常的原始细胞及幼稚细胞(白血病细胞)大量增殖并广泛浸润肝、脾、淋巴结等各种脏器,抑制正常造血。主要表现为贫血、出血、感染和浸润等征象。

一、分类

国际上常用的法美英(FAB)分类法将 AL 分为 ALL 及 ANLL(或急性髓系白血病,acute myelogenous leukemia,AML)两大类。这两类再分成多种亚型。

AML 共分 8 型如下:

MO(急性髓细胞白血病微分化型,minimally differentiated AML):骨髓原始细胞＞30％,无嗜天青颗粒及 Auer 小体,核仁明显,髓过氧化物酶(MPO)及苏丹黑 B 阳性细胞＜

3%；电镜下 MPO 阳性；CD$_{33}$ 或 CD$_{13}$ 等髓系标志可呈阳性，淋巴系抗原通常为阴性，血小板抗原阴性。

M1（急性粒细胞白血病未分化型，AML withotlt maturation）：原粒细胞（Ⅰ型＋Ⅱ型，原粒细胞质中无颗粒为Ⅰ型，出现少数颗粒为Ⅱ型）占骨髓非红系有核细胞（NEC，指不包括浆细胞、淋巴细胞、组织嗜碱细胞、巨噬细胞及所有红系有核细胞的骨髓有核细胞计数）的 90% 以上，其中至少 3% 以上的细胞为 MPO 阳性。

M2（急性粒细胞白血病部分分化型，AML with maturation）：原粒细胞占骨髓：NEC 的 30%～89%，其他粒细胞＞10%，单核细胞 20%。

M3（急性早幼粒细胞白血病，acute promyelocytic lellkemia，APL）：骨髓中以颗粒增多的早幼粒细胞为主，此类细胞在 NEC 中＞30%。

M4（急性粒—单核细胞白血病，acute myelomonocytic leukemia，AMML）：骨髓中原始细胞占 NEC 的 30% 以上，各阶段粒细胞占 30%～80%，各阶段单核细胞＞20%。

M4 Eo（AML with eosirLophilia）：除上述 M4 型的各特点外，嗜酸性粒细胞在 NEC 中≥5%。

M5（急性单核细胞白血病，acute monocytic leukemia，AMoL）：骨髓 NEC 中原单核、幼单核及单核细胞≥80%。如果原单核细胞≥80%M5a，＜80%M5b。CD$_{14}$ 阳性。

M6（红白血病，crythroleuikenlia，EL）：骨髓中幼红细胞≥50%，NEC 中原始细胞（Ⅰ型＋Ⅱ型）≥30%。

M7（急性巨核细胞白血病，acute megakaryoblastic Ieukemia，AMeL）：骨髓中原始巨核细胞≥30%。血小板抗原阳性，血小板过氧化物酶阳性。

二、临床表现

起病急缓不一。急者可以是突然高热，类似感冒，也可以是严重的出血。缓慢者常为脸色苍白、皮肤紫癜，月经过多或拔牙后出血难止而就医时被发现。

（一）正常骨髓造血功能受抑制表现

1.贫血

部分患者因病程短，可无贫血。半数患者就诊时已有重度贫血，尤其是继发于 MDS 者。

2.发热

半数患者以发热为早期表现。可低热，亦可高达 39℃ 以上，伴有畏寒、出汗等。虽然白血病本身可以发热，但高热往往提示有继发感染。感染可发生在各个部位，以口腔炎、牙龈炎、咽峡炎最常见，可发生溃疡或坏死；肺部感染、肛周炎、肛旁脓肿亦常见，严重时可致败血症。最常见的致病菌为革兰阴性杆菌，如肺炎克雷白杆菌、铜绿假单胞菌、大肠杆菌、产气杆菌等；革兰阳性球菌的发病率有所上升，如金黄色葡萄球菌、表皮葡萄球菌、粪链球菌、肠球菌等。长期应用抗生素者可出现真菌感染，如念珠菌、曲霉菌、隐球菌等。因患者伴有免疫功能缺陷，可发生病毒感染，如单纯疱疹病毒、带状疱疹病毒、巨细胞病毒感染等。偶见卡氏肺孢子虫病。

3.出血

以出血为早期表现者近 40%。出血可发生在全身各部位，以皮肤瘀点、瘀斑、鼻出血、牙龈出血、月经过多为多见。眼底出血可致视力障碍。APL 易并发凝血异常而出现全身广泛性出血。颅内出血时会发生头痛、呕吐、瞳孔大小不对称,甚至昏迷而死亡。有资料表明 AL 死于出血者占 62.24%,其中 87% 为颅内出血。大量白血病细胞在血管中淤滞及浸润、血小板减少和凝血异常以及感染,是出血的主要原因。

(二)白血病细胞增殖浸润的表现

1.淋巴结和肝、脾大

淋巴结肿大以 ALL 较多见。纵隔淋巴结肿大常见于 T 细胞 ALL。白血病患者可有轻至中度肝、脾大,除 CML 急性变外,巨脾罕见。

2.骨骼和关节

常有胸骨下段局部压痛。可出现关节、骨骼疼痛,尤以儿童多见。发生骨髓坏死时,可引起骨骼剧痛。

3.绿色瘤

眼部粒细胞白血病形成的粒细胞肉瘤(granulocytic sarcoma)或绿色瘤(chloroma)常累及骨膜,以眼眶部位最常见,可引起眼球突出、复视或失明。

4.口腔和皮肤

AL 尤其是 M4 和 M5,由于白血病细胞浸润可使牙龈增生、肿胀;皮肤可出现蓝灰色斑丘疹,局部皮肤隆起、变硬,呈紫蓝色结节。

5.中枢神经系统白血病(CNSL)

可发生在疾病的各个时期,但常发生在治疗后缓解期,这是由于化疗药物难以通过血脑屏障,隐藏在中枢神经系统的白血病细胞不能被有效杀灭,因而引起 CNSL。以 ALL 最常见,儿童尤甚,其次为 M4、M5 和 M2。临床上轻者表现为头痛、头晕,重者有呕吐、颈项强直,甚至抽搐、昏迷。

6.睾丸无痛性肿大

多为一侧性,另一侧虽无肿大,但在活检时往往也发现有白血病细胞浸润。睾丸白血病多见于 ALL 化疗缓解后的幼儿和青年,是仅次于 CNSL 的白血病髓外复发的根源。

此外,白血病可浸润其他组织器官。肺、心、消化道、泌尿生殖系统等均可受累。

三、治疗

(一)一般治疗

1.紧急处理高白细胞血症

但循环血液中白细胞数 $>200\times10^9/L$ 时,患者可产生白细胞淤滞症(Ieukositasis)。化疗药物可按诊断分类实施相应的方案,也可先用所谓化疗前短期预处理:ALL 用地塞米松 $10mg/m^2$,静脉注射;AML 用羟基脲 $1.5\sim2.5g/6h$(总量 $6\sim10g/d$),约 36h。然后进行联合化疗。

2.防治感染

白血病患者常伴有粒细胞减少,特别在化疗、放疗后粒细胞缺乏将持续相当长时间。在此期间,患者宜住层流病房或消毒隔离病房。

3.成分输血支持

严重贫血可吸氧、输浓缩红细胞维持 $Hb>80g/L$;如果因血小板计数过低而引起出血,需输注单采血小板悬液直至止血,为预防严重出血,需要维持血小板$\geq 20 \times 10^9/L$。

4.防治尿酸性肾病

应鼓励患者多饮水,最好24h持续静脉补液,使每小时尿量$>150ml/m^2$并保持碱性尿。在化疗同时给予别嘌醇,每次100mg,每日3次,以抑制尿酸合成。但患者出现少尿和无尿时,应按急性肾衰竭处理。

(二)抗白血病治疗

目前主要采用联合化疗治疗白血病,化疗实施的原则为早治、联合、充分、间歇、分阶段。联合组成化疗方案的药物应符合以下各条件:①药物作用于细胞周期不同阶段。②各药物的作用机制不应相同,有相互协同作用。③各药物副作用不重叠。由这样的药物组成的化疗方案可以最大限度地杀灭白血病细胞而对重要脏器损伤较小。目前常用的化疗药物用法和毒副作用请参阅下表。其剂量均为推荐参考量。

1.诱导缓解治疗

长春新碱(VCR)和泼尼松(P)组成的VP方案,是急淋诱导缓解的基本方案。即VCR 2mg,每周静注1次;P 1mg/kg,每日分次口服,连续使用2~3周。VP方案能使50%的成人ALL获CR,但易复发,CR期为3~8个月。VP加蒽环类药物(如柔红霉素,DNR)组成DVP方案,再加门冬酰胺酶(L-ASP)即为DVLP方案,后者是推荐的ALL诱导方案。DNR 30mg/m.静脉点滴,每日1次,每2周第1~3日用药,共4周;VCR 2mg,每周第1日静注1次,共4周;L-ASP 10000单位静脉点滴,每日1次,第19日始连用10日;P 1mg/kg每日分次口服,连续使用4周。CR率可提高至75%~92%。CR增加主要归功于蒽环类药物,但此类药物有心脏毒性作用。当DNR、阿霉素、去甲氧柔红霉素(IDA)、表柔比星的累积量分别达1000、500、300、900mg/m²时,心脏毒性的风险为1%~10%。在DVLP基础上加用其他药物,包括环磷酰胺(CTX)或阿糖胞苷(Ara-C),可提高T-ALL的CR率和DFS。CTX所致的不良反应主要为出血性膀胱炎,常用美司钠(mesna)预防CTX所致的出血性膀胱炎,总剂量为CTX的20%,首剂与CTX一起用,4小时和8小时后各重复1次。同时要加强CNSI的预防和治疗,可鞘内注射地塞米松、MTX或(和)Ara-c,发生CNSL时也可联用头颅照射,采用HD MTX和(或)HD Ara-C静脉用药也有一定的效果。

2.缓解后治疗

缓解后强化巩固和维持治疗十分必要。如未行异基因HSCT,ALL治疗的总疗程一般需3年。为了克服耐药并在脑脊液中达到治疗性药物浓度,HD Ara-C($1\sim 9g/m^2$)和HD MTX($2\sim 3g/m^2$)已广为应用,并明显改善了治疗结果。HD MTX的主要不良反应为黏膜炎、肝、肾功能损害,故在治疗时需要充分水化、碱化和用亚叶酸钙(甲酰四氢叶酸钙)拯救。巯嘌呤(6-MP)和MTX联合,是普遍采用的有效维持治疗方案。

复发指CR后在身体任何部位出现可检出的白血病细胞,多在CR后2年内发生。以骨髓复发最常见,髓外复发多见于CNS和睾丸。单纯髓外复发者多能同时检出骨髓微小残留白血病灶(MRD),患者会随之出现血液学复发;因此在对患者进行髓外局部治疗的同时,需进行全身化疗。对未曾接受过照射的CNSL采用HD Ara-C(或HD MTX)联合cNS照射,至少半数病例有效;否则可联合鞘内给药。对于睾丸白血病患者,即使仅有单侧睾丸白血病也要进行双侧照射和全身化疗。复发在首次 CR 期 18 个月后,再次诱导化疗缓解概率相对高。此时可选择原诱导化疗方案再诱导。

HSCT 对治愈成人 ALL 至关重要。异基因 HSCT 可使 40％～65％的患者长期存活。主要适应证为:①复发难治性 ALL。②第二次缓解期(CR2)ALL。③第一次缓解期(CR1)高危 ALL:指伴有染色体畸变如 t(9;22)、t(4;11)、＋8、WBC＞30×10^9/L 的前 B-ALL 和＞100×10^9/L 的 T-ALL;达 CR 时期＞4～6 周;诱导 CR 后白血病残留仍较多,在巩固维持期持续存在或仍不断增加的患者。

(三)AM-的治疗

1.诱导缓解治疗

①国内外普遍采用的所谓标准方案为 DA(3＋7)方案:DNR 45mg/(m² · 日),静脉注射,第 1～3 日;Ara-C 100mg/(m² · 日),静脉滴注,第 1～7 日。60 岁以下患者,总 CR 率为 63％(50％～80％)。用 NVT 8～12mg/(m² · 日)替代 DNR,效果相等,但心脏毒性低。用 IDA 12mg/(m² · 日)代替 DNR,结果在年轻患者中 CR 率增加,推测可能是 IDA 剂量相对较高的缘故。HD Ara-C 联合方案不增加 cR 率,但对延长缓解期有利。国内采用 HA 方案诱导治疗 AML,高三尖杉酯碱(H)3～4mg/d,静脉滴注 5～7 日,Ara-C 100mg/(m² · 日),静脉滴注,第 1～7 日,CR 率为 60％～65％。1 个疗程获 CR 者 DFS 长,经过 2 个疗程诱导才达 CR 者 5 年 DFS 仅 10％。达 CR 所用的诱导时间越长,则 DFS 越短。2 个标准疗程仍未 CR 者,提示患者存在原发耐药,需换方案或进行异基因 HSCT。②APL 患者采用 ATRA 25～45mg(m² · 日)口服治疗直至缓解。ATRA 可诱导带有 t(15;17)(q22;q21)/PML～RARa 融合基因的早幼粒白血病细胞分化成熟。ATRA 联合其他治疗可提高 CR 率和 DFS,如 ATRA＋化疗的 CR 率为 70％～95％,还可降低维 A 甲酸综合征的发生率和死亡率。维 A 甲酸综合征多见于 APL 单用 ATRA 诱导过程中,发生率为 3％～30％,该综合征的发生机制可能与细胞因子(IL-1、TNFa、IL-6)大量释放和黏附分子(CDL16、CDW65、VLA-4、cDL1a/CD54)表达增加有关。临床表现为发热、体重增加、肌肉骨骼疼痛、呼吸窘迫、肺间质浸润、胸腔积液、心包积液、皮肤水肿、低血压、急性肾衰竭甚至死亡。初诊时白细胞较高及治疗后迅速上升者,易发生维 A 甲酸综合征。治疗包括暂时停服 ATRA、吸氧、利尿、地塞米松 10mg 静脉注射每日 2 次、白细胞单采清除和化疗等。ATRA 的其他不良反应为头痛、颅内压增高、骨痛、肝功能损害、皮肤与口唇干燥、阴囊皮炎溃疡等。APL 合并出血者,除服用 ATRA 外还需输注新鲜冰冻血浆和血小板。如有 DIC 证据,可酌情应用小剂量肝素。对高白细胞的 APL,也可将砷剂作为一线药物。

2.缓解后治疗

诱导 CR 是 AML 长期 DFS 关键的第一步,此后若停止继续治疗,则复发几乎不可避免。AML,CR 后可采用 HD Ara-C 方案巩固强化。每剂 Ara-C 2～3 g/m² 静滴 3h,连用 6 个剂量。可单用或与安吖啶、NVT、DNR、IDA 等联合使用。AML 用 HD Ara-C 巩固强化至少 4 个疗程,不需长期维持治疗。建议按患者危险情况分组实施缓解后治疗:①对有-5/5q-、-7/7q-、＋8、(11q23)异常或复杂染色体异常者,首选 HSCT。②对 t(8;21)、inv(16)、del(16)、t(16;16)者首选 HD Ara-C 为主的联合化疗,复发后再行 HSCT;对正常核型和其他核型者,

HSCT 和高剂量化疗均可。AML 出现 CNSL 的治疗同 ALL。

3.复发和难治性 AML 的治疗

①HD Ara-C 联合化疗：对年龄 55 岁以下、支持条件较好者，可选用之。②启用新药联合化疗：如氟达拉滨、Ara-C 和 G-CSF±IDA（FLAG±D；或托泊替康＋CTX＋Ara-C＋VP-16 等。③对于年龄偏大或继发性 AML，可采用预激化疗。具体方案为 G-CSF 300μg/d，皮下注射，第 1～14 日；阿柔比星（阿克拉霉素）20mg/d，静脉注射，第 1～4 日；AraI-C 10～15mg/（m² · 12h），皮下注射，第 1～14 日。休息 10～14 日，复查骨髓，白血病细胞减少但尚未 CR 者重复治疗一疗程。④HSCT：除 HLA 相合的 HSCT 外，还包括 HLA 部分相合或半相合的移植。⑤免疫治疗：NST、DLI、髓系单克隆抗体等。

（四）老年 AL 的治疗

大于 60 岁的 AL 中，由 MDS 转化而来、继发于某些理化因素、耐药、重要器官功能不全、不良核型者较为多见，更应强调个体化治疗。可选择上述预激化疗方案治疗。

四、预后

未经治疗的急性白血病患者平均生存期仅 3 个月左右。经过现代治疗方法，已有不少患者取得疾病缓解以至长期存活。急淋白血病 1～9 岁患者预后较好，部分病人可以治愈。1 岁以下及 9 岁以上儿童、中青年和成年预后较差，60 岁以上更差。急非淋者亦然，随年龄增长而预后差，治疗前外周血白细胞＞$50×10^9$/L 或（和）血小板＜$30×10^9$/L 者预后较差。

第七节　慢性粒细胞白血病

慢性粒细胞白血病（chronic rayelocytic leLlkemia，CML）是一种发生在早期多能造血干细胞上的恶性骨髓增生性疾病（获得性造血干细胞恶性克隆性疾病）。病程发展较缓慢，主要涉及髓系，外周血的中性粒细胞显著增多，可有脾大，甚至巨脾。在受累的细胞系中，可找到 Ph1 染色体和 BCR-ABL 融合基因。中位生存期为 3～5 年。患者有慢性期（chronic phase，CP）、加速期（accelerated phase，AP）、最终急性变期（blastic phase，BP 或 blast crisis，BC）。

一、临床表现和病程演变

CML 在各年龄组均可发病，以中年最多见，中位数发病年龄为 53 岁，男性多于女性。起病缓慢，早期常无自觉症状。患者可因健康检查或因其他疾病就医时才发现血象异常或脾大而被确诊。CML 的整个病程可分为 3 期：CP、AP、BP/BC。

1.慢性期

患者有乏力、低热、多汗或盗汗、体重减轻等代谢亢进的症状，由于脾大而自觉左上腹坠胀感。常以脾大为最显著的体征，往往就医时已达脐或脐以下，质地坚实，平滑，无压痛。如果发生脾梗死，则脾区压痛明显，并有摩擦音。当治疗后病情缓解时，脾往往缩小，但随病情发展会再度增大。肝明显肿大者较少见。部分患者有胸骨中下段压痛。当白细胞显著增高时，可有眼底充血及出血。白细胞极度增高时，可发生白细胞淤滞症。CP 一般持续 1～4 年。

2.加速期

患者常有发热、虚弱、进行性体重下降、骨骼疼痛,逐渐出现贫血和出血。脾持续或进行性肿大。对原来治疗有效的药物无效。AP可维持几个月到数年。

3.急性变期

为 CML 的终末期,临床表现与 AL 类似。多数为急粒变,少数为急淋变和急单变。急性变预后极差,往往在半年内死亡。

二、治疗

CML 一旦急性变,治疗将很难奏效,因此应着重于慢性期的治疗,并力争分子水平的缓解和治愈。

(一)化学治疗

1.羟基脲(hydroxycarbamide,HU)

起效快,但持续时间短。用药后二三天白细胞即迅速下降,停药后又很快回升。常用剂量为 3g/d,分 3 次口服,待白细胞减至 $20 \times 10^9/L$ 左右时,剂量减半。降至 $10 \times 10^9/L$ 时,改为小剂量(0.5～1g/d)维持治疗。需经常检查血象,以便调节药物剂量。不良反应少,耐受性好,与烷化剂无交叉耐药性。对患者以后接受 HSCT 也无不良影响。为当前首选的化疗药物和基础治疗药物。

2.α-干扰素(interferon-α,IFN-α)

该药通过直接抑制 DNA 多聚酶活性和干扰素调节因子(IRF)的基因表达,从而影响自杀卤子(Fas)介导的凋亡;还可增加 Ph 阳性细胞 HLA 分子的表达量,有利于抗原递呈细胞和 T 细胞更有效地识别。剂量为 300 万～500 万单位/(m²·日)皮下或肌内注射,每周 3～7 次,持续用数月至数年不等。由于该药起效较慢,因此对白细胞增多显著者,宜在第 1～2 周并用羟基脲或小剂量 Ara-C。IFN-α 能使 50%～70% 的患者获血液学完全缓解(HCR,指血象、骨髓象恢复正常);10%～26% 的患者可获显著细胞遗传学缓解(MCR,指骨髓 Ph 阳性细胞＞35%),但 BCR-ABL 融合基因 mRNA 仍然阳性;获 MCR 者生存期延长。常见不良反应为畏寒、发热、疲劳、厌食、恶心、头痛、肌肉及骨骼疼痛。同时并用对乙酰氨基酚(扑热息痛)、苯海拉明等可减轻不良反应,但部分患者常需减量,约 25% 的患者因无法耐受而停药。与 Ara-C 联合使用可提高有效率,其 HCR、MCR 和完全细胞遗传学缓解(CCR,Ph 阳性细胞为 0)分别为 679/6、27% 和 7%。但不良反应也增加。近期使用聚乙烯乙二醇(PEG)干扰素,每周用药 1 次,结果表明其能够减轻不良反应。

3.伊马替尼(imatinib)

为 2-苯胺嘧啶衍生物,能特异性阻断 ATP 在 ABL 激酶上的结合位置,使酪氨酸残基不能磷酸化,从而抑制 BCR-ABL 阳性细胞的增殖。伊马替尼也能抑制另外两种酪氨酸激酶 c-kit 和血小板衍化生长因子受体(PDGF-R)的活性。治疗剂量:CP、AP 和 BP/BC 分别为 400、600、600mg/d,顿服。最常见的非血液学不良反应包括恶心、呕吐、腹泻、肌肉痉挛、水肿、皮疹,但一般症状较轻微。血象下降较常见,可出现粒细胞缺乏、血小板减少和贫血,严重者需减量或暂时停药。其疗效为:①CP:对于初治 CML,HCR、MCR 和 CCR 分别为 98%、83% 和 68%。②对 IFN-α 治疗失败或不能耐受的 CML,其 HCR、MCR 和 CCR 分别为 95%、60% 和

41%。目前尚不知伊马替尼治疗有效者需要继续维持用药多久,另外已有对伊马替尼耐药的病例出现。基因点突变、BCR-ABL 基因扩增和表达增加或 P 糖蛋白过度表达,与耐药的形成有关。

(二)异基因造血干细胞移植(AlloSCT)

是目前被普遍认可的根治性标准治疗。骨髓移植应在 CML 慢性期待血象及体征控制后尽早进行。

(三)CML 晚期的治疗

晚期患者对药物耐受性差,缓解率低且缓解期很短。加速期治疗:①AlloSCT。②伊马替尼。③其他:干扰素联合化疗药物或使用联合化疗方案等。

急性变期的治疗:①化疗:髓系急变者可采用 ANLL 方案化疗,急淋变可按 ALL 方案治疗。②伊马替尼。③AlloSCT。

三、预后

CML 化疗后中位生存期为 39~47 个月。5 年生存率为 25%~35%,8 年生存率为 8%~17%,个别可生存 10~20 年。影响 cML 的主要预后因素有:①初诊时预后风险积分。②治疗方式。③病程演变。近年来,HSCT 和伊马替尼治疗 CML 已经并继续在改变着 CML 的预后和生存。通过细胞和分子遗传学、定性和定量 PCR 技术,分别检测 Ph 染色体和 BCR-ABL 融合基因 mRNA 来进行微小残留病灶的动态监测,并实施相应的治疗,以进一步追求 Ph 染色体和 BCR-ABL 融合基因持续阴性和疾病的根除。